LE MARIAGE

THÉORIQUE ET PRATIQUE

DR P. MARRIN

LE MARIAGE

THÉORIQUE ET PRATIQUE

SON HYGIÈNE
SES AVANTAGES — SES DEVOIRS
SES MISÈRES

PARIS

ERNEST KOLB, ÉDITEUR
8, RUE SAINT·JOSEPH, 8

AU LECTEUR

Ésope, étant esclave du philosophe Xantus, reçut un jour de son maître, qui voulait régaler quelques amis, l'ordre d'acheter au marché ce qu'il y aurait de meilleur, et rien autre chose. Le Phrygien ne rapporta que des langues, qu'il fit accommoder à toutes sauces ; et comme on lui rappelait l'injonction qui lui avait été faite le matin, d'acheter ce qu'il trouverait de meilleur : « Qu'y a-t-il de meilleur que la langue ? répondit-il. N'est-ce pas la clef des sciences, l'organe de la vérité et de la raison ? C'est par elle qu'on persuade, qu'on instruit, etc. » Le lendemain, espérant mettre en défaut l'ingéniosité de son valet, le philosophe lui ordonna d'acheter ce qu'il y aurait de plus mauvais ; au dîner, le même mets que la veille fut servi par Ésope, qui, interrogé sur cet apparent manque de logique, fit valoir que la langue est la mère de tous les débats, la nourrice des procès, la source des divisions et des guerres, l'organe de l'erreur et de la calomnie, en un mot la pire chose qui soit au monde.

La langue ne se trouve pas seule dans ce cas, d'être

à la fois très utile et très nuisible, suivant la façon
dont on la considère, et surtout suivant la manière
dont on en fait usage. Il en est de même du jury d'assises et du suffrage universel, de la gendarmerie et
des fiacres, et de tant d'autres institutions humaines,
qui, décriées par les uns, vantées par les autres, ont
chance de subsister encore longtemps, tant qu'on
n'aura pas trouvé mieux. Il en est de même du mariage, dont on a dit (quelques-uns prétendent que c'est
Socrate, presque aussi fameux par ses malheurs en
ménage que pour avoir enseigné l'immortalité de
l'âme) : « Quelque parti que tu prennes, tu t'en repen-
tiras » ; ce qu'un moraliste plus moderne, et un peu
plus sage à mon avis, a traduit de la façon suivante :

> *Marie-toi, tu feras bien ;*
> *Ne te marie pas, tu feras mieux.*
> *Mais surtout n'oublie pas*
> *Que le mieux est l'ennemi du bien.*

Le bon Panurge était, lui aussi, fort embarrassé ;
avant de prendre un parti, il consulte Pantagruel.
« Mariez-vous, lui répond celui-ci. — Mais je crains
d'être... — Ne vous mariez donc point. » Et le curé
de Meudon d'ajouter : « L'accident si redouté de
Panurge est naturellement des apennages du mariage. » Qui de nous n'a pas éprouvé, ne fût-ce qu'un
moment dans sa vie, la même irrésolution ? Non par
crainte des susdits « apennages », nous avons trop
grande confiance dans nos propres avantages pour
craindre pareille mésaventure, mais par incertitude
de ce que nous réserve le sort après notre enrôlement
dans l'armée des gens mariés !

Heureux ou malheureux, l'amour s'impose ; c'est
une de ces forces naturelles, inéluctables, qu'on ne
discute pas plus que le soleil ou l'océan. Les poètes

et les musiciens chantent l'amour ; les philosophes et les historiens démontrent que c'est le pivot du monde ; accord parfait, mais complètement inutile, dont la plante et l'oiseau ne s'occupent guère, qu'ils ne connaissent pas, et sans lequel ils aimeraient encore et toujours ! Tout ce qui est organisé, tout ce qui vit, aime sur terre, dans l'air ou dans l'eau : l'homme a poétisé l'amour, il ne l'a pas inventé. Mais c'est lui qui a trouvé le mariage, dont l'amour, dans nos mœurs actuelles, forme un élément presque inappréciable, homéopathique ; et, fier de cette belle découverte, il s'est empressé de la déprécier le plus consciencieusement du monde. Telle est l'antiquité des controverses élevées à son sujet, tel est le nombre des arguments, affirmations, contradictions, émis dans un sens ou dans l'autre, qu'un volume de format très respectable a pu être composé avec les seules appréciations fournies par des personnages historiques pour et contre le mariage : hommes, femmes et Auvergnats, dès qu'ils ont atteint une notoriété dans un commerce quelconque, celui de la pensée ou des savons à base de glycérine, s'arrogent le droit, se croient même le devoir de donner sur l'union légale un avis plus ou moins autorisé.

Aussi qu'arrive-t-il ? C'est que tous ces gens, ne pouvant faire abstraction de leur tempérament particulier, des exemples puisés dans leur propre ménage ou dans leur entourage immédiat, fondent leur jugement sur des arguments spéciaux à quelques individus, au lieu de l'asseoir sur des faits communs à la collectivité : de là la diversité des opinions exprimées. Les uns, comme Beaumarchais, déclarent que « le mariage est, de toutes les choses sérieuses, la plus bouffonne » ; ou répètent avec un certain Descoteaux, musicien à l'Opéra au dix-huitième siècle, que « le

mariage ressemble aux décorations de théâtre : il faut
le voir de loin pour le trouver beau ». Voilà le côté
des sceptiques. Du côté des hommes soi-disant sérieux,
qui se décernent à eux-mêmes la couronne des « gens
pratiques », on regarde le mariage comme une des
bases de la société, dont les colonnes sont, comme
chacun sait, la religion, la famille et la propriété (la
propriété surtout, n'est-ce pas, monsieur Prudhomme ?)

Bien loin de contredire à l'excellence du mariage,
je le crois très utile à l'individu et à la société ; et c'est
précisément parce que je suis convaincu de cette utilité que je voudrais la voir démontrée autrement que
par des déclamations pompeuses et des affirmations
sans preuves. Actuellement, la science pénètre partout.
Le roman lui-même est devenu scientifique, et c'est, à
mon sens, le principal mérite de l'école dite naturaliste que d'avoir courageusement posé, à la façon ex-
périmentale, les termes de l'un au moins des pro-
blèmes sociaux : un individu étant donné, avec ses
antécédents héréditaires, avec ses qualités physiques
et morales, avec le milieu dans lequel il vit, quelle
sera son évolution ? quels seront ses actes ? quelle sera
sa fin ? Le même essai n'a pas, que je sache, été tenté
à propos du mariage ; j'ai bien connaissance de deux
ou trois ouvrages extra-médicaux, qui, sous prétexte
d'hygiène matrimoniale, répètent à l'envi des histoires graveleuses universellement connues, ou font
une bienveillante réclame à des denrées plus ou moins
coloniales ; mais nulle part je n'ai trouvé scientifique-
ment résolues ces questions fondamentales : le mariage
est-il bon pour la santé de ceux qui le contractent ?
dans quelles conditions produit-il le maximum de ses
effets utiles ? Or, la science, quel que soit l'objet spécial qu'elle a en vue, dispose de deux procédés de
recherches : l'expérimentation et l'observation. Il ne

saurait être question d'expériences matrimoniales :
l'expérimentateur se trouverait peut-être, les sujets
manqueraient assurément; allez donc persuader à
deux malheureux poitrinaires qu'ils doivent s'unir
pour prouver expérimentalement que de leur conjonction naîtra un tuberculeux? L'observation, au contraire, est relativement facile; elle consiste à recueillir
tous les renseignements concernant le mariage et le
célibat, l'âge et la santé des époux, leur façon de
vivre, les résultats physiques et moraux de leur
union, etc. Mais il faut d'abord comprendre l'utilité
de ces notions, en apparence insignifiantes; il faut
ensuite qu'elles soient recueillies avec persévérance,
pendant un temps assez long pour qu'on ne puisse les
imputer à une série spéciale, à un événement public, etc. : si par exemple, on se bornait aux observations prises pendant les mois de l'année terrible, il est
évident qu'on aurait sur la fréquence des mariages,
en France et en Allemagne, comparativement aux
autres pays, des données absolument fausses.

Grâce aux efforts, aussi patients qu'éclairés, de
quelques savants, parmi lesquels nous pouvons citer
avec orgueil le nom d'un médecin français, le docteur
Bertillon, nous possédons sur le mariage, comme sur
beaucoup d'autres faits sociologiques (natalité, mortalité, etc.), des statistiques prises dans divers pays,
pendant une longue suite d'années; de sorte que nous
pouvons indiquer l'âge le plus favorable au mariage,
l'influence heureuse des unions légitimes, les dangers
du célibat, etc., avec une précision presque mathématique. C'est là, je crois, la seule façon, non seulement
moderne, mais encore utile, de parler du mariage. Il
est temps de l'examiner à la lueur des rayons que
l'observation rigoureuse des faits projette sur toute
chose, au lieu de le laisser dans le clair-obscur d'une

métaphysique plus antique encore que solennelle. En quoi La Rochefoucauld a-t-il servi le genre humain, le jour où il a avancé « qu'il y a de bons mariages, mais qu'il n'y en a pas de délicieux ? » maxime dont madame de Maintenon a souligné l'égoïsme, en la complétant d'une façon qu'on n'attendait guère de cette rigide personne, quand, dans un épanchement non destiné à la postérité, elle a ingénument écrit : « Le plus heureux mariage ne saurait être délicieux, et je trouve que la liberté l'est. » Encore une fois, le moindre fait recueilli avec précision et intelligemment commenté ferait bien mieux notre affaire que tout ce fatras d'aphorismes contradictoires, dont le choc est bien loin de produire la lumière.

C'est une maxime vieille comme le monde que le mariage est une loterie, maxime dont Thomas Morus, dans son Utopie, s'est donné la peine de faire un apologue. Se marier, dit-il, c'est fourrer sa main dans un sac, rempli de serpents, parmi lesquels est une anguille ; en fouillant dans le sac, il n'est pas absolument impossible qu'on attrape l'anguille ; mais on la manquera cent fois, mille fois et toujours on retirera la main avec une nouvelle morsure. Eh bien, malgré tout le respect que je pourrais avoir pour un grand-chancelier d'Angleterre, je déclare net que sa proportion de serpents est très exagérée, et qu'il dépend de nous, dans une large mesure, de restreindre la part du hasard et par suite le nombre des morsures. Je ne prétends pas, hélas ! qu'à dater d'aujourd'hui tous les mariages seront heureux, que cet attelage à deux marchera toujours d'accord, que les parties en présence seront éternellement satis-faites. Mais je crois qu'en tenant compte de toutes les notions de statistique et d'hygiène positivement ac-quises, en leur donnant l'importance qu'elles méritent, on verra moins de ces unions lamentables qui ont fait pousser à Mathéolus, poète français du treizième siècle, malheureux en ménage, ces imprécations peu respectueuses pour Dieu, à qui elles s'adressent :

> Certes, si tu marié fusses,
> Telle chose establie n'eusses.
> Oncques marier ne t'osas;
> Pourquoi? Car assez supposas
> Si tu en prenais aucune
> De paradis te chasserait.
> Ce n'est pas œuvre de droiture :
> Pourquoi establis-tu les choses
> Que toi-même faire tu n'oses?

Et Dieu lui répond :

> Pour corriger les pécheurs,
> Leur ay fait plusieurs purgatoires,
> Pleins de tourments et de raige,
> Entre lesquels est mariaige.

En somme, si l'idée m'est venue de parler du mariage, après tant d'autres, ce n'est pas en écoutant chanter le rossignol, comme le tambourinaire de Daudet, mais en constatant que jusqu'ici les initiés seuls connaissent les documents dont la littérature médicale s'est enrichie dans ces dernières années sur cette question toujours nouvelle, toujours intéressante. Par beaucoup de côtés, elle est du domaine de la médecine : c'est en médecin que je me propose de la traiter; c'est en me basant sur des chiffres dûment contrôlés, sur des faits bien observés, que je cherche à montrer en premier lieu que chacun de nous, hommes et femmes, a intérêt à se marier, le mariage étant encore la première condition de santé et de bonheur en ce monde; en second lieu, que le nœud conjugal doit être serré et maintenu dans des conditions physio-

logiques déterminées, sans lesquelles le lien d'union devient une chaîne de malheur commun. Toute médaille a son revers, c'est entendu ; le mariage a ses charges, comme ses profits ; mais ceux-ci sont bien supérieurs aux premières en nombre et en poids ; c'est l'inverse pour le célibat. Voilà, suivant moi, à quoi se réduit le problème ; voilà ce qu'il faut démontrer. C'est aller bien terre-à-terre, diront les esprits éthérés qui ne s'intéressent qu'aux envolées majestueuses de la poésie ou aux profonds abîmes de la psychologie. Mais NON LICET OMNIBUS..... *d'imiter M. Paul Bourget, et il peut être utile, sinon très glorieux, de montrer ce qu'il faut mettre dans le pot-au-feu du ménage pour qu'il soit sapide et réconfortant.*

« Le mariage est une greffe, dit Victor Hugo ; cela prend bien ou mal. » Tâchons que cela prenne le mieux possible. Pour cela, cher lecteur, je vous invite à prendre connaissance des observations et des conseils que j'ai recueillis de ci de là à votre intention : vous y trouverez peut-être matière à réfléchir, et vous pourrez ensuite suivre de propos délibéré et non à l'aveuglette la route du mariage, qui, somme toute, est d'un parcours plus facile que celle du célibat. Et vous, aimable lectrice, vous me pardonnerez, j'espère, les détails très intimes dans lesquels je suis souvent forcé d'entrer et la sévérité avec laquelle je juge parfois votre rôle actuel dans le ménage, en faveur de ma croisade contre les vieux garçons. Puissiez-vous l'un et l'autre tirer de cette lecture quelque profit, puisse ce petit livre contribuer à prolonger vos jours, et à vous assurer santé et bonheur ! Le but que se propose l'auteur sera ainsi atteint.

Dr P. MARRIN.

LE MARIAGE

THÉORIQUE ET PRATIQUE

I

AVANTAGES DU MARIAGE POUR LA SOCIÉTÉ

Définitions du mariage. — Le mariage et le christianisme. — L'adultère et la prostitution. — Unions libres et unions légales. — L'enfant et la famille. — La dépopulation de la France. — Rareté des mariages et des naissances. — Mortalité des enfants illégitimes et des habitants des villes. — Conséquences actuelles et futures de la dépopulation. — Remèdes au mal.

Les définitions du mariage ne manquent pas : nous n'avons que l'embarras du choix. Pour Portalis et la plupart des jurisconsultes modernes, c'est « la société de l'homme et de la femme qui s'unissent pour perpétuer leur espèce, pour s'aider, par des secours mutuels, à porter le poids de la vie, et pour partager leur commune destinée. »

D'après Bertillon, c'est « un contrat synallagmatique et authentique, constitutif de la famille, par lequel les conjoints s'assurent, outre les rapports de sexe, la communauté de vie, d'efforts, d'intérêts et de conscience, dans la vue de se donner mutuellement société, secours matériel et moral, et d'élever dignement les enfants à venir. » Et l'éminent démographe fait immédiatement suivre cette définition, peut-être un peu longue, mais très complète et parfaitement claire, de cette proposition qui pourrait servir d'épigraphe à tout travail concernant le mariage : « Le mariage est un puissant modificateur, un élément primordial d'hygiène sociale, physique et morale. »

Enfin de Bonald, l'illustre publiciste, le plus spiritualiste des philosophes de la catholique Restauration, s'exprime ainsi : « Le mariage est civil sous le rapport des intérêts ; il est religieux sous le rapport des âmes ; il est animal ou physique sous le rapport des corps. »

Voilà trois définitions qui, par le nom, l'autorité, les tendances diverses de leurs signataires, peuvent être regardées comme typiques. Or, écartez de la troisième le côté religieux dont il n'y a pas lieu de parler ici, et vous trouvez cette idée commune, exprimée dans des termes fort peu différents, que le mariage a un double but : d'une part, l'union sexuelle, corporelle, animale, en vue de la perpétuation de l'espèce humaine ; d'autre part, l'union des efforts et des intérêts, en vue d'alléger le poids physique ou moral de l'existence. Autrement dit, les avantages sont de deux sortes : collectifs d'un côté, individuels de l'autre. C'est des premiers que nous parlerons dans ce chapitre, en cherchant si la société a intérêt à ce que ses membres se marient, et de quelle nature est cet intérêt.

L'instinct de la conservation des espèces par la reproduction des individus est loin d'appartenir exclusivement à l'espèce humaine ; tous les animaux, tous les végétaux même, le possèdent à un égal degré et souvent à un degré supérieur, puisqu'il n'est pas chez eux relégué au second plan par des besoins artificiels, par des préoccupations d'un autre ordre, comme il arrive parfois chez les nations par trop civilisées. C'est cette loi de nature que la Genèse a sanctionnée, tardivement peut-être, dans

cette simple parole adressée par Dieu aux humains :
« Croissez et multipliez, et remplissez la terre. »

A considérer les choses de près, l'union matrimoniale n'est pas absolument nécessaire à la satisfaction de cet instinct universel : on peut « croître et
multiplier » sans avoir passé devant monsieur le
maire, et c'est ainsi qu'agissent un très grand
nombre d'hommes et de femmes habitant les diverses parties du globe terrestre, sans compter les
plus nombreuses encore espèces animales et végétales. Je sais bien que la Genèse déjà nommée a fait
suivre son premier commandement de cette autre
recommandation : « L'homme laissera son père et
sa mère, il se joindra à sa femme et ils seront une
même chair. » Mais est-ce bien à l'union matrimoniale, consacrée par la loi, que le livre de Moïse
fait allusion dans ces paroles? Les théologiens ont-
ils le droit d'en prendre texte pour affirmer l'origine divine, la nature sacramentelle, et l'indissolu-
bilité du mariage proprement dit, tel que nous l'en-
tendons en France et ailleurs? Ce n'est rien moins
que prouvé. En tout cas ce que le Christ a enseigné,
ce que ses apôtres ont prêché en son nom, c'est
l'obligation de la monogamie, le devoir de vivre
avec une seule femme; mais la nécessité de s'unir
avec cette femme par des liens perpétuels n'était
pas absolue pour l'Eglise primitive. Car parmi les
dix-sept conciles qui siégèrent à Tolède, il en est
un, tenu au quatrième siècle, qui dans un de ses
canons s'exprime ainsi : « Celui qui n'est pas
marié, et qui au lieu d'épouse a une concubine, ne
mérite pas d'être excommunié, à condition qu'il se
contente d'une seule femme; celle-ci pouvant d'ailleurs, à son choix, être épouse ou concubine. »

Une seule femme, tout est là : peu importe du
reste la condition faite à cette femme, dans les
premiers temps du Christianisme. C'était bien incomplet au point de vue du relèvement des descen-

dantes d'Ève ; mais si l'on réfléchit aux conséquences que pouvait avoir, qu'eut en effet cette défense faite à l'homme, au plus puissant comme au
plus misérable, de regarder comme siennes plusieurs femmes à la fois ; si l'on songe que la femme
désormais unique devait forcément être mieux
traitée, physiquement et moralement, que le troupeau dont se composait le gynécée païen, on ne
peut s'empêcher d'être reconnaissant à Jésus et à
ses disciples d'avoir bravement proclamé le principe de la monogamie à une époque où un libertinage général faisait de la polygamie une coutume
universellement tolérée, sinon légitime.

En somme, si l'on ne considère que l'union physique des corps, le mariage n'est pas indispensable :
la conjonction sexuelle est aussi bien réalisée par
le concubinat, la prostitution, l'adultère. De *l'adultère*, il est à peine besoin de parler : nos mœurs
actuelles l'excusent, nos bons jurés le grâcient ou
trouvent en sa faveur je ne sais quelles circonstances atténuantes ; rien ne prévaudra contre ce
consensus avoué ou tacite, qui fait regarder l'adultère comme le pire des vols et la plus infâme des
trahisons et en vertu duquel ceux qui s'en rendaient
coupables étaient autrefois passibles de peines infa-
mantes ou mortelles. La *prostitution* a ses défenseurs ; mais ceux-ci mêmes n'en font qu'un cas
pathologique, une forme morbide de l'amour, un
chancre social qu'il faut soigner sans doute, mais
que personne ne songe à mettre en parallèle avec
le mariage, cet état normal de l'union sexuelle.

L'*union libre*, au contraire, celle qui se passe de
la sanction civile, et à plus forte raison de la consécration religieuse, a trouvé des apologistes et
compte encore de nombreux adeptes. D'après Jean-
Jacques Rousseau, « il s'en faut bien que le mariage soit toujours le lien qui unit le plus sincèrement un homme avec une femme ». Une femme,

madame Claudia Bachi, n'a pas craint d'être plus catégorique encore : « La seule différence, dit-elle, qui existe souvent entre une union illégitime et une union légitime, c'est que dans le premier cas l'homme a pris la femme sans se soucier de la dot, au lieu que dans le second il a pris la dot sans se soucier de la femme. » Les Grecs, et les Romains après eux, regardaient le consentement mutuel comme suffisant pour légitimer l'union conclue en dehors de tout représentant de la loi humaine ou divine. Les premiers Pères de l'Eglise, nous l'avons dit, professaient une opinion à peu près semblable, et ne regardaient comme adultérin que le commerce d'un homme avec deux ou plusieurs femmes. Enfin, on estime que de nos jours, sur un milliard et demi environ d'humains habitant notre triste planète, un tiers à peine, quatre cent cinquante millions, sont mariés ; et, comme le milliard restant n'échappe évidemment pas à l'obsession charnelle, il s'ensuit que l'union sexuelle s'opère dans le plus grand nombre des cas en dehors du mariage, conformément à la formule célèbre : la nature eut nos vœux, le ciel fut notre temple.

Si nous considérons la France en particulier, nous trouvons que les associations libres, contractées en dehors de loi, aussi facilement conclues que rompues, sont très fréquentes, dans les grandes villes surtout ; et, bien que leur nombre soit impossible à établir d'une façon rigoureuse, puisqu'elles échappent à toute enquête statistique, on peut se faire une idée de leur fréquence, en constatant que, sur 100 naissances vivantes enregistrées à Paris, 25,45 (plus du quart) ont lieu hors mariage, et que sur 100 de ces naissances illégitimes, plus de 25 ont amené de la part du père, soit une reconnaissance immédiate, soit une légitimation par un mariage consécutif. Il est évident que ces enfants reconnus ou ultérieurement légitimés ne sont pas nés de rencontres de hasard, mais d'associations durables, qui, selon toute vraisemblance, représentent un dixième au moins des ménages parisiens.

Nous pouvons donner à ces associations les noms qu'il nous plaira ; nous pouvons les appeler *concubinats, unions libres*, etc. ; mais nous ne devons pas, étant donnée leur fréquence, les traiter uniquement par le mépris, et nous abstenir de chercher leur valeur comparativement à celle de l'union légale. Nous sommes d'autant plus incités à cette recherche que récemment, dans notre pays même, un grand savant pour lequel l'ethnologie n'a pas de secrets, voulant unir sa fille à l'homme qu'elle avait choisi, s'est contenté de les donner l'un à l'autre dans une simple et touchante cérémonie de famille, où l'officier de l'état civil marmottant les prescriptions aussi sèches qu'officielles du Code était remplacé par un père indiquant affectueusement à ses enfants les devoirs réciproques que leur imposait la création d'une nouvelle famille. Elisée Reclus a-t-il voulu ainsi donner un exemple aux générations présentes et futures ? Je l'ignore ; mais je crois, s'il en est ainsi, que l'exemple était au moins prématuré et même qu'il ne pourra jamais être suivi par la majorité des hommes. *Timor Domini initium sapientiæ :* cette crainte du Seigneur a disparu de l'esprit d'un grand nombre de nos contemporains, qui, pour la plupart, se rendent à l'église le jour de leurs noces moins par conviction raisonnée que par respect humain, par superstition, parce qu'il ne faut pas se singulariser, parce que l'abstention pourrait porter malheur aux intéressés ou à l'héritier futur, etc. Mais le *Dominus* existe encore : c'est le représentant de la loi, gendarme ou président de chambre, et celui-là, quoiqu'on n'y pense guère au moment de prononcer le « oui » qui nous enchaîne, se retrouvera plus tard, pour rappeler leurs devoirs à ceux qui pourraient être tentés de manquer au pacte juré. Il est toujours là, cet exécuteur des prescriptions du Code, pour veiller à la stricte observance du contrat matrimonial, et ce contrat est la sauvegarde des enfants et des époux; c'est lui qui donne au mariage, au point de vue social, sa supériorité sur tout autre mode d'union d'homme et femme. Le jour où sera réalisé le vœu de l'immortel héros d'Henri Monnier, « il serait à désirer que tout homme fût vertueux »; le jour où les deux conjoints trouveront dans leur conscience un mobile suffisant pour se donner l'un à l'autre, et pour donner à leurs enfants l'assistance de toute sorte dont la simple équité leur fait une stricte obligation, ce jour-là nous pourrons tous nous passer du mariage civil comme beaucoup déjà se passent du mariage religieux. Mais

Ce bienheureux moment n'est pas encore venu.

et jusque-là le commun des mortels ne saurait imiter l'exemple d'un homme qu'il est profondément ridicule de traiter d'illuminé, ainsi qu'on l'a fait, mais dont nous devons malheureusement regarder la famille comme une exception d'impeccable honnêteté.

Encore l'homme et la femme unis d'une façon quelconque ne sont-ils pas au point de vue qui nous occupe, au point de vue social, les plus dignes d'attention. Car pour ce qui est de la fidélité réciproque, il me semble difficile d'admettre qu'au moment de la chute, celui qui trahit son serment (ne se jure-t-on pas toujours un amour exclusif et éternel, avec ou sans officier de l'état civil?) soit le moins du monde retenu par le souvenir de l'écharpe municipale : il est bien évident que l'impression produite par les caresses échangées dans les premiers moments de possession mutuelle est, si elle reste dans un coin de la mémoire, une sauvegarde aussi puissante que la promesse faite devant monsieur le maire ; et que cette promesse n'aura guère d'influence sur celui des deux conjoints qui, tenté par l'herbe tendre, ira chez le voisin tondre peu ou prou d'un pré séduisant. Quant au secours matériel et moral que se doivent, de par la loi, les deux époux, il est bien certain qu'il est assuré (le secours matériel au moins) par les prescriptions légales; que les intérêts des deux parties sont réglés pour toute la durée du mariage et même après sa dissolution: que la femme surtout a tout avantage à ce qu'un bel et bon contrat, possible seulement en cas d'union légitime, lui assure une situation partiellement ou totalement indépendante de la mauvaise volonté ou des écarts de conduite du mari. Mais est-ce là un bénéfice pour la société ? Non, sans doute : c'est un avantage individuel et non collectif. Ce qui fait la supériorité de l'union légitime sur l'illégitime, ce qui donne au mariage sa prééminence sur tout autre mode d'union sexuelle, ce qui même constitue sa principale raison d'être, c'est l'enfant.

Le mariage, malgré certains artifices, certaines tricheries que nous aurons l'occasion de signaler et de réprouver, produit un nombre d'enfants bien supérieur à celui que donnent les autres formes de rapports physiques : premier point. Les enfants conçus dans le mariage ont une vitalité, une résistance aux causes de maladies et de mort, bien plus grandes que ceux qui résultent d'unions illégitimes: second point. Voilà ce qu'enseignent d'une façon incontestable les statistiques de tous les pays depuis de longues années. Nous pouvons, de ce double fait, tirer immédiatement cette conclusion, que le mariage exerce une influence prépondérante sur la natalité, sur le nombre d'enfants que compte une nation.

Or l'enfant est le premier anneau de cette chaîne

qui forme la famille et la société. « On apprend à aimer les hommes et son pays auprès du berceau de son enfant, dit l'auteur du *Devoir*, l'homme de bien qui n'a jamais ménagé son temps, ses peines et ses conseils, pour être utile à ses semblables. Tous les bons sentiments naissent de cette source, comme par une contagion heureuse et bénie. » Nous ne sommes plus au temps où l'épouse n'était que la première des esclaves, où les enfants étaient strictement soumis à l'autorité despotique du père de famille, sans que celui-ci leur dût d'autre assistance que le pain quotidien, parfois chèrement acheté et strictement mesuré. La loi fixe les droits, mais aussi les devoirs du père à l'égard de ses enfants ; et ce qui peut-être vaut encore mieux, plusieurs associations d'hommes charitables et éclairés, au premier rang desquelles sont la *Société générale de protection pour l'enfance abandonnée ou coupable* et l'*Union française* pour la défense et la tutelle des enfants abandonnés, délaissés ou maltraités, se substituent, quand c'est nécessaire, aux prérogatives de parents incapables de nourrir et indignes d'élever ceux auxquels ils ont donné le jour. Pourquoi cette préoccupation constante du législateur et des philanthropes d'assurer le sort matériel et d'élever le niveau moral des enfants de France ? C'est, je l'accorde, beaucoup par esprit d'humanité, par pitié pour de petits malheureux qui en naissant se sont trompés de milieu, et qui portent la peine de la faute qu'ils ont commise d'arriver là où ils n'étaient pas attendus ; mais, je ne crains pas de le dire, c'est aussi par intérêt social, par suite de cet égoïsme inconscient qui est souvent l'un au moins des mobiles de nos actions, et qui est d'autant plus pardonnable que nous lui devons beaucoup d'œuvres des plus utiles.

Il est certain, en effet, que ces aspirations on ne peut plus louables, en faveur de l'enfance, se sont

1.

principalement développées à partir du jour où pour la première fois a été poussé ce cri lugubre, qui depuis a si souvent retenti à nos oreilles : « La population française est en décroissance par rapport aux autres nations ! La France se dépeuple, la France se meurt ! » C'est de ce jour, qui a déjà quinze ans d'existence, qu'on a commencé à chercher les remèdes au mal : et comme le principal de ces remèdes se trouve dans le mariage ; comme celui-ci seul peut faire augmenter le nombre de nos enfants, et par suite rétablir la proportion normale de Français qui faiblit chaque année ; comme c'est là le grand intérêt social du mariage, il nous faut aborder franchement cette question toujours brûlante et la traiter avec quelques détails. Car les paroles ne suffisent pas : *sunt verba atroces, et praeterea nihil*. Les faits au contraire, ou plutôt les chiffres, nous permettront de voir clairement la situation actuelle de la population de notre pays et des autres pays d'Europe : nous tâcherons ensuite d'en tirer quelques enseignements au point de vue qui nous occupe.

Il y a un siècle, la France comptait environ 26 millions d'habitants ; aujourd'hui, d'après le recensement de 1886, elle en compte 37,885,905, soit une augmentation de près de 12 millions. Cela semble beau au premier abord, surtout si l'on tient compte de la perte des deux provinces très peuplées qui nous ont été enlevées il y a vingt ans ; c'est insuffisant, c'est lamentable, si l'on compare cet accroissement à celui des nations voisines. Car, en 1789, la France, avec ses 26 millions d'habitants, occupait le premier rang en Europe ; elle avait le pas sur la Russie, sur l'Autriche, sur l'Angleterre, sur la réunion des États allemands. Actuellement, avec ses 37 millions, elle ne vient qu'en quatrième ligne, après la Russie, l'Allemagne et l'Autriche. Chose plus grave encore : la France est menacée de reculer encore ; car au point de vue de la progression dans l'accroissement, elle occupe seulement la treizième place en Europe !

Les causes de cette dépopulation relative sont multiples. En premier lieu, on se marie moins en France que dans les autres pays. La fréquence des mariages ne doit pas se mesurer par le rapport des unions légales qui se contractent dans l'année moyenne à la population générale ; car cette population générale contient les jeunes gens des deux sexes qui ne sont pas encore nubiles, les gens déjà mariés, les vieillards : la matrimonialité réelle est le rapport des mariages annuels à la population mariable, en entendant par ce dernier terme l'ensemble des célibataires et des veufs (ou veuves) compris entre 15 et 60 ans. Or la France célèbre annuellement beaucoup moins d'unions entre gens mariables que la Hongrie, l'Angleterre, etc ; et non seulement dans notre pays le nombre des mariages est d'une façon absolue moins élevé que dans beaucoup d'autres, mais encore il décroît d'une manière relative au chiffre de la population d'année en année : les Français se marient moins qu'autrefois.

De plus, on se marie de plus en plus tard : à 29 ans 8 mois en moyenne pour les hommes, à 25 ans pour les femmes ; c'est-à-dire, pour le sexe masculin, un an et demi plus tard qu'en Angleterre. Il est évident qu'il y a là un certain temps perdu pour la procréation, au moins pour la procréation légitime, la seule qui nous importe ; et nous verrons, à propos de l'âge convenable des conjoints, que si les mariages précoces ont de grands inconvénients, les mariages tardifs ne sont pas sans dangers pour les enfants qui en naissent. C'est surtout dans les grandes villes que les mariages sont peu nombreux et tardifs : sur 1,000 hommes, on trouve seulement à Paris 570 mariés, tandis qu'il y en a 609 dans la moyenne de la France ; dans le département de la Seine, les mariages sont si tardifs que c'est seulement au delà de 40 ans pour les hommes, de 35 ans pour les femmes, que la matrimonialité égale celle du reste de la France, et alors elle dépasse celle-ci.

Mais l'influence de la nuptialité sur la diminution relative de la population française, tout importante qu'elle est, n'a pas encore d'aussi désastreux résultats que l'abaissement du chiffre de la natalité légitime : celle-ci est, en France, d'un tiers moins forte qu'en Angleterre, moitié moins élevée qu'en Russie. Pour qu'une population s'accroisse régulièrement, que le nombre des nouveaux venus égale et surpasse sans cesse le nombre de ceux que la mort enlève, il faut que chaque mariage donne au minimum 4 naissances vivantes en moyenne ; or on n'en compte en France que 3,08 par ménage tandis qu'il y en a plus de 4 en Hongrie, en Russie, en Italie, en Prusse, en Autriche et en Angleterre. Et ce défaut de natalité tient-il à une disposition spéciale, originelle, de notre race ? Pas le moins du monde ; c'est à peine si la stérilité réelle, congénitale ou due à des affections acquises, est de 1 sur 10 ménages inféconds : le reste du temps, elle dépend d'une limitation volontaire, malthusienne, de la natalité, d'une conception fausse du bonheur à assurer aux enfants, conduisant à une restriction immorale et anti-hygiénique du nombre de ceux-ci.

Par contre, la natalité *illégitime* s'accroît ; elle est près de deux fois plus forte en France qu'en Angleterre ; à Paris, elle est même six fois plus élevée que dans ce dernier pays.

Sans doute, ainsi que nous l'avons vu, un certain nombre de ces bâtards sont légitimés immédiatement ou plus tard ; mais les autres, créés par un monsieur quelconque et par une mère qui, sauf exceptions rares, redoute pour diverses raisons la venue de cet être accusateur et gênant, quelle sera leur existence, s'ils ne sont pas mort-nés ou s'ils ne vont pas grossir l'interminable liste des infanticides connus et inconnus? Combien de chances ont-ils de mourir, faute de soins, dès leurs premiers mois, ou de contracter dans leur jeune âge les germes d'une de ces nombreuses maladies constitutionnelles qu'on réunit sous le titre éloquent de « misère physiono-gique »? N'est-ce pas par millions d'habitants que se chiffre cette perte de petits enfants qui, nés légi-timement, seraient devenus des adultes valides, et auraient procréer à leur tour ?

Enfin la mortalié est grande en France, trop peu inférieure à la natalité. Elle y est plus grande qu'en Angleterre et certains autres pays.

C'est principalement sur les enfants en bas âge que la mort frappe à coups redoublés. C'est dans les premiers moments de l'existence que l'action néfaste de l'illégimité se fait le plus cruellement sentir ; car tandis que 100 enfants légitimes de 0 à 1 an comptent 15,1 décès, le même nombre d'en-fants illégitimes du même âge en fournit 28,65, près du double; et cette influence meurtrière des unions irrégulières persiste si longtemps, qu'au moment de la convocation sous les drapeaux, à 21 ans, 74 garçons illégitimes sur 100 sont décédés, alors que 33 enfants légitimes seulement manquent à l'appel.

Le chiffre de la mortalité urbaine, dans les grands centres surtout, est si élevé, que la population de ceux-ci ne tarderait pas à diminuer, à s'éteindre même, si elle n'était sans cesse renouvelée par la masse d'immigrants qui, de la campagne et de l'étranger, affluent dans les villes : c'est au point que le dernier recensement a montré que, sur 1,000 ha-bitants de Paris, 331 seulement étaient originaires de la grande cité, et les 669 autres, plus des deux tiers, étaient immigrés. Allez donc, après cela, dire que la chèvre broute là où elle est attachée! Or cette immigration est profondément regrettable : je ne veux pas vous entretenir des besoins de l'agriculture, qui manque de bras depuis si longtemps que je la soupçonne d'être née manchote ; mais les registres obituaires sont là pour témoigner que le séjour des villes est funeste à la santé des citadins de tout âge ; que les jeunes enfants y meurent d'athrepsie, cette maladie due au mauvais lait et au mauvais air, caractérisée par la diarrhée incoercible, le muguet, etc., et peut-être plus sûrement meurtrière que le croup ; que les adultes enfin y sont la proie de la fièvre typhoïde et surtout des affections tuberculeuses, en tête desquelles se place la phtisie pulmonaire.

Tous les chiffres qui précèdent sont empruntés aux communications que M. G. Lagneau a faites à l'Académie de médecine de Paris, depuis le 15 juillet 1890 : ils sont donc puisés aux meilleures sources et aussi récents que possible. Or l'enseignement général, immédiat, qu'ils fournissent, est celui-ci : l'excédent des naissances sur les décès est bien plus faible en France qu'en Angleterre ; l'accroissement réel de la population est trois à quatre fois moins fort en France que dans l'empire allemand, en Prusse ou en Russie ; en 1806, 29 millions de Français donnaient près de 920,000 naissances, aujourd'hui 37 millions en donnent à peine autant.

Voilà le fait évident, palpable. Quelles en sont et quelles en seront les conséquences ? La première, la plus manifeste, celle qui frappe les esprits les moins calculateurs, c'est la possibilité de la conquête brutale, c'est l'invasion en masse, et d'un coup, de nos provinces par des hordes franchissant la frontière, avec ou sans prétexte, au moment choisi par leurs chefs : la force prime le droit, et la force aujourd'hui ne se trouve plus dans le courage personnel, mais dans les gros bataillons, que Dieu bénit toujours. Les armes à tir rapide, la poudre sans fumée, les engins de guerre les plus perfectionnés, c'est bien pour la défense d'un pays : ce qui est mieux, c'est le grand nombre de ceux qui sont appelés à en faire usage. Si l'on songe que notre accroissement de population est presque insignifiant, et que les Allemands, s'ils continuent, passeront avant vingt-cinq ans de quarante-cinq à soixante millions, on ne peut s'empêcher de jeter vers les Vosges un regard d'angoisse, et de se demander combien de jours les forts d'arrêt pourront tenir en respect ceux qui ne trouvent pas encore assez vengée leur terrible défaite de 1806.

Est-ce tout? Non, malheureusement. Si la Prusse souhaite notre écrasement définitif sur les champs de bataille, il en est autrement du reste de l'Europe, qui ne saurait indéfiniment subir l'hégémonie tudesque. Nos éternels ennemis, les Anglais, se joindraient sans doute à nos amis du moment, les Russes, pour empêcher qu'on ne puisse dire: *Finis Galliæ!* et cette aide doublement intéressée nous tirerait peut-être d'embarras. Mais ce qui est aussi sérieusement et plus immédiatement redoutable, c'est que chaque peuple d'Europe cherche à l'emporter sur ses voisins, par des moyens pacifiques, sur le terrain politique et économique; c'est que les Anglais, le Italiens, les Belges, tout comme les Allemands, à l'étroit dans leurs propres pays, avides d'extension commerciale et coloniale, se répandent partout où une transaction nouvelle est possible, où un débouché nouveau peut être ouvert; c'est que dans cette voie de conquêtes, en somme irrépréhensibles, nous sommes aussi menacés que sur le chemin de la guerre. Car plus de 100 millions d'hommes parlent la langue anglaise, plus de 60,000 millions connaissent la langue allemande, et la langue française, si répandue autrefois, est à peine parlée par 50,000 millions d'humains.

Paris, cette cité de lauriers toute ceinte,
Dont le monde entier est jaloux,

cesserait d'inspirer l'envie, si on savait qu'elle compte dans son sein plus de 30,000 Allemands, et, d'une façon plus générale, un étranger sur 12 habitants. Cette infiltration lente, à petit bruit, souterraine presque, de notre propre domaine, que nous sommes impuissants à faire valoir faute d'habitants, et l'impossibilité où nous nous trouvons de lutter hors de chez nous, pour la suprématie pacifique, toujours par défaut d'accroissement du nombre de nos nationaux : voilà un autre danger, qui, si nous n'y prenons garde, nous mènera peut-être plus sûrement que le premier à notre perte. « Après moi le déluge! » disait Louis XV, le plus bel ornement de l'égoïste et imprévoyante monarchie; l'État alors, c'était le monarque, aujourd'hui c'est vous, c'est moi, c'est une collection de 37 millions d'individus, et, puisqu'il est entendu que monsieur Tout-le-Monde a plus d'esprit que Voltaire, il doit se montrer aussi un peu plus prudent que l'amant de la Du Barry, en cherchant les remèdes au mal dont il commence à mesurer l'étendue et à connaître les causes.

Étant donné que la dépopulation de la France vient d'une diminution de la nuptialité, d'une faiblesse de la natalité légitime, et d'une trop grande mortalité (surtout chez les jeunes enfants et dans les grandes villes), il est évident que la société a le plus grand intérêt à favoriser le mariage et la naissance d'enfants qui, venus au monde et élevés dans les conditions régulières de la famille, auront des chances nombreuses d'arriver à l'âge adulte. Pour favoriser le mariage, plusieurs moyens sont applicables. On peut simplifier et rendre moins coûteuses les formalités exigées pour l'union à la mairie, on peut confier à des employés *ad hoc* le soin de correspondre d'un département à l'autre pour l'envoi des papiers administratifs nécessaires : on remédierait ainsi à la paresse des uns, à la mauvaise volonté des autres, et on ôterait toute excuse à l'individu qui, après avoir vécu plusieurs années avec une pauvre fille à laquelle il a promis le mariage, part un beau matin dans son pays pour avoir son acte de naissance, et ne revient jamais. Il faudrait aussi ne pas retenir les jeunes gens sous les drapeaux au delà du temps strictement nécessaire à l'acquisition d'une instruction militaire suffisante, et renvoyer dans leurs foyers ceux à qui leur zèle aurait permis d'avoir rapidement cette instruction : de cette façon ils perdraient moins l'idée de famille, ils songeraient plus tôt à leur établissement définitif, ils risqueraient moins de contracter à la caserne les maladies qui tuent (fièvre typhoïde, tuberculose), et ailleurs les affections syphilitiques qui plus tard souilleront la femme, la feront avorter, et causeront la mort rapide de l'enfant, si celui-ci vient à terme et vivant. On a aussi proposé l'impôt sur les célibataires ou leur déchéance civile : moyen peu pratique à mon sens, sur lequel nous aurons l'occasion de revenir à propos du célibat.

On a songé de plus à accroître la natalité dans le mariage. La stérilité du ménage est parfois maladive, ainsi que nous le verrons : tantôt elle est due au mari, et résulte alors de maladies vénériennes plus ou moins anciennes, dont on limiterait l'extension par une surveillance plus efficace de la prostitution, ou dont on préviendrait les effets ultérieurs par des soins éclairés, donnés gratuitement au besoin, dans des dispensaires publics ; tantôt elle dépend de la femme, atteinte d'affections de la matrice qu'on aurait pu de même prévenir en la gardant plus longtemps dans une maternité après un premier accouchement, ou guérir par un traitement et des secours intelligemment fournis. Mais ce que la société doit surtout chercher à combattre, le mariage une fois conclu, c'est la stérilité volontaire, la limitation voulue du nombre des enfants. Une loi du 29 nivôse, an XIII, édictait que tout père de famille ayant sept enfants vivants pouvait en désigner un à l'âge de dix ans révolus, qui serait élevé aux frais de l'État, dans un lycée ou dans une école d'arts et métiers. C'est cette loi, tombée en désuétude, qui récemment a été reprise et votée sous une autre forme : exemption d'impôts pour les familles ayant sept enfants. Le nombre de familles ainsi composées est, en France, de 148,808, dont 5,475 riches, 29,697 aisées, 113,636 peu aisées : elles sont si diversement réparties que le département du Nord en compte 7,006, tandis que le Tarn-et-Garonne n'en compte que 149. Bonne en principe, cette loi est mauvaise en application : car il est évident que ce sont les autres familles qui supportent les charges nécessitées par le dégrèvement, et que, parmi celles qui, ayant seulement 4, 5 ou 6 enfants, ont ainsi un surcroît d'impôts, il s'en trouve un grand nombre qui sont moins qu'aisées. Il ne faut pas certes abandonner l'idée de secourir les grandes familles : une exemption plus équitablement faite, une dispense du service militaire accordée à un ou deux de ces nombreux enfants, une prime annuelle accordée aux parents, et d'autres moyens encore, sont à comparer et à employer, pourvu qu'on ne décharge pas Jean pour accabler Jacques déjà obéré.

Mais c'est la tâche du législateur d'accomplir cette œuvre d'équité : la mienne, plus modeste, s'arrête ici. Est-ce bien, du reste, par les seuls moyens légaux et administratifs qu'il faut tenter de faire revenir la race française à l'importance numérique qu'elle a possédée autrefois, et de lui faire recouvrer l'influence à laquelle elle a toujours droit? Je ne le pense pas. La loi, en général, suit les mœurs ; celles-ci font celle-là, la première ne change guère les secondes. C'est en nous plus que dans le Code que se trouveront les mobiles qui nous feront nous unir légitimement et procréer : on ne décrète pas le mariage, on ne proscrit pas la stérilité. Au lieu de chanter les joies archifausses du célibat, au lieu de nous extasier sur la sagesse de monsieur et madame X... qui, ayant un seul enfant, pourront lui assurer un confortable égal et supérieur à celui dont ils ont joui, proclamons la nécessité du mariage, montrons par notre exemple que le bonheur conjugal n'est pas un vain mot, mais une triomphante réalité, enseignons à nos enfants que le goût du travail vaut mieux que des sacs d'écus.

Ainsi, en nous plaçant à un point de vue seulement positif, matériel; en excluant toute sentimentalité, en omettant volontairement de faire intervenir dans la question l'élévation des idées, le patriotisme, et toutes les influences morales dont nous sommes redevables au mariage, nous trouvons que celui-ci est utile, nécessaire à la société pour accroître et défendre le patrimoine commun. Le mariage est un puissant moyen d'impulsion au travail : l'époux veut assurer à sa femme et à ses enfants l'existence ou le luxe, suivant la position qu'il occupe, et de cette suractivité résulte un accroissement de la richesse publique. Le mariage augmente le nombre des enfants qui plus tard étendront au loin l'influence de leur race, et, le jour venu, défendront le territoire. Le mariage supprime cette plaie sociale, l'illégitimité des enfants, d'où résultent l'avortement, la mortinatalité, la mortalité précoce. L'homme n'est pas encore assez sûr de lui-même pour l'union libre, et jusqu'à nouvel ordre, pendant bien longtemps encore sans doute, il est de l'intérêt de la société d'augmenter le nombre des mariages par tous les procédés dont elle peut disposer, il est du devoir des individus mariables de se marier. Nous allons voir que l'individu lui-même y trouve un grand intérêt.

II

AVANTAGES DU MARIAGE POUR L'INDIVIDU

Longévité des gens mariés. — Influence du mariage sur la digestion.
— Importance du sommeil. — Action préservatrice du mariage
contre les maladies. — La Vénus nomade et la divinité domestique.
— Le célibataire malade. — Les dépenses du célibataire et de
l'homme marié. — Influence morale du mariage. — Les joies de la
paternité. — Mariez-vous !

Sauf de rares exceptions, l'homme est un bipède
foncièrement égoïste, que le bien public touche peu :
son plus grand plaisir est de faire passer en fraude
à la frontière belge un paquet de mauvais cigares,
ou d'introduire dans Paris une couple de perdreaux
sans payer les quelques sous requis par le fisc ;
voler l'État, ce n'est pas voler ! Mais quand il s'agit
de ses intérêts particuliers tout change ; son attention
est vivement frappée par ce qui peut lui être utile
ou nuisible, les raisons d'ordre privé lui importent
bien plus que les considérations générales. Prenons-
le tel qu'il est, et voyons si chacun de nous ne
trouve pas dans le mariage des avantages privés,
capables de le faire passer par-dessus les tracas
conjugaux.

D'une façon générale, les gens mariés ont une
mortalité plus faible, une longévité plus grande,
que les célibataires et les veufs. C'est ce qui ressort
des nombreuses statistiques qui, depuis plusieurs
années, ont été recueillies dans divers pays d'Europe, et qui montrent invariablement que les époux

meurent en moyenne deux fois moins que les individus non unis par les liens du mariage. Le fait a été constaté en Angleterre, en Ecosse, en Allemagne, en Italie, comme en France ; il n'est pas contestable. Sans doute il ne se vérifie qu'à partir de vingt ans pour le sexe masculin, et au-dessous de cet âge l'homme marié vit moins que le célibataire ; mais cela dépend de ce que le mariage précoce a de graves inconvénients que nous verrons dans un autre chapitre, et n'infirme nullement l'heureuse influence de l'union conjugale.

De même, si de 20 à 25 ans les femmes mariées meurent ordinairement en plus grand nombre, dans la proportion de 10 contre 8, que les filles, cela tient aux dangers que créent les premières couches ; plus tard, la femme comme l'homme a une moindre mortalité dans l'état de mariage que dans celui de célibat et surtout de veuvage. En somme, des hommes mariés, de 20 à 40 ans, il meurt deux fois moins que de célibataires du même âge, près de trois fois moins que de veufs ; les premiers ont chance de vivre cinq ans de plus que les seconds ; les femmes mariées, malgré les dangers de la maternité, vivent 4 ans de plus que les filles. Voilà le résultat des plus récentes recherches faites à ce sujet : il est bien appréciable par lui-même, il est encore plus digne d'attention si l'on scrute les causes qui le déterminent.

A quoi tient cette heureuse action du mariage sur la longévité de ceux qui n'ont pas craint de le contracter ? A des influences physiques et morales ; les dernières sont aussi bien de notre ressort que les autres, puisqu'elles agissent en contribuant au bien-être matériel, en réalisant le rêve physiologiste, *mens sana in corpore sano*. Au point de vue physique, le mariage impose à l'homme et à la femme un surcroît de dépense organique, qui semble d'abord peu favorable à l'idée d'une augmentation de vitalité : les soins d'un ménage, les charges d'une famille, paraissent entraîner une déperdition de forces que ne connaît pas le célibataire. Mais combien ce déficit est largement compensé par les recettes quotidiennes ! En premier lieu, que l'homme vive à la gargote ou qu'il compte parmi les habitués du Café Anglais, il n'aura jamais une alimentation aussi saine, aussi appropriée à ses goûts et à ses besoins que s'il prend ses repas chez lui, ce qui n'est guère possible qu'aux gens mariés. Dans un cas, les sauces très épicées sont destinées à donner le change sur la fraîcheur d'un poisson douteux ou à faire accepter un morceau de rosbif d'une dureté trop remarquable ; dans l'autre cas les matières premières sont sans doute de bonne qualité, mais les savantes préparations auxquelles elles sont soumises sont plus aptes à faire valoir les talents d'un chef, à exciter des appétits blasés, qu'à satisfaire simplement aux besoins du tube digestif. Aussi ces deux régimes, pour peu qu'ils se prolongent, ont-ils un résultat commun : l'irritation de l'estomac, la fâcheuse gastrite, dont l'extension se juge par le développement qu'a pris l'usage du lait, son meilleur correctif, dans nos mœurs contemporaines.

De plus, l'habitué d'un restaurant quelconque ne tarde pas à être rebuté par le retour périodique des mêmes plats, et cela seul peut suffire à produire un dégoût des aliments. C'est si vrai que beaucoup d'étudiants, d'employés, d'officiers, après avoir vécu un certain temps dans une pension et y avoir progressivement perdu leur appétit, voient celui-ci renaître tout à coup s'ils viennent à changer de pension ou simplement à prendre un repas dans un autre endroit que celui qui leur est habituel. A la maison, au contraire, il est toujours loisible au mari, sans qu'on puisse l'accuser de s'immiscer dans les affaires de ménage ou de penser exclusivement au côté matériel de l'existence, d'indiquer ses préférences culinaires, ses goûts du moment, à sa femme ; et celle-ci, trop heureuse de faire une chose qu'elle sait utile autant qu'agréable à son seigneur et maître, s'empressera de donner à la cuisine des ordres appropriés.

Un autre point relatif à la question alimentaire est celui de la régularité dans l'heure des repas. Quelles occasions le célibataire ne trouve-t-il pas, ses occupations terminées, de causer avec un ami, d'aller avec un complice « tordre le cou à un perroquet », et de laisser ainsi passer le moment où son estomac, ayant coutume de recevoir sa pâture, se met sous les armes pour remplir son office, puis, ne voyant rien venir, reprend progressivement sa torpeur d'où plus tard il ne voudra plus sortir ! Je sais bien que beaucoup de maris en font autant ; mais j'en connais un plus grand nombre que la vision de l'épouse les attendant pour faire servir le potage attire vivement vers la maison conjugale et éloigne du café, ce lieu de perdition de la santé !

Et c'est ainsi, ô célibataires, que vous tombez dans la bradypepsie, de la bradypepsie dans la dyspepsie, de la dyspepsie dans l'apepsie, de l'apepsie dans la lientérie, de la lientérie dans la dysenterie, de la dysenterie dans l'hydropisie, et de l'hydropisie dans la privation de la vie, où vous aura conduit votre folie ! Ou, pour parler moins plaisamment que M. Purgon, vous vous exposez, par les solécismes de conduite hygiénique dont vous vous rendez coupables chaque jour, à souffrir des mauvaises digestions, des maladies d'estomac, d'intestin et de foie, que le mariage ne supprime pas nécessairement, mais dont il diminue les probabilités dans une large mesure.

La régularité qu'ils ont dans leurs repas, les gens mariés l'apportent aussi dans la durée et le moment de leur sommeil. Le sommeil est d'une grande importance pour la santé : il n’est pas seulement la cessation de toute vie extérieure, la suspension de tout rapport avec le monde qui vous entoure ; il est surtout le moment où les fonctions organiques se font avec le plus d’activité. Ce n’est pas ce qu’on mange qui nourrit, c’est ce qu’on digère ; c’est surtout ce qui est absorbé, c’est-à-dire ce qui, après avoir subi de la part du tube digestif des modifications spéciales, passe dans le sang et va réparer les pertes incessantes que nous faisons par la peau, l’urine, etc. Eh bien, c’est pendant le sommeil que se font cette absorption de matériaux nutritifs et cette réparation organique ; de là la durée du sommeil chez les enfants, chez les convalescents d’une longue maladie, qui croissent ou se rétablissent ; de là aussi l’obligation de conserver un certain temps, toujours égal autant que possible, au sommeil, pour l’adulte le mieux portant. Mais il n’est pas indifférent de lui donner telle ou telle période des vingt-quatre heures ; le jour est évidemment destiné aux occupations actives ; la nuit est faite pour reposer, par le sommeil, les pertes de forces causées par les occupations de la journée, pour restaurer l’énergie nécessaire à celles du lendemain. Pour apprécier à sa juste valeur cette vérité, qui paraît appartenir au répertoire de M. de La Palice, et qui pourtant est si souvent méconnue, il suffit de voir le teint blême et l’aspect languissant des noctambules des deux sexes, qui pourtant vous répondront souvent qu’ils dorment aussi longtemps que vous, mais à d’autres heures. Faire du jour la nuit et inversement, c’est se mettre dans les mêmes conditions que ces chicorées que l’on descend vertes à la cave, et qu’on remonte presque blanches sous le nom de barbe-de-capucin » ; c’est, comme ces salades, être voué à l’étiolement par manque de lumière solaire. Il faut donc employer la nuit au sommeil ; il faut que celui-ci ait une durée à peu près uniforme, égale en moyenne à sept ou huit heures chez l'adulte ; or ces deux conditions ne sont guère réalisées que par les gens mariés, qui, trouvant chez eux des distractions suffisantes pour passer la soirée, ou ne faisant que des sorties sagement espacées, ne sont pas obligés de fuir l'ennui de la solitude dans les lieux publics, où la contagion de l'exemple les retient trop tard aux dépens de leur repos nocturne. Le séjour dans ces lieux dits de plaisir, cafés, concerts, bals, etc., où l'air est généralement vicié et confiné au delà de toute expression, a un autre inconvénient : c'est de terriblement entraver la digestion du repas du soir, de gêner les mouvements des poumons et du cœur, de nuire à la circulation du sang autant qu'à la respiration, de favoriser la migraine, l'asthme et les troubles cardiaques, d'amener chez les individus prédisposés une catastrophe finale, ou du moins de diminuer l'élasticité des ressorts de la machine humaine et de mettre obstacle au bon fonctionnement des organes.

Ainsi les gens mariés conservent mieux que les célibataires l'intégrité de leurs fonctions digestives, circulatoires et respiratoires, ce trépied vital, et par suite leurs forces générales se maintiennent à un degré plus satisfaisant. Il en résulte d'abord que leur existence se passe plus agréablement que celle des malheureux qui souffrent tantôt de l'estomac, tantôt du foie, un jour d'un organe, le lendemain d'un autre. En second lieu, ils accroissent dans une très grande proportion leurs chances de résister à l'invasion des maladies épidémiques ou d'en subir victorieusement l'épreuve. Dans les maladies, en effet, deux choses sont à considérer, qui ont une égale importance : d'une part la semence, le principe morbide, représenté le plus souvent, d'après les théories actuelles, par un microbe; d'autre part le terrain sur lequel tombe cette mauvaise graine, le sujet vivant qui la reçoit, et qui, suivant la force de sa constitution, étouffera de suite le parasite ou l'expulsera avant qu'il ait commis de sérieux ravages, ou au contraire le laissera s'accroître et prospérer de telle sorte qu'il deviendra le maître et le destructeur de son nouveau domicile. Aussi qu'arrive-t-il lorsque la variole, le choléra ou la fièvre typhoïde deviennent épidémiques dans une localité? C'est qu'ils exercent leurs premiers ravages, et les plus sérieux, sur les gens non mariés, ou sur les voyageurs qui sont momentanément privés des avantages du mariage ; c'est que les statistiques indiquent les hôtels, les garnis, comme les lieux où la morbidité et la mortalité sont le plus accentuées. Et qu'on n'accuse pas exclusivement l'encombrement, le défaut de propreté, le manque d'air et de lumière ; ces vices d'hygiène ont une influence incontestable sur l'extension d'une maladie dans les bouges du quartier Maubert ou Saint-Bernard ; mais vous m'accorderez bien que ce n'est pas le refuge de tous les Russes et Anglais de passage à Paris, et que beaucoup de célibataires parisiens habitent ailleurs que dans la rue Galande : or il est parfaitement démontré que, quand une épidémie éclate, les gens vivant à l'hôtel, serait-ce à l'hôtel Meurice, et menant la vie de célibataire, même luxueuse, sont plus durement atteints que ceux qui ont continué à avoir la régularité reposante de l'existence conjugale.

Il est une autre sorte de maladies, non épidémiques celles-là, mais contagieuses au premier chef, auxquelles les célibataires paient un large tribut, et que les gens mariés connaissent à peine, de nom seulement ; j'entends les époux dignes de ce nom, qui n'ont pas conservé ou repris après leur légitime union les habitudes plus ou moins déplorables dont se réjouissait leur jeunesse. Ce sont toutes les maladies vénériennes, contractées par d'imprudents sacrifices à Vénus nomade, se traduisant tantôt par un flux de larmes opaques de l'organe atteint, tantôt par une mignonne ulcération indurée sur ses bords, et laissant toujours après elles de très cuisants souvenirs, avec des regrets tardifs et superflus, que n'éprouvera pas le mari prudent après son offrande à la divinité domestique. Ce bon mari évite aussi les conséquences désagréables ou dangereuses des excès vénériens : vous savez comme moi que c'est dans les pays de vignobles, en Bourgogne par exemple, qu'on trouve le moins d'alcooliques, parce que les indigènes, ayant chez eux ou trouvant à bon compte du vin de bonne qualité, sûrs de satisfaire leur soif au moment voulu, ne sont pas avides d'un breuvage que les autres hommes de leur condition estiment surtout en raison du prix qu'il coûte, et ne boivent pas comme ceux-ci des piquettes frelatées, additionnées de mauvais alcool. Il en est de même pour les rapports sexuels : les époux, pouvant librement contenter leurs désirs à peine nés, prennent la douce habitude de boire seulement quand ils ont soif, sans chercher à forcer leurs talents pour faire montre d'une vaillance exceptionnelle, sans s'exposer à trouver du vin de raisins secs là où ils croyaient rencontrer du Malvoisie. Habitude prosaïque, dira-t-on, mais saine et seule convenable quand on n'a plus vingt ans : à chaque jour suffit sa peine, si toutefois il n'est pas sacrilège de faire une peine du doux « déduit ».

Mais enfin, si réguliers qu'ils soient dans leurs habitudes de cuisine, de sommeil et autres, si prudemment qu'ils se conduisent la nuit et le jour, ils ne sont pas à l'abri des maladies, ces graves époux : un perfide courant d'air peut les frapper, l'âge ne les laisse pas sans quelque petite infirmité. C'est alors que les bienfaits du mariage sont appréciables. Les célibataires qui ont été cloués au lit par une de ces attaques de rhumatisme pendant lesquelles la souffrance ne laisse aucun répit ou par une de ces bronchites qui vous font tousser sans relâche, et les médecins qui ont été appelés à visiter lesdits célibataires, peuvent seuls se rendre compte de la situation lamentable de ces malheureux livrés aux bêtes : à la garde indifférente, somnolente et gourmande ; aux domestiques ennuyés de ce surcroît de besogne, mais y voyant une belle occasion de faire danser à l'anse du panier un galop digne de la Goulue ; à la concierge bavarde, indiscrète, insupportable. Les oreillers du lit battus à la diable, le linge de corps non chauffé et passé brutalement, la tisane froide, la potion donnée au petit bonheur, quand cela se trouve, une chaleur torride dans la chambre, mitigée bientôt par un courant d'air glacial, etc., etc. : j'en passe, et des meilleurs, des mille désagréments qui attendent le célibataire malade, et qui, répétés à chaque minute, deviennent plus que pénibles, dangereux pour la vie. Qu'est-ce encore que ce manque de soins matériels auprès de l'absence complète d'intérêt qu'on lit sur les figures, ou de l'hypocrisie d'une compassion dans laquelle on devine l'espoir d'une récompense honnête ? Faut-il mettre en regard de ce tableau véridique celui des prévenances de chaque seconde qu'un époux a pour l'autre en cas de maladie, les attentions sans cesse renouvelées, les désirs prévenus et exécutés avant d'être exprimés, l'affection enfin qui se lit dans les yeux, qui se devine dans les soins, et qui contribue pour une bonne part à la guérison en assurant le repos de l'esprit, en inspirant la volonté de guérir et de prendre pour atteindre ce but toutes les drogues imaginables ? Je n'imiterai pas ce brave capitaine de pompiers, qui assurait monsieur le comte que son plus grand désir était de voir le feu prendre au château de monsieur le comte, pour avoir le plaisir d'employer la pompe offerte par lui à la commune ; je ne vous souhaiterai pas, cher lecteur, d'être malade pour avoir une occasion nouvelle d'apprécier l'attachement de votre compagne ; mais je vous conseille, si un malaise petit ou grand vous tient au lit, de comparer votre situation à celle du jeune ou vieux garçon dont il a été parlé ci-dessus, et de savourer la félicité que vous apportera dans votre malheur la présence à votre chevet d'une femme aimée et aimante.

Un argument qu'emploient volontiers les adversaires du mariage, c'est que celui-ci coûte trop cher. Il est déjà passablement honteux d'entendre des hommes jeunes, dans la force de l'âge, avouer qu'ils ne se sentent pas le courage de travailler pour deux et même pour plusieurs, si l'on veut compter les enfants, ou qu'ils reculent devant l'obligation de réduire certaines dépenses parfaitement inutiles pour remplir leur rôle d'hommes et de citoyens. « C'est le paradis, dit Michelet, que l'homme travaille pour la femme ; qu'il apporte seul, qu'il ait le bonheur de fatiguer et d'endurer pour elle, qu'il lui sauve la peine du labeur et le froissement du monde. » Mais il n'accuse pas seulement chez ceux qui l'emploient un grand fonds de paresse ou d'égoïsme, ou des deux défauts à la fois, cet argument antimatrimonial ; il est, de plus, complètement faux. Dans quelque condition que vous vous trouviez, le mariage, loin d'être plus coûteux que le célibat, pourra épargner votre bourse comme votre santé, à condition, bien entendu, que vous le vouliez : je ne parle pas pour ceux qui sont bien décidés à faire des folies, quand même et toujours. Êtes-vous de ceux qu'à tort ou à raison on nomme les heureux de ce monde ? Les fortes sommes que vous dépensez au club, au pesage, avec la petite Cardinal, et dans les déplacements à Spa ou ailleurs, au moment où

Le vrai bon ton ordonne absolument
A tout être créé possédant équipage

de se précipiter dans les villes non les plus agréables, mais les plus chères, peuvent évidemment être fortement réduites si vous y consentez : le poker, le bookmaker et la marcheuse de l'Opéra étant supprimés, une villa étant louée sur une plage où on se baigne plus qu'on n'y danse, vous pourrez avec le revenu résultant de cette économie, joint à celui de la dot que ne manquera pas de vous apporter votre femme, vous marier gaiement sans trop redouter pour elle et pour vous une mort de faim prochaine. Appartenez-vous à la classe moyenne, bourgeoise, aisée ? Pour vous, la maîtresse coûte moins cher, le club se transforme en cercle ou en café, le poker et la roulette en bézigue et en manille, la liste du bookmaker en ticket du pari mutuel ; mais au fond le raisonnement a la même valeur ; la suppression de vos plaisirs de garçon, la plupart nuisibles, couvrira largement le supplément de dépenses que vous occasionnera la possession d'une femme légitime. Il n'est pas jusqu'à l'ouvrier qui ne trouve avantage pécuniaire à se marier, par suite de l'emploi judicieux que fera de son gain, pour achat de vivres, de vêtements, etc., une femme expérimentée : vivre en famille est moins coûteux que vivre au cabaret. Toutefois il est évident qu'un point est nécessaire pour que toutes ces raisons tiennent debout : c'est que l'épouse soit sérieuse et économe, ce qui est heureusement la règle, et non l'exception comme le disent quelques sceptiques qui comparent la femme à un oiseau chanteur, uniquement occupé à gazouiller et à lisser ses plumes ; mais nous reviendrons sur ce rôle de caissière prévoyante et sage, l'un de ceux que doit remplir la femme dans le mé… ge.

Nous en avons fini avec les bienfaits physiques du mariage ; passons maintenant à ses avantages moraux, qui ne sont pas d'une moindre valeur, et qui, je l'ai dit, ont une heureuse action sur la santé même des époux, en plus du calme de l'esprit qu'ils procurent. « De toutes les influences humaines, dit Guizot, dans *l'Amour dans le mariage*, celle d'un amour vertueux est la plus puissante comme la plus douce. » Rien, en effet, n'est plus propre à assouplir le caractère, à le modifier dans un sens favorable, à inspirer des pensées toujours saines et souvent élevées, que de vivre côte à côte avec une personne qu'on aime, dont on désire l'estime autant que l'affection, à laquelle on serait désespéré de causer le moindre chagrin. Le mariage aide à supporter l'adversité, chasse la mélancolie, double les joies de chacun des époux, entretient la bonne humeur, donne le goût du travail et de la probité, inspire des actions conformes à l'honneur, fait rougir des grossièretés de langage et de manières. Pour cela que faut-il? Que tout soit commun entre mari et femme : *ut duo unum sint!* Cette unité de deux personnes semble impossible à certains esprits chagrins, dont Desmarets s'est fait l'interprète dans le quatrain suivant :

> Mais si l'on s'en rapporte à ceux
> Qui sont sous la loi conjugale,
> C'est la pierre philosophale
> De n'être qu'un quand on est deux.

Est-elle donc aussi chimérique qu'on veut bien le dire, cette union intime de deux âmes et de deux corps? Non sans doute. « A mesure que nous sortirons de l'état grossier, barbare, où nous sommes encore plongés, dit Michelet, on sentira qu'on se marie précisément pour cela, pour s'épancher tous les jours, pour se tout dire sans réserve, affaires, idées, sentiments, pour ne garder rien à soi, pour mettre en commun son âme tout entière, même en ces nuages confus qui peuvent devenir de grands orages pour un cœur qui les fomente, au lieu de les confier. »

Loin de regarder comme irréalisable ce partage intégral, cet échange incessant des idées entre mari et femme, je le crois plus fréquent qu'il ne paraît. Avez-vous jamais observé pendant un certain temps deux époux un peu âgés, placés à côté l'un de l'autre dans le même milieu, en face d'un même spectacle, ou au centre d'un même salon ? Si vous l'avez fait, vous n'avez pu manquer de remarquer combien leurs idées sont semblables sur presque tous les sujets, combien sont analogues même les changements de physionomie qu'ils présentent dans le cours d'une conversation qui se tient auprès d'eux. Bien mieux : vous avez pu être frappé, en l'absence de toute causerie, d'une certaine ressemblance, non pas dans les traits du visage, mais dans son expression. A quoi peut être due cette analogie d'expression entre deux époux qui avant leur mariage n'avaient aucun lien de parenté, si ce n'est à une habitude d'avoir sur toute chose des idées communes, lesquelles, provoquant les mêmes contractions de muscles similaires du visage, ont fini par rendre permanent et semblable l'effet de ces contractions, c'est-à-dire justement les sillons et saillies dont est faite cette expression ? Je ne dis pas que cette communauté de sentiments et sa conséquence physionomique soient universelles ; mais elles existent déjà, et il dépend de nous qu'elles soient encore plus fréquentes : il suffit de comprendre le bonheur qu'on éprouve à avoir un cœur sur lequel l'on puisse s'appuyer en toute assurance, et aussi un juge indulgent, un guide bienveillant, à qui on puisse toujours se confier.

Et puis, comme le dit G. Droz, « on dirait vraiment qu'accepter une jolie petite femme, toute fraîche de cœur et d'esprit, ou se condamner pour le reste de ses jours à scier du bois, c'est la même chose ». Il me semble, au contraire, que trouver au logis une femme qui vous accueille le sourire aux lèvres,

et vous paie d'un baiser les peines et les soucis du
dehors, vaut infiniment mieux que d'être reçu par
une gouvernante grognon ou par un domestique
sentant l'alcool et le tabac. Si vous êtes homme
d'étude, personne aussi bien que votre femme ne
vous déchargera des ennuis matériels de l'existence,
ne préviendra vos désirs, ne remédiera à vos distractions. Sans doute les roues du char conjugal ne
rouleront pas toujours toutes seules, parfois elles
s'embourberont dans les ornières ou buteront
contre les pierres du chemin. Mais bah ! la mousse
reparaîtra sur la route ; après la pluie vient le beau
temps, et les rayons de soleil sont assez fréquents,
assez lumineux, dans un ménage moyen, ni para-
disiaque, ni infernal, pour qu'on les préfère encore
aux teintes uniformément grisâtres du célibat.

Enfin compte-t-on pour rien les joies de la paternité, qu'il est bien facile de tourner en ridicule
avant la lettre, mais que le plus sceptique commence
à sentir dès le premier vagissement de celui qui est
son fils, et qui iront en augmentant jusqu'à un apogée
d'où elles ne descendront pas? N'est-ce pas un nouveau lien entre les deux parents, un nouveau stimulant du travail utile, une nouvelle attache à la
maison, que ce petit être dont les gens mariés sont
fiers à la face du ciel et de la terre, alors que les
célibataires le cachent comme une honte ou le redoutent comme un embarras?

Rien que pour cette dernière raison, rien que
pour être témoin attentif et heureux du développement de votre rejeton, je vous dirais : Mariez-
vous! Mais si vous êtes inaccessible à cette joie de
vous voir renaître sous forme d'homme en herbe,
de travailler et au besoin de vous sacrifier pour lui,
prenez du moins en considération les avantages personnels, matériels, que vous procure le mariage.
Mariez-vous dans l'intérêt de votre estomac, de votre
foie, de vos poumons, de vos forces générales ; ma-

riez-vous pour manger et digérer convenablement, pour dormir d'un sommeil exempt d'imprévu, pour éviter les maladies et être bien soigné si par hasard elles vous atteignent! Mariez-vous, monsieur, parce qu'il ne vous coûtera pas plus cher d'avoir une femme qui vous aime pour vous-même et qui vous dorlote gratis, que de payer une maîtresse dont l'échelle amoureuse suit la hausse et la baisse de votre portefeuille! Mariez-vous, mademoiselle, non seulement parce qu'il est ridicule de coiffer sainte Catherine, mais encore parce qu'il est malsain et triste de passer dans la solitude les années de sa jeunesse, et plus encore celles de l'âge mûr! Mariez-vous tous deux pour pouvoir chaque jour confier à quelqu'un vos plus secrètes pensées, pour satisfaire le besoin d'affection qui se trouve dans le cœur en apparence le moins sensible!

Tout cela peut-être ne vous convainc pas encore, et je le comprends : car pour bien apprécier la valeur d'une chose, il ne suffit pas d'en voir le beau côté, il faut encore et surtout voir les défauts de la chose contraire. Je vais donc, dans le chapitre suivant, vous montrer les dangers du célibat : après cela, rien ne vous manquera pour vous faire une idée définitive sur le mariage.

III

DANGERS DU CÉLIBAT

« Le célibataire est une paire de ciseaux dépareillés, qui ne sert de rien sans la moitié qui lui manque, que l'on jette dans la rue ou dans le tas des vieux fers. » Bien sévère, mais juste, cette appréciation de Franklin ! Très souvent, en effet, c'est un être inutile et dangereux que le célibataire, un parasite paresseux et égoïste, un insecte nuisible, comme le frelon, qui, n'ayant pas le courage de se construire un nid, s'installe dans celui des autres. Funeste à la société dont il fait partie et aux ménages dans lesquels il est reçu, il l'est aussi à lui-même. Nous savons déjà que le célibataire est plus exposé aux maladies, à une vie moyenne plus courte que l'homme marié : ce n'est pas tout ; il fournit encore un plus large tribut à la criminalité, au suicide et à la folie, ainsi que l'enseignent les statistiques.

Le docteur Bertillon a montré que, la *criminalité* des célibataires étant 100, celle des époux est de 49.26 pour crimes contre les personnes, de 46 pour crimes contre la propriété ; c'est-à-dire que le mariage diminue de plus de moitié les attentats des deux sortes. Sur 1,000 accusés mariés et ayant des enfants, il y a 854 pères et 146 mères ; sur 1,000 accusés mariés et n'ayant pas d'enfants, il y a 813 époux et 169 épouses : donc la proportion des femmes accusées augmente quand elles n'ont pas d'enfants, nouvelle preuve du bienfaisant effet de la maternité. Du reste, l'heureuse action du mariage au point de vue de la criminalité est plus marquée pour la femme que pour l'homme : la femme a donc encore plus besoin du mariage que l'homme.

Au point de vue des attentats contre la propriété, le veuvage est mieux partagé que le célibat, moins bien que le mariage : pour 100 célibataires accusés de pareils attentats, on ne compte que 67 veufs. Par contre, les crimes contre les personnes paraissent notablement augmentés par l'état de veuvage.

Pour en finir avec les chiffres touchant les variations que présente la criminalité suivant l'état civil des intéressés, je citerai une statistique qui a été établie il y a 25 ans, non sous cette infâme République qui ne respecte rien, pas même les petites habitudes des chers frères de la doctrine chrétienne, mais sous l'Empire, M. Duruy étant ministre. Pendant le même temps, 30 mois, 34,873 écoles laïques ont fourni aux parquets 10 crimes et 80 délits ; 3,531 écoles congréganistes ont fourni 23 crimes et 32 délits : d'où il suit que, toutes proportions gardées, les écoles tenues par des religieux vivant dans le célibat ont compté 4 fois plus de délits et 12 fois plus de crimes que celles tenues par des pères de famille ! Et quels crimes ! Pas mignons du tout ! Tout commentaire diminuerait l'éloquence de ces chiffres ; aussi je me borne à exprimer un regret, celui que l'enquête ait été si vite enrayée, et un désir, celui qu'elle soit reprise un de ces jours et continuée pendant plus longtemps. Il est trop facile de critiquer une statistique qui comprend une aussi courte période; il le serait beaucoup moins d'épiloguer sur un relevé qui comprendrait plusieurs années, et dont les résultats, j'en suis convaincu, ne différeraient que par un aspect plus imposant de ceux qui précèdent.

Le célibat rend le *suicide* plus fréquent. Sur 4,595 suicidés, le docteur Brierre de Boismont a compté 2,080 célibataires, 1,644 mariés et 560 veufs. Malgré l'importance du total sur lequel mon confrère a basé ses calculs, je crois qu'il est tombé, comme il arrive parfois, sur une série particulière : ce qui m'inspire cette opinion, c'est le chiffre extrêmement restreint de veufs figurant dans cette statistique, alors que les veufs forment, au contraire, le contingent le plus important de ceux qui quittent volontairement la vie. Je crois bien plus exacts les chiffres donnés par M. Bertillon : pour 100 suicides d'hommes mariés, 111,4 suicides de célibataires, 256 de veufs; sur 100 suicidés, 65 ont des enfants. Quoi qu'il en soit, il est hors de doute que le célibat pousse au suicide, ou du moins que les célibataires y arrivent plus facilement que les gens mariés, parce qu'ils ne sont pas retenus à la vie par l'affection d'une compagne et que, ne pouvant partager avec personne leurs pensées intimes et leurs chagrins secrets, ils souffrent plus cruellement des tribulations de l'existence. Quant au veuvage, il a pour devise : *Lasciate ogni speranza!* Rien d'étonnant à ce qu'après avoir connu les joies du mariage et être revenu malgré soi aux misères du célibat, on trouve dans la mort un suprême refuge.

La *folie,* enfin, est, en moyenne, deux fois plus fréquente chez les célibataires que chez les gens mariés. Toutefois, dans cette appréciation de la fréquence relative de l'aliénation mentale, il faut tenir compte du grand nombre d'individus qui, faibles d'esprit ou véritablement fous avant l'âge de la nubilité, ont été écartés du mariage par leur maladie cérébrale : il est évident, par exemple, que l'idiotie et le crétinisme, qui se développent toujours dès le jeune âge, ne sauraient être mis à la charge du célibat. C'est en ayant égard à ces considérations qu'on a établi pour la folie, entre les célibataires et les époux, la proportion de 2 contre 1, qui sans cela serait plus élevée.

Ainsi, tendance plus grande à la criminalité, au suicide, à la folie : voilà les nouveaux méfaits dont nous devons charger le célibat, en plus de ceux que nous lui avons attribués, chemin faisant, dans le précédent chapitre. Aussi était-il regardé, chez les Hébreux, non seulement comme une honte, mais comme un motif de prolongation du service militaire, d'incapacité politique : sanction sévère dont beaucoup de bons esprits désirent le rétablissement à notre époque.

Saint Paul, au contraire, tout en nommant le mariage « le grand sacrement, » s'exprime ainsi : « Je crois qu'il est avantageux à l'homme de ne se point marier. Êtes-vous lié à une femme ? Ne cherchez point à vous délier. N'êtes-vous point lié à une femme ? Ne cherchez point de femme. Si vous épousez une femme, vous ne péchez pas; et si une fille se marie, elle ne pèche pas davantage ; mais ces personnes sentiront dans la chair des afflictions et des maux. » Encore l'apôtre des Gentils se montre-t-il passablement débonnaire : il ne nous interdit pas le mariage, il nous avertit seulement « des afflictions et des maux » qui nous attendent. Le concile de Trente, bien plus affirmatif, déclare ceci : « Si quelqu'un dit que l'état de mariage doit être préféré à celui de la virginité et du célibat, et que ce n'est pas quelque chose de meilleur et de plus heureux de demeurer dans la virginité et le célibat que de se marier, qu'il soit anathème. » Voilà l'infamie que 250 individus, parce qu'ils étaient habillés de rouge et de violet, et soi-disant inspirés par l'Esprit divin, ont sérieusement proclamée : excommunication, anathème, contre celui qui prêchera l'union légitime de l'homme et de la femme, contre celui qui désobéira à ces chapons enjuponnés pour qui le concubinat est sans doute le comble du bonheur. Combien est plus conforme à la dignité et aux besoins physiques de l'homme, la fameuse déclaration de Luther : « Comme il ne dépend pas de moi que je ne sois pas homme, il ne dépend pas plus de moi que je sois sans femme ; et de même comme il n'est pas en votre pouvoir que vous ne soyez pas femme, il n'est pas non plus en votre pouvoir que vous soyez sans homme... La parole que Dieu a dite dès le commencement du monde : « Crois- « sez et multipliez », n'est pas simplement un précepte, c'est quelque chose de plus ; c'est une action toute divine qu'il n'est pas en notre pouvoir d'empêcher ou d'admettre... Que si quelqu'un veut s'opposer à cet ordre de Dieu et à cette nécessité de la nature, on ne peut dire les infamies et les impuretés honteuses qu'il est obligé de commettre pour suppléer à ce défaut du mariage. Car, comme je l'ai dit, c'est une nécessité indispensable de la nature, qui ne dépend nullement de la liberté de notre volonté et de notre arbitre. » On ne saurait mieux dire : nécessité charnelle inéluctable, infamies qu'elle impose en dehors du mariage, voilà contre le célibat deux arguments essentiels, dont nous ne manquerons pas de faire notre profit.

Ainsi le christianisme à son berceau, le catholicisme de tout temps, ont glorifié le célibat. Pourquoi ? En apparence, par détachement des choses de ce monde, par mépris de la chair et autres motifs de même acabit, qui au moyen âge ont élevé au rang de devoirs la malpropreté, le défaut d'hygiène, le manque de soins corporels, d'où sont venus les épouvantables ravages causés par les maladies épidémiques, et qui, en plein dix-neuvième siècle, nous ont valu la béatification de Labre le pouilleux. Aujourd'hui, l'Eglise catholique, comprenant son impuissance à éloigner du mariage ses plus fidèles ouailles, a renoncé à ce travail d'Hercule ; mais elle continue à imposer le célibat à ses serviteurs, prêtres et religieux, sous prétexte que c'est un dogme, et que ce qui a semblé bon à quelques douzaines d'évêques doit paraître délicieux aux millions d'hommes qui, le voulant ou non, ont été baptisés. *Sint ut sunt, aut non sint!* Les jésuites n'ont pas le monopole de cette maxime, le Vatican se l'approprie à l'occasion.

Les casuistes n'ont pas manqué pour justifier l'excellence du célibat en général, la nécessité du célibat religieux en particulier. Il est d'abord un argument d'ordre spécial, qui s'applique exclusivement au clergé, et qui est celui-ci : chargé d'enseigner la parole divine, le prêtre ne doit pas avoir les soucis d'un ménage, qui l'empêcheraient de se consacrer à sa mission avec tout le dévouement nécessaire ; comme le bon pasteur, il doit donner tout son amour à ses brebis, et ne pas le partager avec une femme et des enfants ; appelé chaque jour à célébrer le saint sacrifice de la messe, il doit toujours être pur au moment de se présenter à l'autel ; représentant de Dieu sur la terre, il ne doit pas être exposé à la déconsidération qui résulterait de l'infidélité de sa femme, de la mauvaise conduite de ses enfants. A cette série d'arguties on peut répondre en bloc par l'exemple des ministres de toutes les autres religions, et, pour ne parler que de ceux que nous voyons à l'œuvre chaque jour, par l'exemple des pasteurs protestants et des rabbins. En quoi les difficultés de la vie les empêchent-elles d'accomplir leurs devoirs dans toute son étendue, malgré leur maigre rétribution, qui, en général bien inférieure au traitement de tous les évêques et d'un grand nombre de curés, rend leur existence matérielle plus difficile? Les voyez-vous moins bons, moins dévoués, moins charitables envers leurs frères en religion ? Avez-vous appris que leurs ménages soient souvent troublés par des discordes intestines, qu'ils soient abreuvés de chagrins par la dissipation de leur fille, le libertinage ou la fainéantise de leur fils ? La chose est en tout cas bien rare, ce qui est dû à l'exemple et à l'enseignement que femme et enfants reçoivent du chef de famille.

Quant à la pureté que les prêtres doivent avoir en s'approchant de l'autel, elle n'est que trop souvent illusoire, au vu et au su des fidèles eux-mêmes. Mais admettons-en la réalité ; en quoi est-il impur d'obéir à une loi de nature, écrite au début de la Bible, transformée par l'Église en sacrement ? Pourquoi ce qui est permis aux fidèles est-il interdit aux prêtres ? Les ouvrages à l'usage des confesseurs parlent des rapports sexuels, mais pour blâmer seulement ceux qui prennent une position contre nature, « *innaturalis*, » d'où il suit qu'il y a aussi une position conforme à la nature, « *naturalis situs* », dont nous reparlerons à propos de l'hygiène du mariage, et que cet acte naturel n'a en soi rien de blâmable, rien d'impur.

Les défenseurs du célibat, laïque aussi bien que religieux, invoquent en sa faveur une autre raison plus matérielle, plus tangible : la chasteté, disent-ils, est une condition de bonne santé et d'énergie vitale, puisqu'elle économise la liqueur séminale, dont l'évacuation au dehors entraîne, de l'aveu des physiologistes, une perte de forces considérable. L'argument est spécieux, il n'est pas fondé. D'abord, nous l'avons vu, les chiffres répondent brutalement ceci : les célibataires vivent moins longtemps que les gens mariés. On citera sans doute certains prêtres, quelques religieux ou religieuses, qui sont parvenus à une extrême vieillesse ; c'est que tout simplement la vie calme, exempte de soucis, moins active que contemplative, aussi peu ravageuse pour le corps

que pour l'esprit, qu'ils ont menée, était bien faite
pour se prolonger au delà du terme normal ; c'est
aussi ce demi-sommeil perpétuel dont se compose
la méditation religieuse qui permet aux trappistes
de se contenter d'un régime alimentaire, de pain et
de légumes cuits à l'eau, qu'aucun homme ne supporterait quinze jours. Du reste, l'exception ne prévaut pas contre la règle ; et la règle, c'est que l'existence des célibataires est plus courte que celle des
gens mariés.

Qui sait d'ailleurs par quels tourments, par
quelles épreuves passent les malheureux garçons
ou filles, laïques ou religieux, qui, jeunes, à l'âge
où l'aiguillon de la chair se fait vivement sentir,
s'abstiennent de satisfaire l'un des plus impérieux
besoins de l'organisme ? Combien de temps dure
cette lutte d'où l'homme ne sort pas toujours vain-
queur ? Vous vantez les bienfaits de la chasteté
complète, absolue ; en avez-vous jamais envisagé
les dangers, les tristes conséquences physiques et
intellectuelles, bien plus nombreuses, bien autrement réelles que ses prétendus avantages ? Ce sont
d'abord les pertes involontaires de semence, que
les médecins appellent *spermatorrhée*, et qui ont
aussi reçu le nom de *pollutions ;* pertes qui peuvent
avoir lieu par une sorte de flux physique échappant à toute action imaginative, mais qui le plus souvent sont la conséquence de rêves lubriques ; de
sorte qu'au réveil elles laissent au malheureux
prêtre, au séminariste qui y est en proie, un dégoût
de lui-même, qui le fait se précipiter au pied des
autels pour demander à Dieu de lui épargner cette
épreuve. Vaine prière ! Si au début ces émissions
de liquide sont rares, peu graves, et constituent
une sorte de soupape de dégagement qui n'est pas
sans utilité, celui qui y est sujet les voit bientôt augmenter de fréquence ; elles peuvent avoir lieu le
jour comme la nuit, le moindre contact des vête-

ments, le moindre frôlement involontaire, devenant le point de départ d'une excitation non voluptueuse, à peine sentie, mais suffisante pour ouvrir l'écluse. Alors ce n'est plus une fatigue passagère, dissipée en quelques minutes, qui s'ensuit; c'est une véritable maladie, très sérieuse, caractérisée par le cerne des yeux, les troubles digestifs, l'essoufflement facile, l'obscurcissement de la mémoire et de la vue, et surtout des douleurs des reins et un alanguissement général, qui, si l'on n'était prévenu, pourraient faire croire à une maladie de la moelle épinière. Peut-on remédier à ces ardeurs de la chair, et en prévenir les tristes effets ? Nous ne sommes plus au temps où les novices et religieux recouraient à la *minution*, saignée périodique qui, de gré ou de force, atteignait tous les membres de la communauté ; au nénuphar, dont la racine nutritive serait plus apte à exciter qu'à apaiser l'appétit vénérien ; à *l'agnus castus*, qui malgré son nom, est aussi stimulant plutôt que calmant : le café noir et le camphre seraient des antiaphrodisiaques un peu plus sérieux, s'il ne fallait pas, pour en obtenir cet effet, en employer des doses considérables. Mais ceci n'est pas un livre de thérapeutique : qu'il me suffise de dire qu'un célibataire atteint de pareilles pollutions fera bien de prendre des douches froides ou des bains frais, d'éviter les lits trop moelleux, de se livrer à un exercice physique énergique... et de se marier le plus tôt qu'il pourra : ce dernier parti lui fournira une dérivation salutaire et utile au flux jusque-là mal employé.

Un autre danger du célibat, c'est l'habitude des plaisirs solitaires, c'est, pour l'appeler par son nom, la masturbation, qu'on constate surtout dans les collèges et pensionnats, chez les garçons et même les filles encore à l'aube de la puberté, mais qui peut persister à un âge plus avancé, quand, pour une raison quelconque, la continence est absolue.

On a fait des conséquences de cette fâcheuse manie une description si effrayante, qu'elle devrait terrifier et corriger toutes les générations présentes et futures, si son exagération manifeste ne portait à rire plutôt qu'à trembler. A en croire Tissot, par exemple, c'est le point de départ de toutes les maladies imaginables, toutes plus terribles les unes que les autres : cette description est outrée ; mais il est bien certain que, si le mal n'est pas rapidement conjuré, on peut voir successivement paraître les troubles organiques déjà signalés à propos des pollutions nocturnes, y compris l'épuisement général auquel ils aboutissent. Ce n'est cependant pas la quantité de liqueur perdue qui cause cette extrême fatigue, car les jeunes garçons de moins de quinze ans n'en perdent pas, non plus que les jeunes filles de tout âge ; mais l'ébranlement que cause aux nerfs la sensation voluptueuse souvent répétée est la principale origine de cet alanguissement progressif. Aussi les troubles nerveux sont-ils alors très prononcés ; ils ne sont pas seulement de nature physique, comme douleurs, crampes, vertiges, etc., mais aussi intellectuels, comme paresse, irascibilité, mélancolie, dégoût de la vie, hypocondrie. Ce vice est d'autant plus dangereux qu'il est plus facilement satisfait ; tout endroit retiré, toute heure du jour et de la nuit, lui sont propices ; il est absolument gratuit ; de là la difficulté qu'on éprouve à le déraciner. On a proposé, pour le guérir, diverses opérations chirurgicales, qui consistent pour les filles à retrancher une partie des organes intéressés (clitoris et petites lèvres) ; pour les garçons, à traverser le prépuce avec un anneau en or : pareille conduite ne serait rationnelle que si on avait employé en vain tous les moyens de corrections et de récompenses à l'usage des enfants, pour qui une surveillance de tous les instants est encore le meilleur moyen préventif et curatif. Quant aux adultes, ils n'ont que deux remèdes à leur disposition : une ferme volonté de se vaincre et le mariage ; remèdes souverains, dont le second est infiniment plus facile à suivre que le premier, mais doit être employé sans retard, la masturbation invétérée causant un très vif dégoût pour la femme ou une réelle impuissance.

Avec ou sans pollutions involontaires et masturbation, peut exister le *priapisme*, état de tension des organes génitaux de l'homme, avec douleur vive de ces organes, sentiment d'ardeur brûlante, mais sans aucun désir de l'acte vénérien ; dans le *satyriasis*, au contraire, les fonctions génitales propres au sexe masculin sont dans un état d'exaltation morbide, caractérisé par un penchant irrésistible à répéter l'acte vénérien, avec la faculté de l'exercer sans s'épuiser. Ces deux états ne sont pas directement produits par la continence exagérée, mais peuvent l'être indirectement par l'habitude de la masturbation que celle-ci entraîne ; l'abus des cantharides et autres aphrodisiaques est ce qui leur donne le plus souvent naissance ; ils peuvent aussi être provoqués par la présence d'un calcul dans la vessie ou par l'inflammation de ce réservoir ; en tout cas, quand ils existent, ils peuvent conduire à l'*érotomanie*, ou *monomanie génésique*, ou *folie générale*, troubles de l'instinct sexuel qui portent le malade à se livrer à des mots ou à des gestes obscènes, à se préoccuper incessamment de ses organes génitaux, etc., surtout lorsque la tendance au coït qui caractérise le satyriasis est contrariée.

Ces derniers troubles, qui confinent à l'aliénation mentale ou en font partie, sont assez rares chez l'homme ; ils le sont moins chez la femme ; car c'est un fait remarquable que, si celle-ci est moins exposée aux états maladifs qu'engendre la continence absolue, ces états, quand ils se développent chez elle, prennent plus de gravité. La folie géni-

presque forcément l'inobservance de la loi naturelle et du commandement divin.

Pourtant, il faut le reconnaître, les ecclésiastiques de tout rang, les frères et les moines de tout
ordre, les sœurs et les nonnes de toute couleur,
ont un mobile élevé à invoquer en faveur de leur
conduite : s'ils ont renoncé au mariage, c'est, peuvent-ils dire, par esprit de sacrifice, pour instruire,
consoler ou soigner le reste des humains, petits et
grands. Mais le célibataire laïque, volontaire, qui
n'est engagé par aucun vœu, qui aurait pu, qui
peut encore changer sa vie, quelle excuse donnera-
t-il de sa manière d'agir ? Il a les mêmes chances
de maladie, de folie, de suicide, de mort prématurée,
que le célibataire religieux, et, s'il échappe en
général, non toujours, à l'atteinte des perversions
de l'instinct sexuel dont ce dernier est menacé, en
revanche son existence solitaire est complètement
dépourvue de noblesse et d'utilité ; il est ridicule et
égoïste, rien de plus.

« Il n'y a, dit P.-J. Stahl, qu'un état qui soit
plus ridicule que l'état du mariage, c'est le célibat.
Il n'y a qu'un homme qui soit plus ridicule qu'un
mari trompé, c'est un vieux garçon allant chercher
fortune. » Et non moins judicieusement le célèbre
écrivain ajoute (l'esprit n'a jamais gâté le bon
sens) : « C'est très joli la vie de garçon, tant qu'on
a l'âge de se marier, tant qu'on a des cheveux sur la
tête ; mais après !... » Il n'a pas voulu des charges
du ménage ; une femme à nourrir, des enfants à
élever lui ont semblé un fardeau trop lourd ; il s'est
habitué à vivre hors de chez lui, à ne rentrer au
logis qu'aux moments choisis de son plein gré, à
s'en échapper au moindre sentiment d'ennui : c'est
bien tant qu'il est jeune et ingambe. Viennent
l'âge, les douleurs, la susceptibilité au froid, la
goutte, ou simplement la fatigue qui alourdit les
jambes, et voilà notre homme tout d'un coup et

complétement isolé dans l'appartement trop silencieux, que n'égaient ni la conversation d'une compagne instruite, ni les jeux d'enfants aimés ; que ne visitent, de loin en loin, que des amis pressés, ou des pique-assiette et des héritiers dont la sincérité n'est pas la qualité dominante. Il n'a pas voulu épouser une jeune fille de son rang ; il aime sa cuisinière, si l'on peut donner le nom d'amour à semblable rapprochement. Il a estimé le mariage trop coûteux ; il est volé par son domestique. « Je ne crois pas, dit Gustave Droz, aux célibataires heureux ; je ne crois pas au bonheur de tous les êtres qui, par folie ou calcul, se sont soustraits à la meilleure des lois sociales. » Il est malheureux, notre vieux garçon, il est malheureux sur toute la ligne ; et personne ne le plaint, parce qu'ayant vieilli seul dans un coin, n'ayant paru dans sa jeunesse s'intéresser à personne, il est, par un juste retour des choses d'ici-bas, privé des doux témoignages d'une sincère affection ; ses infirmités mêmes semblent risibles, faute d'une compagne qui, ayant avancé en âge avec lui et ayant eu part à ses joies, compatit à ses peines.

Il est, de plus, profondément égoïste. Ducis l'a dit dans un vers à la pauvreté duquel il faut pardonner en faveur de sa bonne intention :

De l'affreux égoisme est né le célibat.

Le célibataire est bâti comme tout autre homme, il a un instinct génésique égal, il le satisfait quand bon lui semble : s'il ne se marie pas, ce n'est pas par manque de besoin sexuel, c'est par amour du changement, libertinage, ou par espoir de trouver dans la femme d'autrui des complaisances qui, croit-il, seront peu coûteuses. Aussi est-il, suivant ses goûts ou ses ressources pécuniaires, le principal appui de la prostitution et de l'adultère ; et comme ce sont ces deux vices sociaux qui engendrent la diminution des naissances légitimes et l'augmentation des naissances illégitimes, il en résulte que le célibataire a la plus grande part dans la dépopulation qui afflige tout bon Français.

Ainsi « l'homme n'est pas fait pour le célibat, et il est bien difficile qu'un état si contraire à la nature n'amène pas quelque désordre public ou caché ». Jean-Jacques, vous avez raison, et votre respect souvent immodéré de cette bonne nature vous a mieux servi dans la circonstance présente qu'à propos de votre horreur pour le vin et les pantoufles. Le célibataire ne se nuit pas seulement à lui-même, il est aussi dangereux pour la société. Celle-ci a-t-elle le droit de se défendre contre ce microbe de larges dimensions, et de chercher à en diminuer l'espèce? On l'a dit, on a proposé diverses pénalités propres à éloigner du célibat les amateurs qu'il est encore temps de ramener au mariage, ou à augmenter les charges de ceux chez qui le mal est trop invétéré pour qu'on ait espoir de le guérir. *Væ soli!* Sus au célibataire! Les uns mettent en avant l'idée d'un impôt, qui, frappant les célibataires de plus de vingt-cinq à trente ans, alimenterait une caisse dont les fonds seraient employés par l'État à élever les enfants illégitimes. Les autres veulent pour les célibataires un accroissement du temps à passer sous les drapeaux. D'autres encore demandent pour eux la privation de l'électorat et de l'éligibilité, quelques-uns même de tous les droits civils et politiques, et réclament l'inscription dans le Code civil d'un article de loi emprunté, paraît-il, aux Hovas : « Tout homme non marié est mineur. »

Cette dernière proposition est véritablement féroce, et n'a aucune chance d'être accueillie; ce serait une violation par trop flagrante de la liberté individuelle. Quant à l'augmentation de la durée du service, elle me semble impossible, si l'on parle de la totalité du temps pendant lequel les hommes sont à la disposition des autorités militaires, puisque ce temps comprend déjà une période de vingt-cinq ans ; elle est inutile à la société, elle grèverait même son budget, si on retient plus de trois années sous les drapeaux des soldats dont l'instruction est terminée. Reste l'impôt dont le principe est juste, puisque celui qui se dispense d'une partie des charges sociales que représentent les défenseurs fournis à l'État doit à celui-ci une compensation, mais dont l'application me paraît impossible. Il y a, en effet, un certain nombre d'individus qui ne doivent pas se marier; qui, dans l'intérêt public comme dans le leur, doivent rester célibataires, et ces individus forment deux catégories. Ce sont d'abord les jeunes gens et les jeunes filles qui, par suite d'une tare héréditaire ou personnelle, sont impropres à l'union conjugale, doivent en être dissuadés; sans empiéter sur le chapitre où nous parlerons de la santé des conjoints et des maladies qui s'opposent au mariage, je demanderai seulement ici qui peut bien avoir avantage à ce qu'un poitrinaire donne naissance à des tuberculeux, à ce qu'une coxalgique soit dans l'impossibilité de mettre au monde le fruit d'une imprudente union. La seconde catégorie est bien moins nombreuse, se composant seulement de ceux qui, à l'âge habituel du mariage, se sentent pris d'un grand désir de voyages, d'explorations, etc., et s'exposent à abandonner leur femme ou à priver l'humanité de découvertes peut-être trèsprécieuses: car madame Dieulafoy ne saurait avoir la prétention de faire école. Eh bien, dans le premier cas, le célibat me paraît indispensable ; dans le second, il est utile : appliquera-t-on alors l'imposition pécuniaire ou toute autre pénalité proposée ? Ce serait bien injuste, d'abord; de plus, qui chargerez-vous, non pas de constater l'état des poumons, du cœur, etc., du célibataire malade, ce soin étant naturellement réservé au médecin, mais d'apprendre à l'intéressé pourquoi la société l'engage à rester célibataire ? Si la maladie est très avancée, le patient comprendra de lui-même ; mais si l'affection, tuberculeuse, par exemple, est à son début, le malade ne se doute pas de la gravité de son état, et personne n'a le droit de l'en avertir, ce serait trop cruel. En somme, je le répète, ce n'est pas par des pénalités légales qu'il faut espérer diminuer le nombre des célibataires ; c'est par une réforme progressive des mœurs, par des conseils et des exemples empruntés à l'hygiène comme à la morale, qu'on arrivera à donner le goût et à faire sentir la nécessité du mariage.

Quant au célibat religieux, je ne crois pas qu'il puisse être directement atteint par la société civile. Supposez qu'un impôt soit établi par la loi sur les célibataires, sans distinction ; cet impôt ne pourra jamais être bien élevé, sous peine de peser trop lourdement sur les gens de situation peu aisée, et ne pas être payé par eux : alors, n'est-il pas hors de doute que les communautés, si riches malgré le vœu de pauvreté de leurs membres, acquitteront facilement, sans sourciller, ce droit fiscal qui ne fera qu'une brèche insensible dans leurs coffres ? que les prêtres recevront des fidèles, par l'intermédiaire des évêques, les sommes nécessaires au paiement de cet impôt ? Pensez-vous que celui-ci produise un ralentissement quelconque dans le recrutement des ecclésiastiques, et par suite dans le nombre des célibataires ? Non, il fera de nouveau crier à la persécution, et voilà tout. Il en est de même du service militaire imposé aux séminaristes.

Les curés, sac au dos ! c'est très joli dans une réunion publique, cela fait très bien dans un article de journal ou dans une réclame électorale ; mais comme résultat, c'est parfaitement nul. Nous venons de voir la première application de cette nouvelle loi : sur 1,900 prêtres futurs que leur âge désignait pour l'appel, et qui se sont présentés, plus de 900, près de la moitié, ont été exemptés ou ajournés; pourquoi? je n'en veux rien savoir; ce que je constate, c'est que l'armée ne gagne pas un millier de soldats; quant à ce que gagnera le mariage, je vous laisse le soin de l'estimer : je crois bien que cela sera fort peu au-dessus de zéro.

Je ne nie pas que les prêtres et les religieux, ne payant pas d'impôts pour la plupart, immobilisant d'immenses richesses, ne rendant que des services contestables à l'État, doivent à celui-ci une compensation quelconque; mais je vois la société désarmée à l'égard des ordres et des ecclésiastiques, ou du moins, je crois qu'elle n'a que deux moyens à sa disposition : l'abolition de la perpétuité des vœux, les facilités accordées aux religieux et religieuses qui veulent sortir du couvent, aux ecclésiastiques qui veulent se marier. Or, si la loi ordonne que les vœux soient temporaires et que le mariage des prêtres soit complètement libre, il est beaucoup plus difficile qu'on ne croit de quitter le froc ou la soutane, on a même vu des officiers de l'état civil, malgré les prescriptions formelles de la loi, refuser de prononcer l'union d'un ancien prêtre avec la femme qu'il avait choisie pour compagne. D'ailleurs, notre routine est telle que nous couvrons encore de mépris celui qui a quitté les ordres pour s'unir en justes noces; les moins aveugles se contentent d'éviter tout rapport avec lui. « *Le prêtre marié* » n'est pas un roman, c'est la fidèle description de la réalité.

Un moyen assurément plus efficace que les précédents serait de retarder l'âge auquel l'ordination et la prise de voile pourraient être permises; notez bien que nous ne ferions ainsi que revenir aux Capitulaires de Charlemagne, qui fixaient cet âge à quarante ans pour les hommes, à trente-deux pour les femmes. Il est probable que, dans ces conditions, le célibat religieux aurait moins d'adeptes ; peut-être même l'Église, menacée de perdre un grand nombre de ses ministres et représentants, arriverait-elle à tolérer le mariage : le remède, sans être infaillible, mériterait d'être essayé.

Mais c'est aux jurisconsultes et aux législateurs qu'il appartient d'établir les droits de l'État vis-à-vis des célibataires, et d'appliquer à ceux-ci, s'il y a lieu, les pénalités qu'une loi équitable fixerait. Le médecin n'a qu'un rôle : montrer l'influence du mariage sur la situation physique et intellectuelle de l'individu, et sur les mouvements démographiques de la société. C'est ce que je me suis efforcé de faire dans les pages précédentes ; si j'y ai réussi, le lecteur qui a bien voulu suivre mon essai de démonstration ne saurait être embarrassé pour répondre à cette question si souvent posée, si diversement résolue : « Doit-on se marier ? » Oui, on doit se marier, parce que le mariage est un devoir social et un bienfait particulier, tandis que le célibat est... tout le contraire : voilà en deux mots le résumé de ces trois premiers chapitres.

Mais cela ne suffit pas. « Le mariage est une science, dit Balzac... De toutes les connaissances humaines, celle du mariage est la moins avancée. » C'est qu'en effet on veut, en général, se donner moins de peine pour chercher une femme que pour acheter une maison : on s'informe minutieusement de l'état de celle-ci, on s'enquiert fort peu de la santé de la jeune fille à marier. Qu'importent la proportion des âges, les antécédents morbides, le degré de parenté même, pourvu que les « convenances » y soient ? Qu'importe la façon dont les époux en usent à l'égard l'un de l'autre, pourvu que les usages soient respectés ? « Si l'amour fait rage, l'argent seul fait mariage » ; et, confiant dans sa bonne étoile, on compte sur le hasard, sans même tenter de mettre de son côté toutes les bonnes chances de réussite ; puis un beau jour, mais trop tard, on s'aperçoit que, pour n'avoir pas su choisir avant la noce, ou pour avoir mal dirigé sa barque ensuite, on a tourné le dos au bonheur.

> A mon avis, l'hymen et ses liens
> Sont les plus grands, ou des maux ou des biens ;
> Point de milieu.....

déclare Voltaire. C'est pourtant ce milieu qu'à défaut du plus grand des biens pourrait être souvent l'hymen, si on voulait mettre en pratique les préceptes qu'enseigne l'hygiène, et que nous allons maintenant passer en revue.

IV

AGE DES CONJOINTS

Je suppose que vous vouliez faire installer chez vous le téléphone. Vous commencerez par vous renseigner sur les services que cet instrument peut vous rendre ; puis vous vous ferez minutieusement expliquer la manière de vous en servir. Il en est de même du mariage : il ne suffit pas de se décider à se marier après s'être rendu compte des avantages que la vie régulière à deux présente sur le célibat ; il faut encore savoir en tirer parti pour le plus grand bonheur des deux conjoints. Le bonheur en ménage est beaucoup moins qu'on le croit une affaire de chance : il est facilement obtenu et conservé par ceux qui veulent bien suivre certaines règles que l'expérience indique ; il n'appartiendra jamais à ceux qui n'en veulent faire qu'à leur tête. Or parmi ces règles, une des plus essentielles à connaître et à mettre en pratique a trait à l'âge absolu et relatif des deux époux : c'est pourquoi nous en parlerons d'abord.

« Se lever tôt et se marier jeune sont deux choses dont on ne se repent jamais », dit Luther. Se lever tôt, je n'y contredis pas : l'avenir est, paraît-il, à ceux qui aiment à voir lever l'aurore. Se marier jeune est plus discutable, en raison de l'élasticité du terme « jeune », que les lois civiles et religieuses, comme les particuliers du reste, entendent de façon si diverse. Commençons par poser en principe que se marier *trop tôt* est aussi dangereux que se marier *trop tard* est imprudent et ridicule : après avoir passé en revue les inconvénients des mariages précoces et des mariages tardifs, nous serons à l'aise pour fixer l'âge que l'hygiène et la médecine montrent le plus favorable à l'union matrimoniale.

D'après le Talmud, « la puberté est fixée pour l'homme à l'âge de treize ans et un jour, et pour la femme à douze ans et un jour ; on avance l'âge lorsque les organes génitaux sont déjà couverts de poils. Dans aucun cas pourtant le garçon ne peut avoir moins de neuf ans et un jour, et la fille moins de huit ans et un jour. » Si de l'enseignement rabbinique nous passons à la législation spartiate ou athénienne, nous faisons un bond considérable : 37 ans à Sparte, 35 ans à Athènes, tel était l'âge légal de l'homme mariable ; les jeunes Lacédémoniennes ne devaient pas avoir moins de 20 ans en se mariant. A Rome la puberté était fixée à 12 ans pour les femmes, à 14 ans pour les hommes ; dans l'Inde, la femme pouvait se marier à 8 ans. On voit combien les législateurs anciens ont varié dans leurs estimations du moment de l'existence où les deux sexes peuvent s'unir sans danger.

Les prescriptions de la loi française n'ont pas non plus été d'une fixité absolue. Un des premiers décrets de la Convention, en date du 25 septembre 1792, fixe à 15 ans pour l'homme, à 13 ans pour la femme, l'âge légal du mariage. Aujourd'hui nous sommes régis par le Code civil, qui dispose que « l'homme avant 18 ans révolus, la femme avant 15 ans révolus, ne peuvent contracter mariage » : ce qui revient à dire qu'ils peuvent légitimement s'unir dès qu'ils ont respectivement atteint 18 et 15 ans.

Or, il n'y a qu'une voix parmi les hygiénistes et les médecins pour déclarer, avec preuves à l'appui, que cet âge *minimum* fixé par la loi est trop bas, et que la santé de ceux qui usent de cette dangereuse libéralité du Code ne tarde pas à en souffrir cruellement. C'est que la grande erreur des législateurs, anciens et modernes, qui ont cru pouvoir abaisser cet âge aux degrés que je viens d'indiquer, a été de déclarer *nubiles*, propres au mariage, des jeunes gens qui ne sont que *pubères* : ils ont confondu deux états successifs de l'évolution physiologique qui devraient être soigneusement distingués.

La *puberté* est essentiellement caractérisée dans les deux sexes par le développement presque subit ou au moins très rapide que prennent les organes qui produisent les éléments reproducteurs : ce développement des organes profonds est accompagné de quelques phénomènes apparents à l'extérieur qui le rendent manifeste. Ainsi, en même temps que l'ovaire, qui recèle l'élément féminin de la fécondation, grossit et sort de la torpeur dans laquelle il était plongé jusque-là, les hanches de la jeune fille s'arrondissent, sa poitrine prend de l'ampleur, l'éminence connue sous le nom de mont de Vénus se dessine et se couvre de poils qui, d'abord courts et rares, s'allongent et se frisent; alors commence la ponte périodique qui se répétera chaque mois jusqu'à l'âge de retour, et qui se traduit par un flux de sang durant plusieurs jours; alors aussi se fait, en général, un changement appréciable dans les idées et le caractère de celle qui « devient femme. » De même, chez les garçons, l'organe producteur de l'élément masculin, le testicule, acquiert plus de volume et de consistance et commence à sécréter un liquide qui est un sperme incomplet; les enveloppes de cet organe deviennent brunâtres, le gland prend une sensibilité particulière, les poils apparaissent. En même temps le cou devient plus gros, surtout chez les garçons, où la mue de la voix est plus prononcée : après avoir été enrouée, rauque, sourde, pendant la mue, par suite de la congestion qui accompagne le développement des cordes vocales et du larynx entier, la voix, semblable dans les deux sexes jusque-là, baisse d'une octave chez les garçons, de deux tons seulement chez les filles.

La *nubilité* est caractérisée non seulement par la terminaison du développement normal de l'ovaire et du testicule, mais encore par l'accroissement complet et régulier des autres organes nécessaires à la reproduction d'enfants bien constitués. Ainsi, chez la femme, les mamelles qui doivent fournir le lait propre à nourrir l'enfant, prennent la structure glandulaire en rapport avec la fonction nouvelle qu'elles peuvent avoir à remplir; la matrice, qui contiendra le fœtus, le bassin, aux dépens duquel la matrice s'étendra en tous sens, le vagin, qui donnera passage à l'enfant, se développent au degré voulu. L'homme, de son côté, voit son sperme commencer à contenir les éléments dits spermatozoïdes, sans lesquels ce liquide n'est pas fécondant; de plus, il prend la vigueur générale et l'énergie génitale en l'absence desquelles il ne peut créer que des avortons.

Ainsi la *puberté* n'est que l'apparition de la faculté procréatrice, la possibilité de reproduction : elle apparaît, en France, de 14 à 16 ou 17 ans chez les garçons, de 12 à 14 ou 15 chez les filles, suivant qu'on considère les départements du nord ou du midi. La *nubilité* seule indique que cette reproduction peut se faire dans de bonnes conditions, pour les procréateurs aussi bien que pour le produit de leur rapprochement. Elle n'est complète chez la femme que de 18 à 22 ans, chez l'homme de 24 à 26 ans ; il y a une différence de un à trois ans entre les habitants des contrées septentrionales de la France et ceux du midi.

Le droit français a donc tort de permettre le mariage à ceux ou celles qui sont simplement pubères et non encore nubiles. Heureusement, dans ce cas particulier, l'usage se montre en général un peu plus prudent que la loi. La plus grande probabilité du mariage est, en effet, pour les garçons, de 20 à 30 ans en Angleterre, de 25 à 35 ans en France, en Italie, en Belgique. Pour nous en tenir à notre seul pays, nous trouvons que l'homme se marie en France, en moyenne, à 30 ans et demi ; la femme, à 26 ans. De plus, la statistique montre qu'on se marie plus tard dans les villes qu'à la campagne, et que nulle part le mariage n'est aussi tardif que dans le département de la Seine, autrement dit à Paris : tandis que l'âge moyen du mariage est de 30 ans et 2 mois pour l'homme, de 25 ans et 11 mois pour la femme, à la campagne, il est de 31 ans et de 26 ans et 7 mois dans les villes, de 31 ans et 10 mois et de 27 ans et 1 mois à Paris ; grande différence avec le siècle dernier, où l'on se mariait à Paris vers 29 et 24 ans !

L'hygiène et la saine raison s'accordent à indiquer 25 à 30 ans comme l'âge *le plus favorable* au mariage pour l'homme, 20 à 22 ans pour la femme. Si le législateur croit devoir abaisser l'âge *minimum* auquel on pourra légalement se marier, au moins que ce ne soit pas au-dessous de 18 ans pour les filles, de 22 ans pour les garçons. Car, au-dessous de cet âge, quelle est, je vous prie, l'expérience du jeune homme, quel est le degré de sa raison, quelle autorité morale a-t-il pour guider une femme et élever des enfants, quelle certitude du lendemain a-t-il à leur offrir? Comment! Le garçon de 18 ans n'a aucun droit politique, il n'est pas électeur, encore moins éligible ; il n'est pas encore reconnu apte à faire un bon soldat, puisque l'autorité mili-

taire ne l'appelle pas sous les drapeaux ; il est civilement incapable, puisque, sauf le cas exceptionnel
d'émancipation anticipée, il n'est pas propriétaire
et ne peut faire de donations ; en un mot, il est
mineur à tous les points de vue, et cette loi, qui lui
interdit toute intervention dans les affaires publiques, lui accorde la lourde responsabilité de chef
de famille! Voilà un défaut de logique qui suffirait
à faire reviser cette disposition du Code civil. Les
auteurs de celui-ci ont, en outre, fait montre d'une
ignorance complète des règles qui président au
développement du corps humain. S'ils avaient pris
la peine de se renseigner auprès du premier médecin venu, ils auraient appris que ce développement
n'est complètement atteint chez l'homme qu'aux
environs de 25 ans, et que par suite il est doublement mauvais de l'autoriser, de l'engager même à
se marier avant cette époque. C'est mauvais pour
lui-même, parce qu'en lui donnant une jeune femme
dont il dispose trop librement, on le pousse à des
excès répétés chaque jour, dont il n'est pas en âge
de comprendre le danger, et qui l'épuisent jusqu'au
jour où, toussant, crachant, ne digérant pas, etc.,
il s'en va, parfois trop tard, trouver un médecin qui
ne pense pas toujours à la possibilité de cette cause
de maladie ; c'est mauvais pour les enfants de ce
trop jeune père, qui, n'ayant pas des facultés géné-
ratrices complètes, n'ayant pas fini de se former,
ne peut engendrer que des rejetons débiles, prédisposés aux maladies constitutionnelles et souvent
moins bien doués intellectuellement que des enfants
nés dans de meilleures conditions.

Les jeunes femmes aussi peuvent être atteintes
dans leur propre santé et dans celle du fruit de leur
union. Mariées trop tôt, elles sont moins fécondes,
et leurs enfants sont moins viables ; elles restent
souvent stériles pendant les premières années de
leur mariage, et sont sujettes à l'avortement. Si

elles sont fécondées et qu'elles amènent leur grossesse à terme, celle-ci n'en est pas moins laborieuse, pénible, entravée par divers accidents qui, même guéris, laissent après eux une faiblesse profonde dont elles peuvent se sentir jusqu'au terme de leur existence ; l'accouchement lui-même est difficile, et les suites de couches traînent en longueur d'une façon désespérante.

Bref, les *mariages précoces* ont pour les deux époux les plus fâcheux résultats ; et à ceux qui en douteraient encore je citerai les chiffres suivants, empruntés au Dr Bertillon : ils ont une éloquence tout à fait persuasive. « De 18 à 20 ans, le mariage n'est plus un profit, c'est un dommage, un péril énorme pour le jeune homme, lorsque, usant de la loi civile plus que de celle de la nature, il se marie avant sa vingtième année révolue : garçon, sa mortalité n'est que de 14 ; marié, elle s'élève à 100, les jeunes hommes, pour avoir usé de la mauvaise loi autorisant le mariage prématuré, multipliant par 7 leur chance annuelle de mort, et prenant à 19 ans la mortalité des vieillards de 70 ans. Au-dessous de 20 ans, le mariage devient pour les filles une cause de mortalité, à ce point que, de 15 à 20 ans, la mortalité des jeunes filles étant 100, celle des jeunes femmes devient 158 en France et en Belgique, et s'élève à 208 en Hollande. » Que dites-vous de cela, bons parents qui, dès que votre fille atteint 17 ou 18 ans, avez hâte de la marier, en payant au besoin assez cher pour qu'on vous en débarrasse, comme d'un monceau de gravois encombrants ? ou qui, sous prétexte de mettre du plomb dans la tête de votre fils, en faites cadeau à une jeune fille, et agissez à l'égard de tous deux comme s'ils étaient vos ennemis mortels ? Etes-vous persuadés de vos torts ? Je l'espère, ayant dépensé mes dernières cartouches pour vous convaincre.

Mais *est modus in rebus!* Il ne faudrait pas, tombant d'un excès dans un autre, retarder outre mesure l'époque du mariage, ainsi qu'on tend à le faire dans les grandes villes de France, et surtout à Paris, où on se marie de plus en plus tard, comme le montre une statistique citée plus haut. Les *mariages tardifs* ont, comme les précoces, de graves inconvénients, qui peuvent aussi se faire sentir aux trois parties intéressées, le père, la mère et l'enfant. Il est certain que l'homme peut, jusqu'à un âge très avancé, sécréter du sperme, et que ce liquide peut longtemps contenir son élément caractéristique, le spermatozoïde : ainsi, sur 51 vieillards de 60 à 86 ans examinés à ce point de vue par le Dr Duplay, 37 avaient des spermatozoïdes. Mais ceux-ci étaient plus rares qu'à l'état normal chez 14 de ces vieillards ; ils étaient en grande partie dégénérés chez 17 autres. De plus, leur sperme lui-même était moins abondant, moins épais, moins blanc, plus transparent que chez un adulte. On peut donc dire, en thèse générale, qu'à partir de 55 ou 60 ans la déchéance génitale commence pour l'homme, que sa liqueur fécondante change d'aspect et devient plus rare, que les éléments essentiels de cette liqueur perdent de leur vitalité et de leur vertu procréatrice. On dit qu'un homme de 60 ans qui se marie a des chances d'avoir des enfants, et qu'un homme de 70 ans en a toujours. Le dicton est méchant, mais souvent justifié. En tout cas, il est certain que de ce corps déjà usé, du moins au point de vue des fonctions génitales qui ne s'accomplissent normalement que pendant un temps limité, ne peut descendre qu'un enfant malingre, chétif, de constitution délicate, ayant dans son état physique et moral un cachet tout particulier : qui ne connaît ces « enfants de vieux », qui s'en vont le dos rond, le tronc incliné en avant, la tête rentrée dans les épaules, les bras trop longs, les poignets trop gros, les jambes arquées, présentant en un mot les stigmates du rachi-

tisme ou d'un développement imparfait, et, de plus,
manquant de la vivacité, de la gaieté de l'enfance,
comme si dans leur jeune tête roulaient déjà les
graves pensées qui d'ordinaire n'habitent que les
crânes chenus? Vienne une de ces maladies, coque-
luche ou rougeole, auxquelles les enfants n'échappent
guère, mais dont ils se remettent le plus souvent
très bien, et voilà nos « jeunes vieux » gravement
frappés, atteints de complications qui, surtout chez
eux, ne pardonnent pas!

La femme aussi souffre beaucoup de ces mariages
tardifs, et la chose est facile à comprendre. Le produit de la conception se développe aux dépens des
parties voisines, de la matrice qui le renferme, de
la ceinture osseuse dans laquelle la matrice elle-
même est contenue, et qu'on nomme bassin : il faut
donc que ces parties aient une laxité qui leur per-
mette de prendre une capacité plus ou moins grande,
proportionnée au volume progressivement croissant
du fœtus; sans quoi le développement de la matrice,
au lieu de se faire en bas et sur les côtés où il ne
détermine aucune gêne, se produit surtout en haut,
où il apporte un obstacle aux fonctions du cœur et
des poumons, d'où essoufflement et palpitations,
quelquefois temporaires, d'autres fois durables et
irrémédiables. C'est justement ce qui arrive chez
les femmes qui, mariées trop tard, ont leur première
grossesse entre 35 et 40 ans, et plus encore chez
celles dont la quarantaine est alors déjà sonnée.
En outre, leur accouchement est laborieux et douloureux : car l'espèce de filière que suit l'enfant
pour arriver de la matrice à l'extérieur, et qui est
composée de tissus mi-parti charnus, mi-parti osseux,
présente chez les femmes âgées une rigidité, une
inextensibilité telles, que souvent l'accoucheur est
obligé d'intervenir manuellement ou à l'aide d'instruments appropriés, pour aider à la progression
de l'enfant et le tirer de vive force au dehors.

La loi, qui fixe l'âge *minimun* du mariage, devrait-elle établir un âge *maximum?* Elle ne l'a jamais fait, et je crois que l'abstention est plus sage. D'abord il est des hommes qui donnent un éclatant démenti aux faits généraux que nous venons de voir : ils ont conservé à 60 ans toute la vigueur d'un adulte, ils procréent des enfants qu'on croirait issus d'un homme de 30 ans. Ils sont exceptionnels sans doute ; mais il suffit qu'ils existent, et que parmi eux on puisse compter un de Lesseps, pour qu'on hésite à leur imposer l'abstention du mariage et violer à ce point leur liberté individuelle. D'ailleurs ces hommes sont supposés, d'après leur âge, d'une expérience, d'une raison au moins égales à celles des législateurs qui installeraient cette défense dans le Code : tant pis pour ceux qui, se trompant sur leur propre vigueur, et n'ayant pas consulté l'homme de l'art à ce sujet, contractent une union dont ils ne tardent pas à se repentir ; les autres, ceux qui ont conservé jusqu'à l'âge des patriarches la vitalité de ces hommes bénis du Seigneur, ne doivent pas payer pour les imprudents et les fanfarons !

Jusqu'ici nous n'avons parlé que de l'âge absolu des époux ; nous les avons supposés tous deux trop jeunes ou trop vieux. Il est une autre catégorie d'unions que l'hygiène réprouve à l'égal des premières et que les moralistes blâment autant que les médecins : ce sont celles dans lesquelles une jeune fille épouse un vieux mari, ou, ce qui est plus rare, mais peut-être plus honteux encore, les mariages de jeunes gens avec des femmes beaucoup plus âgées qu'eux.

On raconte qu'Agrippa d'Aubigné, huguenot, compagnon d'armes et de plaisirs d'Henri IV, grand-père de madame de Maintenon, s'étant retiré à Genève en 1622, y épousa, à l'âge de 71 ans, une demoiselle très jeune, et que le ministre qui bénit leur union prit pour texte de son allocution ces paroles du Christ : « Seigneur, pardonnez-leur, car ils ne savent ce qu'ils font. » Je m'imagine que ceux qui assistaient à la petite fête comme témoins, et surtout comme acteurs, ont dû prendre un air légèrement ébaubi à l'audition de ce discours d'une inopportunité voulue. Mais aussi qu'allait-il faire dans cette galère, celui que Sainte-Beuve appelle « Juvénal du seizième siècle, âpre, austère, inexorable, esprit vigoureux, admirable caractère, grand citoyen? » Ne se rangent-ils pas volontairement sous la bannière des *prédestinés*, ces vieillards qui, pour assouvir leurs désirs séniles ou faire soigner leurs rhumatismes, achètent une jeune fille à prix d'or, comme on se rend maître d'une esclave dans les pays sauvages? N'est-elle pas à plaindre ou à blâmer, suivant qu'elle se marie de force ou de plein gré, la jeune fille qui contracte une pareille union? Ne sont-ils pas également méprisables, le jeune homme qui, par amour du luxe, consent à épouser une femme vieille par rapport à lui, et cette femme qui, par débauche, pour satisfaire un tardif besoin de luxure, achète un adolescent famélique? Bien souvent la morale est vengée par les infortunes conjugales qui fondent sur ces couples hors nature, et personne n'est tenté de blâmer les délinquants, ni de plaindre les peu intéressantes victimes de cette trahison prévue. Bien souvent aussi la santé de ceux qui concluent ces *mariages disproportionnés* est aussi atteinte que l'estime qu'on leur témoignait. Car le vieillard qui épouse une jeune fille et dont les sens sont artificiellement surexcités à un âge où les facultés génésiques ne sont plus exercées qu'au détriment de l'intégrité des fonctions vitales, telles que digestion, circulation du sang, respiration pulmonaire, ne tarde pas à s'épuiser dans cette lutte amoureuse que les jeunes gens seuls ont le pouvoir de soutenir impunément; de sorte que, sui-

4.

vant l'expression du poète Hardy, rarement aussi bien inspiré,

> On ne se servira que d'un même flambeau
> Pour le conduire au lit et du lit au tombeau.

Ces vers de l'auteur de « *Marianne* » peuvent aussi bien, féminisés, s'appliquer à la vieille femme, qui, ayant épousé un homme à peine arrivé à la virilité, voit sa santé compromise parce qu'elle entretient des désirs qui ne sont plus de son âge, et parce que ces désirs mêmes ne sont pas satisfaits par son jeune mari, qui porte ailleurs l'or pour lequel il l'a épousée.

Et pourtant ils ne sont pas rares, les insensés qui agissent ainsi sans savoir ce qu'ils font ! Si l'on consulte les statistiques, on constate d'abord que la différence entre l'âge des époux, c'est-à-dire le nombre d'années que le mari a en plus, va en diminuant, de sorte que de 15 à 20 ans et de 20 à 25, il y a une différence de 7, puis de 5 années en faveur de l'homme; ensuite 2, 4 de 25 à 30 ans; puis presque que égalité pour les garçons qui épousent des filles de 30 à 35 ans; au delà, l'âge de la femme l'emporte de 2, 4, 7, 8 ans. Au contraire, à mesure que l'époux est plus âgé, la femme est de plus en plus jeune : la différence est de 12 ans si l'homme a de 40 à 50 ans; elle dépasse 20 ans si l'homme a 60 ans et au-dessus. Si l'on considère la ville de Paris en particulier, on trouve que pendant l'année 1880, par exemple, il ne s'est pas trouvé moins de 31 jeunes gens âgés de 21 à 28 ans pour épouser des filles ayant plus de 47 ans, sur lesquelles 5 avaient de 46 à 50 ans, 4 avaient dépassé la cinquantaine; que 14 veufs ayant plus de 40 ans ont épousé autant de filles ayant de 15 à 20 ans; que 28 garçons ayant moins de 28 ans n'ont pas craint d'épouser des veuves ayant dépassé la quarantaine. « Voilà, dit le Dr Bertillon, à qui ces chiffres sont empruntés, des traits de mœurs peu louables sans doute, et à peu près introuvables en Angleterre, ce dont nous félicitons ce pays. »

En résumé, l'âge qu'ont les conjoints au moment de leur union a une grande influence sur leur santé et leur bonheur futurs. Gardons-nous avec une égale prudence des mariages précoces et des mariages tardifs : les premiers sont défavorables aux jeunes époux dont les organes incomplètement formés ne sont pas encore faits pour des rapports sexuels très répétés ni pour l'accomplissement régulier de la fonction de reproduction, et au produit conçu qui vient rarement à terme, ou, s'il y arrive, est peu viable après sa naissance ; les seconds sont aussi nuisibles aux parents, qui n'ont plus la vigueur, l'élasticité organique, sans lesquelles la fécondité est problématique et l'accouchement dangereux, et aux enfants qui, dès le jeune âge, paraissent arrêtés dans leur accroissement, comme si la déchéance de ceux qui les ont engendrés les rendait déjà vieux. C'est à 25 ans pour l'homme, à 20 ans pour la femme, que le développement anatomique du corps est achevé, que les fonctions de tous les organes s'accomplissent normalement, pour déchoir à partir de 55 ans dans le sexe masculin, de 40 ans dans le sexe féminin, au moins pour ce qui concerne les organes de la génération. Il est bien évident que ces chiffres n'ont rien d'absolu, l'achèvement définitif de la croissance se faisant à une époque qui varie un peu avec le climat et avec le tempérament de l'individu lui-même : c'est donc seulement à titre de moyenne que nous avons fixé les périodes de 25 à 30 ans et de 20 à 22 ans comme celles qui conviennent le mieux à la conclusion du mariage, d'accord en cela avec la grande majorité des hygiénistes, obligés de remédier par leurs conseils à l'état incomplet de la législation.

Quant aux mariages dans lesquels les âges des époux sont si disproportionnés que le mobile intéressé ou libertin qui les a fait conclure est hors de doute, la loi ne peut malheureusement les atteindre : contentons-nous d'appeler sur eux la vengeance des dieux infernaux et le mépris des honnêtes gens.

V

SANTÉ DES CONJOINTS

Pour que vous connaissiez le sanscrit, vous pourrez lire ce qui suit dans le *Manava-Dharmasastra*, code civil et religieux qu'on attribue au premier des Manous, le père du genre humain : « Le Dinidja qui peut se marier ne choisira pas sa femme dans une famille malsaine, atteinte d'hémorroïdes, de phtisie, de dyspepsie, d'épilepsie, de lèpre, d'éléphantiasis, même si cette famille est de haut lignage et très riche. » Supprimons la lèpre et l'éléphantiasis, pour ainsi dire inconnus dans nos climats ; faisons nos réserves à propos des hémorroïdes et de la dyspepsie, dont les inconvénients sont rarement assez prononcés pour entrer en ligne de compte quand il s'agit d'union conjugale, d'autant plus que ces incommodités peuvent parfaitement disparaître à l'aide d'un traitement approprié : le reste de la formule de Manou en question est à méditer et à mettre en pratique par tous les candidats au mariage. Le principe général en est excellent et très moral : ne vous laissez pas éblouir par le rang et la fortune de la famille dans laquelle

vous vous proposez d'entrer, si cette famille est
« malsaine », si quelques-uns de ses membres
sont atteints de phtisie ou d'épilepsie, deux maladies que chacun des conjoints doit, en effet, redouter chez l'autre au suprême degré.

La législation de Sparte exigeait aussi des deux
futurs époux une santé irréprochable, interdisait le
mariage à ceux qui étaient disgraciés de la nature,
forçait au contraire à s'unir les couples que les
archontes jugeaient bien doués physiquement.
Cette contrainte exercée par les descendants de
de Lycurgue avait pour but de conserver à Lacédé-
mone une race de guerriers solides, de défenseurs
vigoureux ; il serait bien impossible de la faire
revivre de nos jours. Mais sans aller jusque-là, sans
prendre le maniement des armes comme l'unique
but proposé à nos efforts, on peut dire que, de
toutes les questions afférentes au mariage, celle
de la santé l'emporte sur toutes les autres par
son importance, par la place qu'elle tient dans un
ménage.

Il est bien certain d'abord qu'une bonne santé
contribue puissamment au bonheur, que la maladie
habituelle le rend impossible. M. de Talleyrand
prescrivait à ses subordonnés d'interroger le valet
de chambre du personnage devant lequel ils allaient
paraître sur la manière dont l'intestin de celui-ci
avait fonctionné dans la matinée, et d'ajourner leur
visite si le fonctionnement avait été nul ou insuffisant.
C'est qu'il savait que la constipation, simple malaise
pourtant, peut déjà influer sur la disposition de
l'esprit ; que sera-ce lorsqu'il s'agit d'une véritable
maladie, et surtout d'une affection de longue durée !
Les gens bien portants sont de bonne humeur,
gais, enjoués, toujours prêts à faire des concessions
aux personnes avec lesquelles ils vivent ; les gens
souffrants sont grincheux, revêches, tristes, le plus
souvent mécontents même des soins qu'on leur

donne, parfois agacés, emportés, violents. L'esthétique est intéressée aussi dans la question : une figure ordinaire, à peine agréable, est pour ainsi dire éclairée et embellie par la santé qui y brille ; une figure jolie, mais d'aspect souffreteux, fait peine à voir ; nous ne sommes plus au temps où la pâleur byronienne faisait florès ; un visage frais et rose est plus apprécié que des traits alanguis par la maladie. La belle avance si, avec une forte dot, une jeune fille vous apporte en mariage une extrême faiblesse de constitution, une maladie chronique, une névrose invétérée ! si elle est chloro-anémique ou hystérique, comme celles dont nous parlerons ailleurs (chapitre VIII) ! si son système osseux est formé de telle sorte, son bassin tellement rétréci, que l'accouchement par les voies naturelles sera impossible, et qu'il faudra, suivant les cas, sacrifier la vie de l'enfant en le tuant dans le sein de sa mère, ou pratiquer à celle-ci une opération, dite césarienne, qui, malgré les immenses progrès de la chirurgie contemporaine, comporte encore de grands dangers ! Quel bonheur peut goûter un jeune homme marié dans de telles conditions ? L'argent même, qui trop souvent a été le motif prépondérant de la décision qu'il a prise, il est obligé de l'employer en soins, déplacements, et autres dépenses incessamment causées par la maladie ! Le voilà transformé en garde-malade à un âge où il était en droit de compter sur des plaisirs physiques et des satisfactions morales qui lui sont refusés chez lui, et qu'il n'ira pas chercher ailleurs s'il a la douceur persévérante, la patience à toute épreuve, dont ne doit pas se départir un époux qui aime sa femme ; c'est, au contraire, celle-ci qui est sacrifiée, si le mari, lassé de ce rôle inattendu, fuit le domicile conjugal. Ainsi, dans tous les cas, que l'époux ou l'épouse soit malade, il y a toujours une, et le plus souvent deux victimes.

Ce n'est pas tout. Celui qui était bien portant au moment de l'union peut à son tour tomber malade si l'affection dont l'autre est atteint appartient à la catégorie des maladies contagieuses; car la contagion ne s'exerce jamais avec autant de force qu'entre époux. Une maladie est dite *contagieuse* lorsqu'elle est susceptible de se transmettre d'un individu malade à un individu sain, soit par le contact direct du premier (contagion directe ou immédiate), soit par le contact d'objets à son usage (contagion directe ou médiate). Ainsi la variole se contracte par l'attouchement des pustules, par contact immédiat; on peut gagner le choléra en touchant les vêtements, les objets de literie, les verres, dont s'est servi un cholérique, par contact médiat. Depuis quelques années, les médecins ont singulièrement agrandi le cadre des maladies contagieuses; il s'étend même encore de jour en jour, et le bon public ne manque pas de se moquer de la Faculté, dont les arrêts lui semblent encore plus variables que ceux des ministres et préfets qui se succèdent en France. Cette contradiction pourtant est plus apparente que réelle, elle indique moins l'instabilité des idées que le progrès des découvertes scientifiques. En établissant sur des expériences indiscutables la doctrine de la *panspermie*, d'après laquelle toutes les fermentations et beaucoup de maladies sont dues à des *germes* existant dans l'atmosphère ou dans l'eau et introduits dans les êtres vivants, Pasteur a donné le branle à la recherche des *microbes*, ces infiniment petits par la taille, si terribles par les effets qu'ils engendrent. C'est alors qu'on s'est aperçu que les microbes, êtres organisés qui vivent et se reproduisent, servent de véhicules à la propagation de maladies, et jouent le rôle attribué autrefois à des miasmes hypothétiques et à de prétendus effluves dont l'existence n'avait pu être démontrée par personne; c'est alors qu'on a constaté la présence de ces êtres dans l'air, dans l'eau, à la surface d'une foule d'objets dont nous nous servons journellement, et que la respiration de cet air, l'ingestion de cette eau, l'usage de ces objets, suffisaient à expliquer le caractère épidémique et contagieux de certaines maladies ; c'est alors enfin qu'ayant découvert les microbes caractéristiques de plusieurs maladies qui n'étaient pas jusqu'ici considérées comme contagieuses, on s'est vu obligé de les ranger parmi les affections de cette catégorie.

Ainsi la propagation de la rougeole, de la scarlatine, de la variole, de l'érysipèle, par contact du varioleux, etc., était empiriquement connue bien avant qu'on eût découvert les microbes des fièvres éruptives. Pour d'autres maladies, au contraire, la contagion n'est que de notion récente, même pour le corps médical, dont les membres, aussi incrédules que saint Thomas, ne s'inclinent que devant des preuves palpables. Tel est le cas de la *tuberculose*, cette redoutable maladie que caractérise le développement de granulations d'abord grises et transparentes, puis jaunes et opaques, qui, en se ramollissant, frappent de mort les tissus qui les environnent : ces petits grains ou tubercules peuvent siéger dans tous les points du corps, dans les méninges qui enveloppent le cerveau, dans l'intestin, etc., mais apparaissent de préférence dans les poumons, où la lésion qu'ils provoquent est plus généralement connue sous le nom de *phtisie pulmonaire*. Il y a vingt ans, on ne songeait guère à la contagiosité de la tuberculose ; il y a dix ans, elle n'était pas admise par la majorité des médecins ; aujourd'hui elle n'est niée que par une infime minorité. Pourquoi ? D'abord parce que des crachats de poitrinaires inoculés à des cobayes, ou ingérés par des poules, des chiens et autres animaux domestiques qui les avalaient d'eux-mêmes ou à la nourriture

desquels on les mélangeait expérimentalement, sont
devenus rapidement phtisiques : ces produits contenaient donc un élément capable d'engendrer sur
un individu sain les tubercules du malade dont ils
provenaient. Cet élément n'a pas tardé à être vu et
décrit par les micrographes : c'est un microbe spécial, qui du poumon malade passe au dehors avec
les crachats. Tant que ceux-ci sont humides, les
microbes de la phtisie y restent confinés ; lorsque
les crachats sont desséchés, ils forment des poussières impalpables qui s'élèvent et se répandent
dans l'air, entraînant avec elles les microbes et les
disséminant dans le voisinage.

Ainsi, non seulement on a mis hors de doute le
caractère contagieux de la tuberculose pulmonaire,
mais on a pris le coupable sur le fait, on a pré-
cisé son siège, on a déterminé la façon dont il
voyage ; on a même pu préconiser un bon moyen
de mettre obstacle à ses pérégrinations : c'est d'engager les malades à user d'un crachoir dans lequel
on maintient toujours une couche d'eau, et qu'on
désinfecte avec soin chaque fois qu'on le vide. Ainsi
sont tombées dans l'oubli les suppositions émises
pour expliquer les cas assez fréquemment observés
d'un ménage dans lequel l'un des époux, phtisique,
a communiqué sa maladie à l'autre conjoint : ce
n'est ni par les rapports sexuels, ni par les sueurs,
que l'affection se transmet ; elle n'a pas davantage
pour cause l'excès de fatigue, les refroidissements,
auxquels s'exposent le mari soignant sa femme ou
inversement ; c'est par l'air contenant le microbe,
et ramené par les deux époux pendant toute la durée d'une longue suite de nuits, que la contagion
s'opère. Est-il besoin d'insister sur le grand danger
qu'on court en se mariant avec un de ces tousseurs
habituels, qui se croient ou se disent simplement
enrhumés, et qui en réalité sont déjà tuberculeux ?
Quand la maladie est confirmée, évidente pour les

moins clairvoyants, la chose va de soi : les plus audacieux reculeront devant une pareille union. Mais la phtisie au début passe souvent méconnue, elle n'a pas de signes extérieurs absolument certains, elle demande à être cherchée : de là l'utilité de s'informer des antécédents de la personne en cause, et aussi de la santé de ses parents ; car la phtisie n'est pas seulement contagieuse, elle est héréditaire, transmise des ascendants aux descendants.

Une autre maladie éminemment contagieuse, c'est la *syphilis*. Là il faut un contact direct d'un point écorché de la peau, ou d'une membrane intacte, mais très sensible, comme celles qu'on nomme muqueuses et qui sont en continuité directe avec la peau au niveau des ouvertures naturelles, pour que la contagion ait lieu. Celle-ci se fait le plus ordinairement par un mécanisme spécial, connu de tous, mais peu nous importe. Ce qui rapproche la syphilis de la tuberculose, c'est en premier lieu qu'elle est contagieuse comme celle-ci, et même beaucoup plus sûrement qu'elle ; c'est en second lieu que ses signes ne sont pas toujours aussi évidents qu'un vain peuple pense : son début passe rarement inaperçu, sauf de ceux qui manquent totalement du sens d'observation, même sur eux-mêmes ; en revanche, sa guérison est bien souvent très difficile à affirmer. On sait que l'évolution de cette maladie, quand elle est régulière et complète, comprend trois ordres d'accidents ou symptômes : accident primitif, sous forme d'ulcération superficielle, peu douloureuse, à bords rouges, à base indurée ; accidents secondaires, consistant en diverses éruptions sur la peau et en plaques grisâtres sur les muqueuses ; accidents tertiaires pouvant atteindre tous les organes et caractérisés surtout par la production de petites tumeurs dites gommeuses. Or, tandis que le contact du pus fourni par l'ulcération primitive, des produits divers sécrétés par les éruptions de la pé-

riode secondaire, transmet incontestablement la
syphilis, les malades arrivés à la période tertiaire
ne peuvent plus communiquer celle-ci, et comme
cette dernière période est ordinairement établie,
d'une façon apparente ou latente, au bout de trois
ou quatre ans au plus, les syphilitiques qui ont
atteint et dépassé ce terme sont considérés comme
incapables de transmettre leur mal, même par le
contact le plus direct. Aussi, si l'un d'eux, étant sur
le point de se marier, et ayant le souci très légitime
de ne jamais donner suite à ce projet que s'il se voit
guéri ou du moins dans l'impossibilité de contami-
ner sa femme, va consulter un médecin, celui-ci,
ne trouvant plus chez son client aucun stigmate indiquant qu'il peut encore donner la syphilis, lui
permet de s'unir à celle qu'il aime. Voilà un homme
heureux, qui s'acquitte sans peur et sans reproche
de son devoir de mari. Mais au bout de quelques
jours sa jeune femme lui montre avec inquiétude
un petit bouton écorché et d'aspect bizarre, sa gorge
qui est couverte d'une petite plaque grisâtre, et divers autres signes qui, pour lui, ancien malade, ont
une signification particulière ; ils courent de compagnie chez le même médecin, qui est obligé de reconnaître que ces signes sont bien ceux de la syphilis. Est-il répréhensible, ce médecin, sa conscience
a-t-elle quelque reproche à lui faire ? Non, car ce
n'est pas ainsi que les choses se passent d'habitude ;
il a eu affaire à un cas exceptionnel. Pourtant, dans
un congrès médical qui a eu lieu à Paris dans le
courant de cette année, trois syphiligraphes ont cité
trois cas de syphilis ainsi transmise à leurs femmes
par des maris en apparence complètement guéris et
dont la maladie avait douze et quinze ans de date !
Et dans les trois cas, ces malheureuses femmes
étaient d'une piété, d'une vertu, qui excluaient l'idée
d'un troisième personnage, d'un autre coupable que
le mari. Ceci prouve : 1° qu'en médecine il faut

toujours se défier des exceptions ; 2° que la possibilité de la propagation de la syphilis a une durée dont nous ne connaissons pas encore le terme ; 3° qu'on ne fera jamais trop d'efforts pour réglementer la prostitution, qui empêche l'extinction de ce qu'on a appelé, par erreur je pense, le mal du saint homme Job.

C'est déjà un grand chagrin pour le mari d'avoir ainsi souillé sa femme ; parfois c'est un crime de sa part, lorsqu'il s'est marié malgré les avis du médecin, qui lui annonçait la probabilité de cette contagion. C'est également malheureux pour le produit de la conception : rarement il vient à terme, les fausses couches étant la règle chez les femmes atteintes de syphilis ; s'il naît à terme et viable, il a beaucoup de chances d'être à son tour atteint de la même maladie, celle-ci étant transmise au fœtus soit par les deux parents, soit par le père seul, qui engendre un enfant syphilitique sans même que la mère le soit devenue. Cet enfant naît le plus souvent bien portant et bien constitué : c'est seulement vers deux ou trois mois qu'il commence à présenter de la diarrhée, des plaques rougeâtres en divers points du corps, une apparence chétive, sénile, un aspect ridé de la peau, et autres signes caractéristiques ; ce retard dans l'apparition des symptômes entraîne un retard parallèle et fâcheux dans le traitement, qui souvent est commencé trop tard pour empêcher une terminaison funeste.

Voici deux maladies, tuberculose et syphilis, développées par hérédité : il nous faut donner quelques détails sur cette cause fréquente de maladies ; elle a un intérêt de premier ordre pour les mariés, au point de vue du fruit de leur union surtout.

On connaît la théorie de Darwin sur le *transformisme* et la *sélection*, par lesquels il explique l'évolution des espèces animales et végétales et l'origine de celles qui sont sous nos yeux. Chacune de ces espèces a été primitivement représentée par un type simple, ancestral, qui a disparu tout à fait ou n'a laissé que des restes fossiles. De ces types sont dérivés, par de lentes transformations progressives, les diverses formes spécifiques actuelles, destinées sans doute à disparaître à leur tour comme leurs précurseurs paléontologiques végétaux et animaux. Cette évolution dépend de l'adaptation au milieu ; c'est-à-dire que les conditions de milieu plus ou moins favorables dans lesquelles les espèces de plantes et d'animaux se trouvent placées font que certaines de ces espèces disparaissent plus ou moins complètement, tandis que d'autres prennent naissance ou se multiplient et se substituent aux premières : c'est ce qu'on nomme la *sélection naturelle*.

L'homme, ayant remarqué qu'il lui était possible de créer des races particulières ou d'en assurer la continuité en ne faisant procréer entre eux que les animaux doués de certaines qualités, ou en ne faisant germer que les graines les plus robustes pour avoir des géants, les plus petites pour avoir les nains, etc., a compris dès l'antiquité l'avantage qu'il y aurait pour lui à diriger la reproduction dans un sens déterminé. En transportant les animaux d'un climat dans un autre, en faisant varier la nourriture, l'exercice, le repos, et autres conditions auxquelles ils sont soumis, on a modifié leur taille et leur embonpoint, on leur a donné des aptitudes particulières : ainsi ont été obtenus les chevaux de course, les taureaux de combat, les chiens de chasse, les volailles grasses, les vaches laitières ; ainsi ont été améliorés les œufs de vers à soie ; ainsi a été rendue droite la crête des coqs d'Espagne, jusque-là tombante, etc., etc. On nomme *sélection artificielle* cet art, non pas de créer une espèce nouvelle, ce que l'homme est incapable de faire, mais de modifier pour un but donné une espèce déjà existante, ce qui est déjà bien joli.

Mais il ne suffit pas d'obtenir, grâce à certaines conditions de température, de nourriture, etc., grâce surtout à des croisements patiemment et intelligemment poursuivis, des individus exceptionnellement doués : il faut en conserver la race, il faut leur faire produire des descendants ayant les mêmes qualités. Or le facteur principal de la conservation des caractères acquis par sélection, c'est *l'hérédité*, « phénomène biologique qui fait que, outre le type de l'espèce, les ascendants transmettent aux descendants des particularités d'organisation et d'aptitudes, normales ou morbides, et qui est lié à ce fait que les éléments anatomiques ont la propriété de donner naissance directement à des éléments semblables à eux, ou de déterminer dans leur voisinage la génération d'éléments de même espèce ». (Littré.) On peut être partisan ou adversaire de la théorie de Darwin : ce qu'on ne saurait nier, c'est l'influence considérable que joue l'hérédité sur les qualités du produit de la génération, c'est la lumière que la théorie évolutionniste ou transformiste a jetée sur ce phénomène, autrefois si mystérieux.

Prosper Lucas a montré que l'hérédité peut se manifester de quatre façons différentes :

1° *Hérédité directe :* influence du père ou de la mère, ou des deux à la fois, sur l'enfant ;

2° *Hérédité indirecte :* le type du père ou de la mère n'apparaît pas, mais la ressemblance a lieu avec des collatéraux ;

3° *Hérédité en retour :* un degré est sauté, la ressemblance remonte au grand-père ou à la grand'-mère, quelquefois même plus haut que les grands-parents, à plusieurs générations en arrière : ce retour en arrière est ce qu'on nomme *l'atavisme ;*

4° *Hérédité d'influence :* les conjoints antérieurs

sont représentés dans la nature physique et morale du produit, c'est-à-dire que, si une femme veuve se remarie, il peut arriver que les enfants du second mariage reproduisent les traits et le caractère du premier mari, mort avant la conception.

Les deux premiers modes d'hérédité sont faciles à comprendre et incontestés ; les deux derniers sont plus surprenants, plus difficiles à admettre, et pourtant aussi indiscutables. L'atavisme ou retour en arrière se constate souvent dans l'espèce humaine, où on voit naître des enfants qui ne rappellent en rien leurs père et mère, mais présentent quelque analogie physique ou morale avec un ancêtre ; il n'est pas rare non plus chez les plantes et chez les animaux, où il apparaît lorsqu'on croise deux races distinctes ; ainsi le croisement de races pures de pigeons noirs et blancs donne des produits dont les plumes bleues rappellent le type ancestral. Il en est de même pour l'hérédité d'influence, qui a été aperçue dans l'espèce humaine, où on a vu des femmes remariées au bout de deux ou trois ans de veuvage mettre au monde des enfants ressemblant au premier mari et n'ayant rien du second ; elle a surtout été mise en lumière par le croisement de diverses espèces d'animaux : une jument de pur sang saillie par un étalon vulgaire ou un âne n'est plus apte à mettre au jour, même avec un étalon de pur sang, des produits de pur sang ; les poulains auront quelque chose de l'étalon vulgaire ou du mulet.

L'action de l'hérédité, de quelque façon qu'elle s'exerce, est donc incontestable. Toutefois il est évident que le produit ne représente pas toujours et dans tous leurs détails ses ascendants immédiats ou plus élevés, ce qui tient à ce que l'hérédité a à lutter contre plusieurs forces qui tendent à la contrarier : la dualité des générateurs, qui, en se répétant, a pour tendance de ramener le type primitif ;

la diversité des circonstances de temps et de lieux, d'âge et d'état physique ou moral des parents ; et surtout l'*innéité*, qui, à chaque production, substitue dans le produit de nouvelles aptitudes en bien ou en mal, au physique ou au moral, à celles de l'un ou de l'autre générateur ; c'est l'innéité qui, de temps à autre, fait naître dans une famille un individu doué de dispositions exceptionnelles, bonnes ou mauvaises. Par contre, la transmission héréditaire est quelquefois complète ; elle est ordinairement très appréciable, et porte sur tous les caractères apparents ou cachés.

Pour l'extérieur d'abord, ne trouvons-nous pas entre un enfant et ses parents une ressemblance plus ou moins frappante de la taille, des traits du visage, de l'expression de la physionomie, des gestes, de la démarche? Parfois un seul caractère suffit à distinguer une race, comme le nez des Juifs ou des Bourbons ; ou tous les membres d'une même famille, de l'aïeul au petit-fils, portant sur la figure le même cachet de bonhomie ou de finesse, de fermeté, etc. L'ensemble des facultés intellectuelles et morales, le caractère, l'aptitude au travail, le courage, le sens artistique, etc., présentent aussi une grande analogie d'une génération à l'autre, de même que les vices et la tendance au crime : la débauche n'est-elle pas héréditaire dans la famille des Borgia, la cruauté dans celle des Visconti, le goût des beaux-arts dans celle des Médicis, les qualités militaires dans celle des Condé, l'aptitude aux sciences naturelles dans celle des Jussieu, etc. ? Sans doute, Socrate et Platon, Cromwell et Napoléon, ont été continués par de tristes héritiers, qui n'avaient rien pris des qualités intellectuelles de leurs pères : mais ceux-ci étaient des hommes de génie, qui n'étaient pas assimilables au commun des mortels; et comme on ne fait pas les règles avec les exceptions, l'exemple de ces personnages exceptionnels ne peut infirmer les lois générales de l'hérédité. Faut-il, pour expliquer ces raretés, invoquer la croyance populaire qui veut qu'un homme d'une grande intelligence la tienne de sa mère, et presque jamais de son père ? Je ne le crois pas, et, quoiqu'on puisse citer la mère de Mozart donnant à son fils les premières leçons de musique, les mères de Goethe et de Lamartine douées d'un esprit très supérieur à la moyenne, je pense que la naissance des grands hommes est encore le secret des dieux.

L'hérédité n'est pas moins évidente pour ce qui concerne les particularités anatomiques et physiologiques, c'est-à-dire la structure et le fonctionnement des organes : ainsi la forme générale du crâne, la disposition des dents, la tendance à l'obésité, se perpétuent avec peu de variantes dans une même famille ; il en est de même de la constitution, état de l'organisation des individus, d'où résultent leur degré de force physique, la régularité avec laquelle leurs fonctions s'exécutent, la dose de vitalité dont ils sont doués ; de même aussi du tempérament, qui tient à la prédominance d'action d'un système particulier de l'économie, système nerveux, sanguin, lymphatique, etc. ; de même encore de la durée de l'existence, qui est l'aboutissant des influences précédentes, et qui est plus ou moins longue d'une famille à l'autre, mais souvent à peu près égale chez les ascendants et les descendants.

Enfin l'hérédité morbide est un cas particulier de l'hérédité générale, qui fait que les parents transmettent à leurs enfants certains vices de conformation, tels que le bec-de-lièvre ou le pied-bot ; des états constitutionnels pouvant influencer tous les tissus et tous les liquides du corps, comme la scrofule, le cancer ; ou des troubles localisés à un organe, au cerveau, par exemple, dans la folie et la tendance à l'apoplexie. Ce qui se transmet dans ces divers états, dits *maladies héréditaires*, c'est la constitution intime des humeurs et des solides qui forment les différents organes de l'économie, et par suite l'identité de la marche suivie par les changements morbides dont les organes peuvent devenir le siège : le mécanisme de cette transmission ne diffère donc pas de celui de l'hérédité normale, physiologique, qui, nous l'avons vu, dépend elle-même de ce que les éléments anatomiques ont la propriété d'engendrer les éléments semblables à eux ; et comme l'ovule et le spermatozoïde, par lesquels la mère et le père prennent part à la formation du nouvel être, ne sont en somme que des cellules ou éléments simples, les états particuliers, bons ou mauvais, dont l'ovule et le spermatozoïde sont affectés, se transmettront à toutes les parties qui naîtront par suite du développement de ces cellules, c'est-à-dire à l'enfant.

Est-ce à dire que toute maladie présentée par ce dernier au moment de la naissance résulte d'une influence héréditaire ? Pas le moins du monde : il y a une innéité morbide comme il y a une innéité morale ou constitutionnelle, c'est-à-dire qu'un individu peut être atteint d'une affection locale ou générale qui n'a pas été observée jusque-là chez un membre de la famille, comme il peut avoir une aptitude artistique dont on chercherait vainement la trace chez les ascendants, directs ou collatéraux.

D'autre part, toutes les maladies ne sont pas héréditaires, et, parmi celles qui présentent ce fâcheux caractère, toutes ne le sont pas au même degré. Quelles sont donc les maladies le plus sûrement héréditaires ? Au premier rang je citerai la *tuberculose* et le *cancer*. La *tuberculose*, nous l'avons vu plus haut, atteint principalement les poumons (*phtisie pulmonaire*), quelquefois l'intestin (*carreau*) ou les enveloppes du cerveau (*méningite tuberculeuse*) : or, si l'on englobe sous la même rubrique tous les cas de cette maladie, dont la localisation seule diffère, on trouve qu'elle est héréditaire dans la proportion de 30 à 40 pour 100 : la proportion est à peu près la même pour la *scrofule*, affection constitutionnelle qui par certains côtés se rapproche de la précédente, et peut amener celle-ci ; le *rachitisme*, affection scrofuleuse du système osseux, se transmet aussi par hérédité. Quant au *cancer*, il est héréditaire au moins dans le cinquième des cas, bien que le point du corps où il se développe puisse varier des parents aux enfants. Je n'ai pas à revenir sur l'hérédité de la *syphilis* : il en a été question précédemment.

Le *rhumatisme* et la *goutte* sont légués par les ascendants dans 81 et 33 cas pour 100 ; la *polysarcie*, ou obésité arrivée à un tel degré qu'elle est transformée en véritable maladie, est héréditaire dans les deux tiers des cas. Les enfants héritent aussi de la *gravelle* et des *calculs* urinaires ou hépatiques, ainsi que des maladies du foie en général.

Les maladies du système circulatoire sont également héréditaires : telles sont les *maladies du cœur*, les *hémorroïdes*, la *tendance aux hémorragies* internes (apoplexie cérébrale, crachements de sang) aussi bien qu'externes (saignement de nez).

La plupart des *maladies de peau* le sont aussi, en particulier l'eczéma et l'ichthyose.

Les *maladies nerveuses* se transmettent presque toutes par hérédité. Celle-ci a été constatée dans plus de la moitié des cas de *folie*, quelle que soit d'ailleurs la forme de l'aliénation : cette forme même peut se reproduire dans plusieurs générations successives ; c'est le cas, par exemple, de la manie du suicide. Sur 100 *hystériques*, 30 au moins ont des parents atteints de la même névrose. L'*épilepsie*, la *danse de Saint-Guy*, l'*idiotie*, sont aussi héréditaires.

L'hérédité a une influence incontestable sur le *strabisme* ou action de loucher, la *myopie*, la *cata-*

racte, la *surdité* et la *surdi-mutité*, le *bégaiement*, enfin sur une foule de malformations ou monstruosités, telles que le *bec-de-lièvre* ou division congénitale et permanente de la lèvre supérieure, le *pied-bot* ou déviation du pied en dedans ou en dehors, la *soudure des orteils*, la présence de *doigts surnuméraires*, etc.

Les maladies héréditaires peuvent, en se transmettant aux descendants, prendre une forme autre que celles qu'elles avaient chez les ascendants : ainsi la folie n'existe pas de prime-abord dans une famille ; mais les membres de cette famille ont d'abord des maladies nerveuses, telles qu'épilepsie, hystérie, etc., pendant une ou deux générations, et c'est seulement à la troisième ou quatrième que les troubles nerveux dégénèrent en véritable aliénation mentale.

Plusieurs conclusions pratiques sont à tirer de ce qui précède. En premier lieu, on a proposé toute une série de mesures propres à prévenir chez les enfants l'éclosion des maladies héréditaires dont leurs parents sont atteints, ce qui naturellement consiste à prendre le contre-pied des influences qui ont amené ces maladies chez les ascendants. Une famille a-t-elle, par exemple, la phtisie pour apanage ? La jeune mère ne doit jamais nourrir son nouveau-né, qui sera pourvu d'une bonne nourrice, recevra aussi largement que possible les bienfaits du soleil et de l'air pur, sera de préférence élevé à la campagne. Un enfant est-il prédisposé héréditairement à la scrofule ? Il séjournera à l'air libre, sur les bords de la mer, et aura une nourriture substantielle.

On ne saurait trop insister sur l'utilité de ces précautions, qui souvent seront couronnées de succès. Mais ne serait-il pas préférable d'empêcher cette fâcheuse disposition morbide que certains enfants apportent en naissant, et que, quoi qu'on fasse, on n'est jamais certain d'anéantir définitivement? Il est bien évident que cela vaudrait beaucoup mieux, et que le plus héroïque moyen d'y parvenir serait d'empêcher le mariage des parents malades, auteurs involontaires, mais responsables, des maladies de leurs descendants. Mais comment empêcher ce mariage? La législation chinoise dispose que, si un père donne en mariage sa fille affligée de quelque défaut capital, sans en prévenir l'épouseur, celui-ci a le droit de faire annuler l'acte qui l'a trompé. En France, rien de semblable n'existe, ni ne saurait exister à mon avis : la folie seule est un cas d'interdiction ou d'annulation du mariage, l'aliéné étant civilement incapable; aucune autre tare ne s'oppose à sa conclusion. En Amérique, on a récemment proposé de châtrer les criminels. En France, une mesure aussi... yankee ne supporterait pas la discussion; mais des hommes très sérieux sont d'avis d'interdire le mariage, non seulement aux ivrognes et aux condamnés libérés, et aux enfants des uns et des autres, mais aussi à tous ceux qui sont atteints des maladies chroniques. Ce serait certes un bon moyen d'empêcher les fâcheux effets de l'hérédité, morbide aussi bien que criminelle; mais, je l'ai dit à propos du célibat qu'on a voulu imposer à certains individus, ce moyen est d'une équité douteuse en théorie, il est à coup sûr d'une application difficile ou impossible. Le médecin, seul compétent pour juger de la nature et de la gravité des maladies, est lié par le secret professionnel; il pourra toujours, il devra même répondre par un refus à un magistrat ou à un officier de l'état civil qui lui demanderait un certificat constatant que Monsieur X... est propre au mariage : car s'il le donnait à l'un, et non à l'autre, celui-ci serait trop bien renseigné sur son état, et pourrait intenter au médecin une action judiciaire pour violation du secret médical.

L'interdiction légale du mariage pour cause de

maladie est donc impossible : c'est sur nous-mêmes, sur notre propre sagesse, qu'il faut compter. Nous avons divisé en contagieuses et héréditaires les affections dont la propagation est à craindre, soit d'un des époux à l'autre, soit des parents aux enfants. Or, parmi les premières, les unes sont aiguës, saisissent subitement l'individu et le quittent au bout de quelques jours, de quelques semaines au plus : tels sont l'érysipèle, le choléra, la variole, la scarlatine, l'angine couenneuse, le croup ; ces maladies ne sont pas de notre ressort ; il est évident qu'on ne peut pas prévoir, en se mariant, qu'un jour l'homme ou la femme qu'on épouse aura le choléra ou la variole ; ce sont des accidents comme une entorse ou une fluxion de poitrine, voilà tout. Les autres maladies contagieuses, les maladies chroniques, comme la syphilis et la tuberculose, sont en même temps héréditaires, de sorte que les mêmes armes pourront nous défendre, nous et nos enfants, contre l'invasion des deux sortes d'ennemis. La plus sûre de ces armes nous est fournie par les éleveurs d'animaux et les horticulteurs : c'est la sélection des conjoints basée sur leur état de santé, c'est un croisement intelligent. Nous avons dit que la sélection artificielle est un art merveilleux, qui a ses règles comme l'hygiène, et qui obtient des résultats extraordinaires en choisissant les animaux appelés à procréer entre eux, les graines qu'on y fait germer. Les mêmes règles peuvent être appliquées à l'espèce humaine. Unissez deux tuberculeux, deux lymphatiques, deux constitutions faibles, deux tempéraments nerveux : les produits de ces unions auront des tubercules, des engorgements lymphatiques, une grande débilité générale, des névroses manifestes, et tout cela à un degré bien plus prononcé que chez les générateurs, puisque les effets de l'hérédité se sont accumulés. Mariez, au contraire, une jeune fille parfaitement saine, dont les antécédents personnels et de famille sont indemnes de toute maladie chronique, avec un jeune homme issu de tuberculeux et de cancéreux, et vous verrez l'enfant bénéficier de la vigueur maternelle au point que, s'il est convenablement soigné, l'influence de ses ascendants paternels ne se fera pas sentir, et que, marié à son tour dans de bonnes conditions, il fera souche de gens valides, à l'abri du cancer et des tubercules. C'est ainsi qu'involontairement les familles se perpétuent ; sans quoi les maux héréditaires, allant en augmentant de génération en génération, ne tarderaient pas à étendre leur action délétère de l'individu à la famille et à l'humanité elle-même.

Il s'agit, par conséquent, d'opérer de parti-pris et avec méthode les croisements salutaires qui se font inconsciemment. Veillons à ce que jamais deux individus présentant la même maladie ne s'unissent entre eux, si cette maladie est héréditaire : elle s'aggraverait sûrement chez leurs descendants. Que deux personnes parfaitement bien portantes se marient entre elles, c'est à merveille ; mais on ne saurait demander toujours la perfection. A défaut de cet idéal, contentons-nous de croiser les tempéraments, d'unir une lymphatique avec un nerveux, un rhumatisant avec une scrofuleuse, etc.; cherchons, ce qui vaut encore mieux, à donner un époux exempt de toute affection constitutionnelle à une épouse prédisposée par hérédité à une maladie générale, ou inversement. Si cette maladie est seulement en puissance, si elle n'est pas éclose ou si elle l'est à peine, nous pouvons ainsi, et par nos bons soins, remettre la santé de celui des conjoints qui est malade, et nous avons bien des chances de préserver celle de nos enfants. Mais si forts que nous soyons ou que nous nous croyions, n'épousons jamais une personne manifestement et sérieusement atteinte d'une de ces maladies de poitrine, du cœur, du système nerveux, qui ne sauraient se guérir ni épargner les enfants futurs. Ne comptez pas d'ailleurs sur le médecin de la personne que vous vous proposez d'épouser pour vous renseigner sur la santé de celle-ci : j'espère pour l'honneur de ce médecin qu'il vous refuserait toute espèce de renseignements, en bien comme en mal, le secret professionnel le liant vis-à-vis des familles autant que par rapport à la société. C'est au futur, c'est aux parents de la future qu'il appartient de faire, dans l'entourage, une enquête discrète sur la santé, non-seulement des fiancés, mais encore de leurs parents, directs et collatéraux. Je n'ai pas à chercher la valeur qu'il faut attribuer à ces renseignements : c'est affaire de tact de la part de l'enquêteur. Qu'il me suffise de résumer ce chapitre en rappelant au lecteur que la santé des deux conjoints a une importance telle qu'elle doit toujours être prise en plus sérieuse considération que la fortune et la position sociale ; qu'il trouvera plus haut la liste des maladies dont la transmission certaine par hérédité doit le faire réfléchir, tant au point de vue de son propre bonheur que de l'avenir de ses enfants ; enfin que le moment est venu d'appliquer à l'espèce humaine l'attention et les soins qu'on donne aux plantes et aux animaux quand on veut obtenir des produits satisfaisants.

VI

MARIAGES CONSANGUINS

Législation française concernant la consanguinité. — Usages anciens et modernes. — Doctrine canonique. — Expériences sur les plantes et les animaux. — Observations contradictoires dans l'espèce humaine. — Difficultés de séparer l'hérédité de la consanguinité. — Conclusions.

Les conditions d'âge et de santé, absolues et relatives, des deux époux, ne sont pas les seules qui doivent attirer l'attention de ceux qui songent au mariage. Pour un certain nombre d'hygiénistes et de moralistes, la consanguinité serait un obstacle insurmontable à l'union matrimoniale; cette opinion, si exclusive qu'elle soit, mérite du moins d'être discutée.

Un mariage consanguin est celui qui a lieu entre individus provenant des mêmes parents, comme oncle et nièce, tante et neveu, ou de parents très proches, comme cousins germains et issus de germains. Aux termes des articles 161 à 164 du Code civil, le mariage est prohibé, sauf les dispenses autorisées par la loi, en ligne directe entre tous les ascendants et descendants, et en ligne collatérale entre les frères et sœurs, légitimes ou naturels: c'est à ces unions réprouvées par la morale comme par l'hygiène qu'on donne, lorsqu'elles sont irrégulièrement conclues, le nom d'*incestes*.

On remarquera que parmi les mariages interdits

par le Code, ne figurent pas ceux qui peuvent avoir lieu entre beaux-frères et belles-sœurs. C'est que depuis 1832 ils sont parfaitement permis, et à juste titre ; car ces unions, se faisant entre individus qui ne sont nullement parents au vrai sens du mot, sont très naturelles, louables même, puisque ceux qui les contractent se connaissent depuis un certain temps, ont pu s'apprécier, et s'associent en connaissance de cause ; aussi atteignent-elles la proportion de 3,55 sur 1,000 mariages quelconques, et cette proportion va-t-elle en augmentant, depuis qu'a été levée l'injuste interdiction qui pesait sur elles. Elles ne peuvent compter, du reste, parmi les mariages consanguins.

Ceux-ci sont en France, année moyenne, au nombre très respectable de 13,1 sur 1,000 mariages ; sur 1,000 de ces mariages consanguins, 14 sont conclus entre neveux et tantes, 51 entre oncles et nièces, 935 entre cousins germains. En Angleterre, sur 1,000 mariages, 35 se font entre cousins germains dans les classes moyennes de la société, 45 dans l'aristocratie ; on en compte 15 à 20 (toujours pour 1.000) à Londres, 20 dans les autres grandes villes, 25 dans les campagnes.

Telle est la législation française, tels sont les usages de France et d'Angleterre, touchant les mariages consanguins. On voit qu'ils ont exceptionnellement lieu entre neveux et tantes, très rarement entre oncles et nièces, et que l'immense majorité sont ceux de cousins germains ; ce sont donc ces derniers que nous aurons surtout en vue dans ce qui va suivre. Nous avons à nous demander s'ils offrent les dangers qu'on leur a imputés, et, dans le cas où ces dangers existent, de quelle nature ils sont, dans quelle mesure ils se manifestent. Les avis ont tellement varié à ce sujet qu'il est actuellement encore bien difficile de se faire une opinion définitive : nous appellerons donc à notre aide, non seulement les observations concernant l'espèce humaine, mais encore les résultats comparés des recherches botaniques et zoologiques, et même l'histoire de la question.

Les Perses, les Mèdes, les Indiens, les Éthiopiens, s'unissaient à leurs mères, filles et petites-filles, dans une très forte proportion, sans que personne, prêtre, magistrat, société, y trouvât à redire. Bien mieux, les Perses accordaient une considération toute spéciale aux enfants nés de l'union d'une mère avec son fils, union que les mages surtout, qui joignaient le prestige de la science au caractère religieux, mettaient en pratique.

A Athènes et à Sparte, les unions de cette sorte étaient beaucoup moins fréquentes. Elles étaient sévèrement interdites chez les Romains, qui élargissaient beaucoup plus que nous le cercle de leurs défenses; ainsi le mariage de l'oncle avec la nièce était regardé et puni comme inceste; les mariages entre cousins, après avoir été défendus, puis permis, furent de nouveau prohibés sous peine de mort.

« Maudit soit celui qui dort avec sa sœur, avec la fille de son père ou de sa mère, dit Moïse dans le *Lévitique*. Qu'on les tue devant le peuple. » Sans être aussi sévère à l'égard des unions entre oncles et nièces, entre neveux et tantes, le législateur des Hébreux les défend formellement.

Les Arabes épousaient leurs mères jusqu'à Mahomet. Mais le Prophète interdit de pareils mariages, et bien d'autres encore, dans le Coran. « N'épousez pas lés femmes qui ont été les épouses de vos pères; c'est un crime. Il ne vous est pas permis d'épouser vos mères, vos filles, vos sœurs, vos tantes, vos nièces, vos sœurs de lait, vos grand'mères, et les filles des femmes dont vous avez la garde, à moins que vous n'ayez pas cohabité avec leurs mères. » Et pourtant l'historien anglais Gibbon, dans son *Histoire de la décadence et de la chute de l'empire romain,* met la phrase suivante dans la bouche de Mahomet, faisant allusion à sa fille Fatime : *Quando subit mihi desiderium Paradisi, osculor eam et ingero linguam meam in os ejus.* Voilà de bien tendres caresses d'un père à une fille qu'il ne devait pas épouser !

Les aborigènes du Pérou, du Brésil, de Californie, semblent avoir prêté peu d'attention aux mariages consanguins. Au contraire, les unions entre parents rapprochés étaient interdites et sévèrement punies chez les naturels du Mexique, de Haïti et surtout d'Australie. La législation chinoise défend tout mariage entre personnes pouvant avoir un lien de parenté quelconque, si éloignée que soit celle-ci ; il en est de même en Turquie, chose assez surprenante chez des peuples qui, pratiquant la polygamie, ne paraissent pas avoir une morale bien farouche !

L'Église catholique a un peu varié dans ses décisions concernant les mariages consanguins, mais en général s'est montrée sévère à leur égard. Le concile de Tolède de 531 (que de conciles dans cette ville !) les défendit absolument, quel que soit le degré de parenté des époux. Les autres conciles du sixième siècle, à Clermont, Orléans, Tours, Auxerre, moins rigoureux, les permirent jusqu'aux cousins au premier degré. Le pape saint Grégoire le Grand interdit le mariage entre parents à la seconde génération, entendant par là les cousins germains, et les permit aux fidèles à la troisième et quatrième génération. Je vous fais grâce des décisions prises par les conciles suivants, qui tantôt interdisent les mariages au troisième degré de parenté seulement, tantôt les défendent jusqu'au quatrième degré, et même jusqu'au septième. Aujourd'hui la doctrine canonique qui régit ceux qui veulent bien s'y soumettre, admet tous les mariages consanguins que le Code permet ; toutefois, les oncles et nièces, neveux et tantes, cousins et cousines au quatrième degré, qui veulent s'unir, doivent se munir d'une dispense

de la cour de Rome, laquelle s'obtient très facilement... moyennant finances.

De cette courte revue d'histoire résulte cette impression générale que les mariages entre parents
très rapprochés n'ont été permis et usités que chez
les peuples barbares, et qu'ils sont devenus de plus
en plus rares chez les nations dont la civilisation
était plus avancée. Mais que leurs adversaires ne se
hâtent pas de triompher de cet argument. On peut
leur répondre que les préoccupations d'hygiène, le
souci de conserver intacte la santé des enfants, sur
lesquels ils s'appuient pour condamner la consanguinité des parents, tenaient peu de place dans l'esprit des législateurs civils et religieux des temps
passés; car Mahomet défend d'épouser sa sœur de
lait, l'Église catholique primitive interdisait le mariage avec une parente par alliance et avec une pu-
pille ou une filleule, ce qui évidemment n'a pas de
rapports avec la consanguinité proprement dite,
avec la fâcheuse influence d'un même sang coulant
dans les veines du mari et de la femme. Dans ce cas
particulier, Moïse, Mahomet et leurs successeurs,
avaient plutôt la morale en vue que la médecine:
ce qu'ils voulaient écarter, c'est une trop grande
promiscuité entre personnes abritées sous le même
toit, et le relâchement des mœurs qui en résultait.
Quant à l'influence qu'on attribue à l'extrême liberté
des unions entre parents sur l'abâtardissement des
Mèdes et des Perses, il faut avouer que celui-ci peut
être imputé avec plus de raison au luxe, au genre
de vie, aux habitudes honteuses dont ces peuples
étaient coutumiers.

Somme toute, nous ne trouvons pas dans l'histoire
d'arguments bien décisifs ni pour ni contre les mariages consanguins. Serons-nous plus heureux avec
la physiologie comparée des plantes et des animaux? C'est ce que nous allons voir. Une observation célèbre consiste à chercher ce que sont les

graines résultant de la fécondation d'un pistil par
le pollen des étamines de la même fleur, des étamines d'une autre fleur de la même plante, des
étamines d'une fleur d'une autre plante : il paraît que la fécondité est plus grande et les produits
de la germination meilleurs dans le troisième cas
que dans les deux premiers, qui peuvent être comparés l'un à l'inceste, l'autre au mariage consanguin. Voilà pour la botanique.

Si nous passons à la zoologie, nous trouvons que
les expériences, beaucoup plus nombreuses et variées, sont contradictoires. Pourtant un fait général
s'en dégage : c'est que, dans l'élevage des animaux
domestiques, l'alliance des individus provenant de
mêmes parents est un puissant moyen pour fixer et
perpétuer dans des sous-races certains caractères
que l'on recherche. C'est de cette façon, par la répétition d'accouplements consanguins, d'incestes
même, que Blackwell, les frères Colling, et autres
éleveurs, ont obtenu les races bovines de Durham
et de New-Leicester, les races ovines à laine longue
et fine comme celle de New-Kent, les races porcines
monstrueusement graisseuses, les pigeons à plumage frisé, etc. Ainsi le *croisement en dedans*,
comme on appelle l'union des animaux consanguins,
est très propre à conserver dans leurs descendants
un caractère d'ordre déterminé ; mais il doit être
employé en pleine connaissance de ce qu'on veut
produire, subordonné à une parfaite sélection, sans
quoi il tend à détériorer les races, en élevant l'hérédité à sa plus haute puissance, comme nous le
dirons plus loin. Produit-il l'affaiblissement de
ces races, et plus tard leur disparition, par suite
de la tuberculose et de la stérilité dont sont frappés
leurs représentants, ainsi que l'affirment les adversaires de la consanguinité? Ce n'est pas prouvé : si
on a vu des troupeaux de bœufs et des races de
porc, magnifiques pendant plusieurs années, tendre

à s'éteindre si on ne les avait révivifiés par des croisements avec d'autres races, on cite des exemples de superbes moutons ou taureaux qui résultaient d'accouplements consanguins poursuivis pendant plusieurs générations. Ceux-ci sont-ils la véritable cause de l'albinisme qu'on leur a également attribué ? C'est douteux : peut-être cette sorte de déchéance est-elle due aux mauvaises conditions d'hygiène dans lesquelles étaient placés les animaux qui l'ont présenté, tout autant qu'à la parenté rapprochée de leurs ascendants.

Les expériences sur les animaux domestiques, qu'il est cependant facile de diversifier et de suivre de près, n'ont donc pas donné de résultats positifs ; le seul certain, dont nous aurons à faire notre profit, c'est la possibilité d'une fixation dans les produits d'une qualité particulière des générateurs, fixation qui est due à l'hérédité. Passons donc aux observations faites sur l'homme. Il semble qu'ici les faits ont dû être étudiés avec un soin tout particulier, et que les statistiques doivent suffire à nous donner la solution du problème ; il n'en est rien, parce que les faits et les chiffres ont été recueillis avec un évident parti-pris de part et d'autre.

Les principaux dangers qui ont été attribués aux mariages consanguins sont : du côté des parents, la stérilité, le retard dans la conception, l'avortement ; — du côté des enfants, diverses monstruosités, l'imperfection de la constitution physique et morale, la paralysie, la surdi-mutité, l'idiotie, l'imbécillité, l'épilepsie, la scrofule, la tuberculose, enfin la mort en bas âge. Le Dr Rilliet, l'auteur de cette effrayante liste, qui exerçait la médecine des enfants à Genève, où les mariages consanguins sont fréquents, veut bien reconnaître que tous les produits d'une de ces unions peuvent échapper à ces fâcheux aléas, que dans une même famille quelques enfants peuvent être épargnés, et que ceux qui sont frappés ne le sont pas tous de la même manière : voilà qui restreint singulièrement, à ce qu'il me semble, la certitude de l'influence néfaste de la consanguinité.

Devay rapporte que, sur 82 mariages entre cousins germains ou issus de germains, et 4 entre oncles et nièces, 22 ont été stériles, dont 16 sans aucune trace de conception, et les 6 autres par suite d'avortements très précoces ; mais peut-on vraiment tirer une conclusion de cette statistique, qui, sur un si petit nombre de cas observés, constate seulement 25 pour 100 de fausses couches ? C'est le même auteur qui attribue au défaut de renouvellement du sang, résultant de mariages consanguins continués de génération en génération, l'abâtardissement progressif et l'extinction des grandes familles de l'aristocratie, alliées entre elles depuis longtemps ; pourtant la noblesse anglaise ne compte pas moins, nous l'avons dit, de 45 mariages consanguins sur 1,000, et malgré cela je n'ai pas entendu dire qu'elle fût en voie de dégénération et de disparition.

Ménière, célèbre médecin auriste qui a donné son nom à une des plus fâcheuses maladies de l'ouïe, attribue un quart des cas de surdi-mutité aux mariages consanguins. Un médecin des États-Unis avait trouvé que, dans un tiers des cas, les mariages entre cousins germains avaient donné naissance à des sourds-muets, à des aveugles, à des idiots ; mais une autre statistique, dressée plus récemment dans le même pays, n'indique plus qu'un vingtième de ces malheureux comme victimes de la consanguinité.

Dans sa thèse inaugurale, le D\u1d63 Bourgeois, entre autres exemples tendant à prouver l'innocuité de la consanguinité, cite celui d'une famille qui comptait alors 416 membres, et qui était issue d'une couple de cousins, unis il y a 130 ans : ces 416 membres ont été produits par 91 unions, dont 16 consanguines, toutes fécondes ; il n'y a pas eu de fausses couches dans la famille, pas de sourds-muets, d'épileptiques, d'idiots, etc.; les 16 mariages consanguins ont fourni 65 enfants, dont 8 seulement sont morts avant 7 ans, 20 entre 27 et 60 ans, les autres plus tard, quelques-uns après 80 ans.

Au bourg de Batz, en Bretagne, le D⁻ Voisin a patiemment dressé l'histoire de 46 mariages consanguins : 5 de ces mariages, entre cousins germains, avaient donné 23 enfants, dont aucun n'avait la moindre tare congénitale ; de même pour les 130 produits de 31 unions entre cousins issus de germains ; de même encore pour les 29 enfants nés des 10 derniers mariages, entre cousins au 4ᵉ degré.

Combien sont contradictoires les preuves toutes soi-disant péremptoires, apportées pour et contre l'innocence des mariages consanguins, et qu'il est difficile de se décider en faveur de l'une ou de l'autre opinion ! *Théoriquement*, il n'existe dans la science aucune doctrine à laquelle on puisse rattacher une probabilité de dangers de la part de la consanguinité pure et simple ; l'étude des croisements des races humaines, loin d'être favorable à cette hypothèse, montre que les métis sont d'autant moins féconds que les différences sont plus profondes entre leurs parents. *En fait*, l'étude de la consanguinité dans certaines localités ou dans certaines classes sociales n'a révélé aucune infirmité, aucune maladie, qui ne pût être imputée à d'autres causes. D'ailleurs on a bien souvent passé sous silence, par opposition systématique aux unions consanguines, des exemples qui tendraient à les réhabiliter, chez les paysans Basques entre autres. Le nombre d'observations directes publiées en vue de valider ou d'infirmer ces unions n'est pas assez grand pour rendre la vérité évidente. Quant aux statistiques concernant le rapport des mariages consanguins avec la santé des enfants qui en naissent, les documents que fournissent celles qui ont plus de 20 ans de date sont pour la plupart entachés d'obscurité ou reconnus fautifs ; car jusque-là on n'a pas su distinguer les effets de la seule consanguinité de ceux de l'hérédité morbide, et c'est là qu'est le nœud de la question.

L'alliance consanguine élève l'hérédité à la plus haute puissance ; elle assure dans le produit la répétition des qualités ou des vices des ascendants, dont elle transmet à coup sûr les mérites ou les défauts : voilà le fait primordial, qui éclaire dans une large mesure cette obscure question, que personne ne conteste plus, mais qui a été longtemps ignoré ou nié, certains auteurs ayant soutenu, *a priori*, que les cas de consanguinité protestaient contre les lois de l'hérédité et que celle-ci n'avait rien à voir aux dangers allégués de la première. Or, loin de s'exclure, les deux influences se prêtent un puissant appui. Si on veut bien se rapporter d'une part à la liste des maladies héréditaires, d'autre part à celles des maladies dont le développement est attribué aux mariages consanguins (listes établies dans le précédent chapitre et dans celui-ci), on trouvera que les mêmes affections se retrouvent des deux parts, que les malformations, la surdi-mutité, la paralysie, l'idiotie, la tuberculose, la scrofule, etc., sont à la fois d'origine héréditaire et consanguine. Donc, si dans un ménage un des époux est sourd-muet, à plus forte raison si les deux époux présentent cette infirmité, il y a mille chances pour que le produit de cette union la présente à son tour ; mais le surdi-mutité étant héréditaire, il n'y a pas lieu, dans le cas particulier, de l'attribuer à la consanguinité ; celle-ci n'a pu agir qu'en renforçant l'action de l'hérédité, en l'assurant d'une façon presque mathématique.

Ce qu'il faut prouver, c'est que la consanguinité

saine, le mariage entre parents bien portants, détermine *ipso facto* une certitude d'imperfections physiques et morales pour les enfants : cela n'est nullement démontré. En revanche, le contraire ne l'est pas davantage ; il n'est pas certain que les enfants nés de parents très rapprochés soient aussi bien conformés que les autres ; il est très possible que, indépendamment de l'hérédité morbide, le seul fait de la parenté du père et de la mère soit pour leurs produits un danger d'autant plus grand que les parents sont plus proches, que leur ressemblance physique et morale est plus prononcée.

Nous en sommes réduits, on le voit, à des probabilités, à des possibilités ; mais de preuves, point. Aussi, en l'absence de certitude, je me rallie pleinement aux prudentes conclusions du Dr de Ranse :

1° Les données de la statistique et de l'observation directe sur les effets de la consanguinité dans les familles et les groupes humains démontrent avec une grande probabilité que les mariages entre parents ne produisent pas un nombre beaucoup plus considérable d'enfants malades et mal conformés.

2° La consanguinité n'agit qu'en raison de l'hérédité dont elle exagère l'influence.

3° Tout le monde reconnaît la nécessité de proscrire les unions consanguines dans les familles affectées de maladies héréditaires.

4° Dans les familles saines, la parenté, en exagérant des tendances physiologiques, semble les changer peu à peu en prédispositions morbides, et, jusqu'à ce que des faits positifs aient détruit cette manière de voir, il est prudent, au nom de l'hygiène, de défendre les mariages consanguins.

Reste le point de vue moral et législatif. On s'est demandé s'il n'y avait pas lieu d'étendre aux oncles et nièces, aux tantes et neveux, et aux cousins germains les prohibitions de mariage établies par le Code à l'égard des ascendants et descendants, des frères et sœurs. Je ne crois pas que cela soit nécessaire : la morale me paraît suffisamment sauvegardée par ces interdictions, qui s'appliquent à l'inceste, lequel est de nos jours réprouvé par toutes les nations civilisées; mais il n'y a pas lieu de chercher à obtenir une réprobation universelle de la consanguinité dans le mariage, ni d'élargir le cercle des mesures restrictives qui sont actuellement fixées par la loi, et qui sont sages et suffisantes. Chacun de nous doit trouver dans son propre fond la prudence nécessaire pour faire passer les considérations de transmission héréditaire des maladies et des aptitudes physiques et intellectuelles avant les conditions de transmission héréditaire des fortunes et des positions sociales.

VII

LE MARIAGE A DIVERSES ÉPOQUES ET CHEZ DIFFÉRENTS PEUPLES

Ce serait un bien intéressant chapitre à ajouter à nos connaissances ethnologiques, que l'histoire du mariage écrite depuis l'origine connue de l'homme jusqu'à nos jours, et suivie parallèlement dans les diverses régions du globe. Chaque âge, chaque peuple, a des idées différentes sur le but du mariage, sur son caractère social et son utilité privée, sur les formalités et cérémonies qui précèdent et accompagnent la célébration de l'union conjugale, sur les garanties de la durée dont elle doit être assurée, sur le rôle respectif des époux, etc. Ce récit serait plus qu'attrayant, il serait instructif, la constitution de la famille, qui a le mariage pour base, étant une des plus importantes questions dont la sociologie puisse s'occuper. Du reste, les documents ne manqueraient pas à celui qui entreprendrait cette tâche : il faudrait seulement les réunir, les classer, chercher les transitions qu'ils indiquent d'une époque à l'autre; il faudrait surtout les comparer avec soin, les narrations anciennes fourmillant de contradictions flagrantes, et les récits des voyageurs modernes se contredisant souvent d'une façon tout aussi manifeste. Mais ce serait dépasser beaucoup les limites de cet ouvrage que de chercher à donner une esquisse, si embryonnaire qu'elle soit, de ce qu'ont été les coutumes matrimoniales dans le temps et dans l'espace : je me bornerai donc à tracer le cadre de cette histoire, à en indiquer les linéaments, seulement dans la limite où elle pourra nous fournir des sujets de comparaison avec ce qui se passe aujourd'hui sous nos yeux.

A quelle époque remontent les premiers vestiges du mariage, les premières traces d'une union stable entre un homme et une femme, qui, satisfaits des caresses données et reçues, ont vécu ensemble, procréé ensemble, guidé ensemble les premiers pas de leur enfant ? Nous sommes réduits à des hypothèses sur ce sujet. On a prétendu que le communisme en amour existait seul parmi les premiers hommes, que les rapprochements sexuels avaient toujours lieu chez eux du hasard des rencontres, que l'association durait alors... autant que ce rapprochement. Le fait est possible ; il n'est nullement démontré, il est même peu vraisemblable. Car en l'absence des preuves écrites, ou au moins léguées par la tradition verbale, qui nous permettent d'être affirmatifs dans un sens ou dans l'autre, nous sommes forcés de nous en référer à ce qui a lieu chez les peuplades sauvages au milieu desquelles ont vécu de hardis explorateurs, sur le continent noir ou dans les îles océaniennes, et qui par tant de côtés se rapprochent manifestement de l'homme primitif. Or, dans aucune de ces tribus, nomades ou fixes, mais vierges de toute teinte de civilisation, on n'a signalé ce communisme en amour comme un fait normal, un trait de mœurs courantes. Sans doute le rapprochement physique peut avoir lieu en l'absence de toute union habituelle, au gré du hasard ; mais pour voir semblable phénomène il n'est pas besoin d'aller en Afrique ou en Polynésie : on peut le constater chaque jour à Paris, et pourtant en France ils sont bien rares ceux qui comprennent la femme au nombre des biens qu'il siérait de mettre en commun.

Il paraît donc probable que très rapidement, sinon dès l'origine de l'homme, il s'est instinctivement conclu entre les éléments masculin et féminin une union qui était certes bien éloignée du mariage moderne, qui n'avait aucunement le caractère de perpétuité que, sauf circonstances exceptionnelles, nous lui attribuons, mais que je serais tenté d'assimiler à celle que nous constatons à chaque instant entre quelques animaux des deux sexes, oiseaux, chiens, chats, etc. Il n'est pas de jour où on ne puisse constater que certains de ces animaux, lorsqu'ils ont fait choix d'une compagne ou d'un compagnon, ne veulent plus souffrir les approches d'aucun autre individu de même race, et qu'en revanche ils manifestent, *unguibus et rostro*, leur jalousie et leur colère à ceux ou à celles qui tentent l'assaut amoureux auprès de leur préféré. N'y a-t-il pas là, toute révérence gardée envers le roi de la création (entre nous, si peu supérieur à ses sujets), une ébauche évidente de l'union matrimoniale, et est-il déraisonnable de penser que l'homme, aussitôt créé, s'est montré l'égal du serin ? Ce qui donne une certaine vraisemblance à cette opinion, c'est le fait suivant qu'on observe encore chez certaines peuplades qui, sous tous les rapports, sont fort peu avancées en civilisation : parmi les indigènes de Madagascar et de Nouka-hiva, par exemple, les jeunes filles portent le libertinage à un degré dont nous avons peine à accepter l'idée ; elles peuvent pousser la débauche jusqu'à ses dernières limites, leurs caresses appartiennent à qui les cherche, compatriote ou étranger ;

par contre, les femmes mariées sont chastes, par habitude et par crainte des châtiments. Ce contraste montre combien ces sauvages attachent d'importance à l'union légitime, si rudimentaire qu'en soit le cérémonial.

Arrivons maintenant aux phases par lesquelles a passé le mariage, depuis l'état primitif et hypothétique que nous venons de voir, jusqu'à la forme améliorée, mais non parfaite, qu'il revêt actuellement chez nous. Ici nous sommes assez bien renseignés, tant par les récits des historiens de l'antiquité que par ceux des contemporains, pour nous faire une idée suffisamment exacte des coutumes et cérémonies nuptiales chez les peuples anciens et du moyen âge, en Asie et en Afrique comme en Europe. L'étude de ces documents montre d'abord que le mariage se fait par trois moyens principaux, *violence*, *achat*, *consentement mutuel*, qui parfois sont associés deux à deux : c'est ainsi que fréquemment l'achat de l'un des époux se combine avec le consentement indispensable pour rendre le marché valable ; c'est de cette façon, ne vous en déplaise, que le mariage se fait en France, au moins dans l'immense majorité des cas. Une autre différence aussi tranchée, c'est le nombre des unions qu'un même individu peut contracter successivement, sans que les précédentes soient dissoutes : le plus souvent un seul homme est uni à une seule femme, c'est la *monogamie;* mais parfois un homme est marié légitimement avec plusieurs femmes, et la *polygamie* est encore tolérée par la loi civile et religieuse chez un grand nombre de peuples; plus rarement c'est une femme qui, sans contrevenir aux prescriptions légales de son pays, est régulièrement unie à plusieurs hommes, état qu'on nomme *polyandrie*. Quant aux rites nuptiaux, à la célébration des noces, leur variété est telle qu'ils échappent à toute classification : nous nous contenterons d'une des-

cription sommaire de ceux qui peuvent servir de
types.

La *violence*, le plus barbare des moyens de se
procurer une femme, en est aussi le plus ancien :
qui ne se souvient de la perfide conduite des sujets
de Romulus, enlevant au milieu d'une fête les femmes,
les filles et les sœurs des malheureux Sabins, invités
à cette kermesse d'un genre original? Conduite
qu'on pardonne pourtant à ces brigands de Romains,
en raison de la pénurie de femmes à laquelle les
avaient réduits leur mauvaise renommée, et en considération de la grande toile qu'elle a inspirée à
David. La Bible fait plusieurs fois allusion à de
semblables enlèvements sans d'ailleurs paraître y
rien trouver de répréhensible. Les Germains avaient
aussi souvent recours à ce peu galant moyen, au
moins les Germains primitifs : car nous verrons
que plus tard c'était chez eux l'habitude que
l'homme achetât par quelques présents celle qu'il
désirait avoir pour épouse. De nos jours, chez les
Kalmouks et les Tcherkesses, au Kamtchatka, en
Cafrerie, dans la Nouvelle-Zélande, etc., le mariage
se pratique encore par capture.

Ailleurs le rapt n'est que simulé : il fait partie
des cérémonies nuptiales, comme en d'autres endroits le banquet et les coups de fusil tirés en l'air.
Ainsi, chez les Grecs, le jour de la conclusion du
mariage, le futur se rendait en cachette au domicile
de la jeune épouse, l'enlevait et la menait chez lui,
puis reprenait sa place au gymnase, parmi ses camarades, qui pendant plusieurs jours le soumet-
taient à une si active surveillance qu'il ne pouvait
visiter sa conquête que furtivement, à la dérobée :
il est probable que le consentement de l'épouse
n'était nullement nécessaire; mais ses parents
étaient de connivence avec ceux de l'époux, de sorte
que l'enlèvement était plutôt un simulacre qu'une
réalité. Actuellement, sur un grand nombre de

points de la Russie, les chants qui accompagnent la cérémonie nuptiale font allusion à « l'ennemi » qui s'approche et qui n'est autre que le futur époux, à un aigle tenant un cygne dans ses serres, à la bataille qui aura lieu pour défendre la vierge contre son ravisseur et qui heureusement n'existe que pour la forme, quelquefois même manque totalement. Cette violence, réelle ou feinte, faite à la femme par celui qui veut venir à elle, est parfaitement conforme aux lois de la nature. C'est par la force que l'homme sauvage, imitant les animaux, se procure les aliments propres à apaiser sa faim ; c'est par la force qu'il a naturellement cherché à conquérir la femme, qui satisfait son appétit sexuel. Il est bien inutile de chercher à ce fait brutal une interprétation mythologique, le mariage de l'Aurore avec le Soleil, qui la ravit aux génies de la nuit, et sèche les larmes qu'il lui fait verser ; ou une explication historique, l'enlèvement des Sabines : les Indiens des Pampas, les Samoïèdes, et autres barbares ne connaissent ni l'un ni l'autre, et volent les femmes comme toute autre proie. Poésie et physiologie sont deux choses distinctes, parfois opposées ; la seconde nous apprend que le besoin du rapprochement physique des sexes peut devenir aussi impérieux que celui des aliments. Quand l'homme a faim, il chasse ; quand il est pressé par l'instinct génésique, il viole ; le viol, chez les nations civilisées, est exceptionnel et sérieusement puni, la femme étant considérée comme libre de disposer de sa personne ; chez les peuples primitifs, le viol est général et admis, la femme étant regardée comme un être dont le libre arbitre est aussi nul que celui des bêtes du troupeau. Différence énorme, dira-t-on : j'en conviens ; empêche-t-elle que le rapt soit pratiqué dans les cinq parties du monde, quand l'homme est dominé par l'instinct, force aveugle avec laquelle il est aussi inutile de raisonner qu'avec le canon déchaîné de *Quatre-Vingt-Treize* ou les cataractes du Niagara? Et, chose remarquable, il arrive souvent que cette femme, conquise par embuscade au Kamtchatka, prise de force et gardée de même par les jolis messieurs de La Villette, finit par se prendre d'amour pour son dominateur, de sorte que l'union, commencée par la violence, se continue par consentement mutuel : toujours l'histoire de Martine « à qui il plaît d'être battue! »

Le mariage proprement dit ne se fait plus chez nous par capture, vraie ou simulée. Mais on s'accorde à regarder l'anneau nuptial comme un vestige, un souvenir de l'esclavage de la femme. Aujourd'hui, il est vrai, il est en or, ce qui ne rappelle que de bien loin la chaîne du forçat, et de plus l'époux bien souvent le porte également; mais primitivement il n'en était pas ainsi : l'époux seul le portait, et, à Rome par exemple, il était bel et bien de fer, et non d'or plus ou moins ciselé. Quelquefois même l'anneau était en paille : c'était alors une marque d'infamie, indiquant que le mariage était le résultat d'une condamnation judiciaire, et non d'un libre choix. Quoi qu'il en soit de quelque matière que soit fait cet anneau, qu'il soit, un signe de la servitude féminine ou de l'union mutuelle des deux époux, l'usage en est resté très répandu : c'est dans toutes les conditions sociales le premier gage des serments échangés, le dernier bijou dont la femme fidèle consente à se séparer.

Après la violence est venu l'*achat*, à la conquête brutale a succédé l'acquisition. L'achat de qui? Du mari? Non pas : c'est bon pour nous, hommes civilisés, de nous mettre à l'encan, de ne nous livrer que contre espèces sonnantes. Les peuples primitifs ne connaissaient, les peuples sauvages ne connaissent encore que l'achat de la femme, c'est le futur qui fournit la dot, laquelle est remise aux parents de l'épouse ou gardée par celle-ci. Ainsi chez les

Germains le mari ne se présentait pour emmener sa femme que suivi d'un char attelé de deux bœufs et d'un cheval tout bridé, et porteur d'un bouclier, d'une hache, d'une épée : tels étaient les présents dont les parents de la jeune fille avaient à apprécier la valeur, qui formaient les principaux biens du jeune ménage, et qui donnaient l'idée de la vie errante et grossière dans laquelle la femme s'engageait à suivre son mari. Les Francs, nos ancêtres, achetaient aussi leurs femmes : au moment des fiançailles le futur remettait aux parents de la jeune fille des arrhes, qui lui étaient rendues si ceux-ci manquaient plus tard à l'exécution de leur promesse; le jour du mariage, il versait entre les mains de sa femme treize pièces d'or ou d'argent. Les sauvages de l'Amérique du Nord ont aussi la coutume de faire des cadeaux à leurs futurs beaux-parents, et cette démarche est ainsi décrite par Chateaubriand dans *les Natchez* : « Les prétendants vont d'abord chez le plus vieux parent de la jeune fille ; ils entrent dans sa cabane, s'asseoient devant lui sur une natte, et le père du jeune guerrier prenant la parole dit : « Voilà des peaux. Les deux colliers, le calumet bleu » et la tourterelle demandent ta fille en mariage. » Si les présents sont acceptés, le mariage est conclu; car le consentement de l'aïeul ou du plus ancien sachem de la famille l'emporte sur le consentement paternel. Quelquefois le vieux parent, tout en acceptant les présents, met à son consentement quelques restrictions : on est averti de cette restriction si, après avoir aspiré trois fois la vapeur du calumet, le fumeur laisse échapper la bouffée suivante, au lieu de l'avaler comme dans un consentement absolu. De la cabane du vieux parent, on se rend au foyer de la mère de la jeune fille. Quand les songes de celle-ci ont été néfastes, sa frayeur est grande. Il faut que les songes, pour être favorables, n'aient représenté ni les esprits, ni les aïeux, ni la patrie,

mais qu'ils aient montré des berceaux, des oiseaux
et des biches blanches. Il y a pourtant un moyen
infaillible de conjurer les rêves funestes, c'est de
suspendre un collier rouge au cou d'un marmouset
de bois de chêne. »

Du bétail chez les Cafres et les Hottentots, des
rennes chez les Samoïèdes, en quantité variable
avec la fortune du futur, du vin de palme au Congo,
dix piastres en Cochinchine, des armes ici, des
chevaux là : tout ce qui se mange, tout ce qui se
boit, tout ce qui a une utilité quelconque, sert ou a
servi à l'achat de la femme ; et naturellement, moins
celle-ci coûte cher, plus la polygamie s'étend, et
plus aussi le rang de l'épouse déchoit.

Enfin le troisième mode de mariage est celui qui
a lieu par *consentement mutuel*. Il n'est pas de création aussi récente qu'on pourrait le croire, bien s'en
faut. Ainsi, chez les Romains, une des conditions
nécessaires, indispensables du mariage, c'était le
consentement des conjoints, et celui des parents :
les deux autres conditions étaient d'une part la puberté des deux époux, d'autre part la capacité de
s'unir entre eux, ou *connubium*, capacité limitée
par les classes respectives dans lesquelles ils étaient
nés, par leurs degrés de parenté, la différence de
leurs religions, etc. A la vérité, la femme, une
fois livrée à l'époux, lui appartenait, était absolument
soumise à ses ordres : mais elle ne passait dans la
maison conjugale que de son plein gré, rien ne pouvait la forcer à se marier contre sa volonté.

Chez les Celtes, c'était la jeune fille qui élisait son
époux, et elle manifestait son choix en offrant d'a-
bord à son préféré le vase rempli d'eau qu'elle présentait successivement aux prétendants à sa main,
que ses parents avaient réunis dans un banquet. De
même, chez les nègres de la côte de Guinée, la jeune
fille dispose librement de sa personne en faveur de
celui qu'elle aime, même s'il est pauvre et non

agréé par les parents. Mais la façon dont la jeune négresse décerne la palme est au moins originale : elle passe trois nuits de suite avec son négrillon, et le quitte à l'aube du jour les deux premières fois ; elle reste à ses côtés le troisième jour, s'il a su la satisfaire et si elle consent au mariage qui se célèbre immédiatement ; dans le cas contraire, chacun s'en va de son côté, et la jeune personne n'en trouve pas moins de nouveaux prétendants, qu'elle pourra soumettre à la même épreuve.

Par contre, les mœurs chinoises veulent que le jeune homme seul ait voix au chapitre. Les familles des jeunes gens forment le projet d'union sans que ceux-ci s'en doutent, sans même qu'ils se connaissent ; le jour des épousailles, la jeune fille est placée dans une chaise à porteurs que suivent des serviteurs portant la dot, et qui est fermée à clef ; cette clef est remise au jeune homme, qui attend sur le seuil de sa demeure, et qui, ouvrant la chaise, fait entrer sa future femme chez lui s'il est satisfait de ce premier examen, mais peut, dans le cas contraire, renvoyer chacun chez soi, jusqu'à une meilleure occasion.

Le comble du consentement mutuel, c'est le *mariage temporaire* qui, à défaut de consécration légale, était du moins admis à titre d'usage, jusqu'au quatorzième siècle, dans certaines provinces de France, et qui, sans aucune valeur juridique chez nous, est, paraît-il, encore conservé par quelques Arabes. Il consistait dans l'union sous condition que contractaient pour une période donnée, quelques mois ou plusieurs années, les deux conjoints qui se réservaient de rompre le mariage au bout de ce temps ou de le prolonger pendant une nouvelle période. A cette bizarre coutume on peut rapporter le *mariage aux trois quarts*, qui existerait du côté de Kartoum et de Dongola, s'il faut en croire certains voyageurs peut-être plus imaginatifs que dignes de foi, et dans lequel une convention expresse assurerait à l'épouse, un jour sur trois, la complète disposition de sa personne.

Entre les trois procédés matrimoniaux, le choix, n'est-ce pas, ne saurait être douteux : c'est le troisième, par consentement mutuel, qui se rapproche le plus de l'idéal, sans l'atteindre, il est vrai, le plus souvent, en raison des questions pécuniaires qui le compliquent fréquemment et qui rendent illusoire un consentement donné à l'aveuglette. C'est ainsi malheureusement que les choses se passent chez nous d'ordinaire : nous aurons l'occasion de revenir sur ce point dans le prochain chapitre.

De l'union par violence, il est à peine besoin de parler : jamais un homme civilisé n'y pensera autrement que pour satisfaire passagèrement ses désirs de brute; jamais un Européen ne songera à rétablir le rapt comme préliminaire du mariage; quant aux sauvages qui fondent celui-ci sur l'emploi de la force et dont la contrainte physique est le seul argument à l'égard de la femme, il n'y a qu'une chose à en dire, c'est que les missionnaires et voyageurs qui cherchent à leur inculquer de plus saines idées sont dignes de tous nos respects et de nos encouragements. L'achat paraît, au premier abord, un moyen bien supérieur à la violence : il l'est fort peu en réalité; la femme violentée est assimilée à la bête de somme, assujettie aux pires travaux; la femme achetée est assujettie aux objets mobiliers, profondément méprisée; physiquement, elle est peut-être moins malheureuse; moralement, elle n'est pas relevée d'un échelon.

Le principal défaut du mariage par achat de la femme, c'est la *polygamie*. La polygamie a plusieurs raisons d'être : d'abord le désir naturel à l'homme de connaître des sensations nouvelles, en amour comme en autre chose (rappelez-vous le « pâté d'anguilles »), et la facilité avec laquelle cette curiosité est satisfaite dans des pays où la femme devient votre propriété, votre chose, moyennant quelques mètres d'étoffe ou quelques pièces de monnaie; et non seulement l'achat de la femme est peu coûteux, mais il en est de même de son entretien ; les travaux auxquels elle se livre, de gré ou de force, couvrent largement la minime dépense d'une toilette sommaire et d'une nourriture rudimentaire. Les considérations pécuniaires ont une si réelle influence que, dans les îles de la Sonde, les chefs et dignitaires ont un harem bien garni, tandis que les prolétaires de l'endroit sont monogames, vertueux par force. Ailleurs, en Cafrerie, par exemple, la polygamie a sa source dans un besoin d'ostentation qui fait accroître le nombre des femmes en proportion des richesses acquises ; et comme les enfants nés de ces unions multiples sont les enfants du père, celui-ci ne fait pas un mauvais placement en achetant beaucoup d'épouses. Les Francs aussi cherchaient à avoir de nombreuses concubines et à leur faire produire le plus d'enfants possible ; mais c'était pour en faire des guerriers et non des esclaves. Une dernière raison qu'on peut attribuer à la polygamie, c'est l'interdiction, prononcée dans certains pays par la loi religieuse ou simplement par l'usage, d'avoir des rapports sexuels avec une femme pendant tout le temps de sa grossesse, ou même pendant la durée de l'allaitement de son enfant. Cette coutume, assez commune en Afrique, explique le désir de posséder plusieurs concubines à la fois, histoire de n'en jamais manquer.

En somme, l'instinct du libertinage, l'amour du changement et de la débauche : voilà la raison la plus fréquente de la polygamie, celle qui fait que ce vice social a été de tout temps très répandu, et que de nos jours encore il est loin d'être rare. Chez les Israélites, la polygamie n'était pas universelle, mais elle était permise ; il en était ainsi chez les Francs qui, nous l'avons dit, y voyaient un moyen de procurer à la chose publique de nombreux défenseurs. De même que les Cafres, les Ashantees, nègres africains de la Côte-d'Or, très commerçants, mais très barbares, sont polygames par orgueil : le roi peut avoir un nombre considérable de femmes, qui cependant ne doit pas dépasser 3,333, les quatre cocottes ! Les premiers habitants du Pérou, les naturels de Haïti, étaient polygames. Disparue de ces pays, la polygamie existe toujours aux îles Mariannes et Marquises, à Madagascar, en Malaisie, à Samoa, au Congo, dans la plupart des tribus africaines, dans la Caroline, chez les sauvages du Nord de l'Amérique. Presque partout elle est le privilège des puissants du jour, des riches, mais elle ne pénètre guère dans les classes inférieures, tout homme ayant à cœur de nourrir ses femmes quel qu'en soit le nombre et ne possédant pas toujours les ressources nécessaires à l'entretien de plusieurs épouses, si peu coûteux que soit cet entretien.

En plus des Hébreux, les Assyriens, les Arméniens, les Syriens, les Thessaliens, les Thraces et les anciens Grecs, doivent être comptés parmi les peuples de l'antiquité chez qui la polygamie était en vigueur ; alors, d'après Strabon, on achetait une épouse pour une paire de bœufs, ce qui était certainement un prix plus élevé que ne coûte aujourd'hui en maint endroit cette marchandise charnelle. Actuellement, les Turcs, les Chinois et les Japonais sont les seules nations civilisées qui n'aient pas abandonné la polygamie. Encore, ne tardera-t-elle sans doute pas à disparaître du Japon, qui fera mieux de se modeler sur nos mesures conjugales que sur la coupe de nos pantalons. En Chine, on peut épouser plusieurs femmes ; mais la première seule est regardée comme légitime, les autres sont soumises à son autorité. En Turquie, les sectateurs du Prophète ont droit à quatre femmes, toutes quatre légitimes ; le nombre des autres, des odalisques, n'est pas limité.

Les bons Esquimaux sont d'un éclectisme parfait : les uns se contentent d'une femme à la fois, mais la chassent si elle ne leur donne pas d'enfants, pour en prendre une seconde ; les autres sont polygames. La polyandrie n'est même pas rare chez eux, une femme ayant deux maris parfaitement légitimes.

La polygamie pèche par deux points capitaux. Elle inspire le mépris de la femme : quel respect l'homme peut-il avoir pour l'épouse qu'il a achetée, que souvent il a payée moins cher qu'un beau cheval ou une arme de luxe ? Aucun assurément ; et il le prouve, soit en la condamnant à de rudes besognes qu'il pense pouvoir exiger d'elle en compensation de l'argent déboursé, soit en l'enfermant dans un harem où son inaction la ramène aux jeux de l'enfance, ainsi que cela se passe chez les Turcs, qui, parfaitement logiques d'ailleurs, proclament l'infériorité de la femme. L'épouse devient ainsi une femme de plaisir, avec laquelle l'homme satisfait ses désirs physiques, matériels, mais dont il ne cherchera jamais à élever l'esprit à la hauteur du sien, dont il ne fera jamais sa compagne véritable. De là le second défaut de la polygamie : l'absence de constitution de la famille dans son intégrité. Entre le père et les enfants manque l'intermédiaire obligé, la mère : j'entends la mère dans le sens élevé du mot, ayant droit au respect de son fils, et ne partageant qu'avec lui l'affection de son mari. Dualité d'abord, trinité ensuite, la famille n'est complète que quand elle compte ses trois éléments normaux : la polygamie en supprime toujours un. Bien plus, cette femme qui ne vit que pour mériter les caresses de son seigneur, dont l'existence se passe à jalouser celles qui pourraient le lui ravir, et qui sait qu'elle n'aura aucun droit maternel sur l'enfant qu'elle pourrait mettre au monde, cet enfant étant mis en commun ou passant sous l'autorité exclusive de la première épouse, en redoute la naissance à cause des imperfections physiques qui peuvent résulter pour elle d'une grossesse et qui lui enlèveraient la faveur du maître : aussi fait-elle le nécessaire pour qu'une maternité intempestive ne vienne pas troubler sa quiétude.

Et cependant, faut-il le dire ? L'homme est originellement, par nature, polygame. Laissons pour un moment le mariage de côté ; faisons abstraction de l'affection qui a sa source dans le cœur, et non dans les sens ; ne tenons compte que de l'union physique des sexes ; ne voyons-nous pas que, si élevé que soit son esprit, l'homme presque toujours pratique la polygamie ? que, avant son mariage, et parfois même encore après, il aime à posséder plusieurs femmes à des échéances plus ou moins reculées ? que, dans ces rapprochements successifs, il use de l'achat plus souvent qu'il ne fait appel au consentement seul ? Qu'une de ces femmes sache le retenir après lui avoir accordé ses faveurs, gratuites ou payées, et voilà une union libre contractée ; qu'une jeune fille, une vierge, fixe son attention, charme son esprit en même temps qu'elle excite ses sens, il rendra cette union durable, il la placera sous la sauvegarde de la loi, voilà un mariage conclu : dans nos pays civilisés, il devra s'en tenir là, il sera forcément monogame au point de vue légal ; en a-t-il moins antérieurement donné son amour de différents côtés ? Ne confondons pas amour et mariage : l'amour, phénomène naturel, est polygame ; le mariage, pacte conventionnel, est monogame. C'est la famille, c'est la société, bien plus encore que l'individu, qui ont intérêt à la monogamie ; la nature a créé l'homme polygame ; la civilisation, la femme, la religion, l'ont fait monogame : la civilisation, en faisant de la famille la pierre angulaire de l'édifice social ; la femme, en mettant en œuvre les qualités morales et physiques dont elle dispose ; la religion du Christ, en prêchant l'obligation de donner à la femme le rang élevé auquel elle a droit.

Une dernière forme de mariage est la *polyandrie*, c'est-à-dire le mariage régulier, légitime, d'une femme avec deux ou plusieurs maris. Cette coutume bizarre existait chez les Mèdes dans l'antiquité, chez les Goths et les Bretons à une époque plus rapprochée de la nôtre. Il paraît qu'elle n'est pas complètement perdue de nos jours : assez rare chez les Esquimaux, où nous l'avons déjà vue associée à la polygamie et à la monogamie, elle serait assez fréquente au Thibet et à la côte de Malabar, où, d'après Giraud-Teulon, « ces ménages en commun sont fort paisibles et si peu troublés par la jalousie, qu'un des maris ne comprenait pas ce qu'on voulait lui dire lorsqu'on lui demandait si les préférences de la femme pour l'un de ses coassociés ne suscitaient pas de querelles conjugales ». La polyandrie, n'existant que dans les pays pauvres, ou plutôt dans les classes pauvres des rares peuplades où on la rencontre, semble devoir être attribuée au désir de restreindre le nombre des enfants. On peut en dire autant que de la polygamie : elle n'existe, en apparence, que dans les pays sauvages ; on la trouve, en fait, chez les nations les plus civilisées. La femme française, par exemple, ne peut s'unir en mariage qu'avec un seul individu ; mais sans parler de la prostitution, avilie par l'argent qui tient lieu d'intermédiaire, combien de femmes mariées ont un ou plusieurs amants, en même temps ou successivement ! L'amour intervient-il dans ces rapprochements ? N'y a-t-il qu'une excitation physique et une satisfaction des sens ? La solution de ces questions nous importe aussi peu que de savoir si on peut aimer avec le cœur plusieurs fois dans l'existence ; ce qui est hors de doute, c'est que si bien souvent la femme se livre à plusieurs hommes, c'est que la nature l'a faite polyandre, comme elle a fait l'homme polygame. Ève a pris trop de plaisir à manger du fruit défendu, pour que ses descendantes, averties, ne l'imitent pas !

J'arrive enfin aux rites nuptiaux, aux cérémonies plus ou moins simples ou compliquées qui, à diverses époques, ont accompagné la célébration du mariage. On peut, malgré leur diversité, leur reconnaître trois formes principales, qui, bien souvent, d'ailleurs, ont été associées : ce sont d'abord des réjouissances qui existent seules ; puis la religion intervient pour bénir l'union ; enfin la loi entre à son tour en scène, et ne reconnaît comme légitimes que les unions prononcées et enregistrées par son représentant.

De tout temps, dans tous les pays, le mariage a été l'occasion de grandes réjouissances, dont le caractère et la moralité seuls varient, depuis les danses obscènes des naturels de Taïti jusqu'au bal moins érotique de France, depuis les orgies bachiques des rustres campagnards jusqu'au dîner savamment servi aux habitants des villes. Une coutume très répandue consiste à saluer par des démonstrations plus bruyantes, plus licencieuses encore que d'habitude, ce que nos pères nommaient un *mariage réchauffé*, c'est-à-dire le mariage d'un veuf ou d'une veuve. Sur bien des points de la France, on salue encore ces secondes noces par ce qu'on appelle du nom expressif de *charivari*. Ainsi, dans beaucoup de villages, les jeunes gens s'arment de chaudrons, casseroles, et autres instruments de cuisine qu'ils choisissent aussi bruyants que possible, et se rendent sous les fenêtres des nouveaux époux, auxquels ils donnent une discordante sérénade à l'heure où il est permis de les croire occupés à tout autre chose qu'aux douceurs de la musique. Dans certaines provinces de Prusse, les choses se passent d'une façon plus lugubre : des musiciens montés sur le toit de la maison conjugale annoncent en cadence aux nouveaux époux qu'une mort prochaine les menace, s'ils ne prennent pas certaines précautions, et, pour éviter pareil malheur au mari, ils le forcent à faire trois fois de suite le tour de sa maison, et d'y pénétrer par la fenêtre.

En Italie, sous l'influence du climat, sans doute, on était plus joyeux, on redoutait pourtant l'intervention fâcheuse de l'âme du premier mari, qui, pensait-on, pouvait être attristée par cet apparent oubli de la part de sa veuve. Est-ce pour faire plaisir à ce pauvre défunt que, dans l'Inde, les femmes se suicident sur son bûcher, qu'au Congo et dans d'autres pays d'Afrique on les tue ? Il est plus vraisemblable d'admettre que c'est simplement parce qu'on les assimile à tout ce qu'il possédait de son vivant, et que, comme son cheval, ses armes, ses vêtements d'apparat, ses veuves doivent disparaître avec lui, de façon à ce que rien de ce qui a été à son usage ne puisse appartenir à d'autres.

C'est, du reste, un fait très général que les obstacles apportés par la loi ou l'usage au remariage des veuves. Chez les Hottentots, une veuve qui se remarie doit se couper la première phalange du petit doigt. La loi salique, moins cruelle, se bornait à exiger du nouveau mari une somme d'argent, qu'empochait le plus proche parent du défunt jusqu'au sixième degré, et, à défaut de parent, le roi ou le seigneur. « Si un homme a laissé en mourant une veuve, celui qui voudra la prendre devra se soumettre à certaines formalités : le dizenier ou le centenier convoquera l'assemblée, et, dans le lieu de l'assemblée, il faut qu'il y ait un bouclier, et alors celui qui doit épouser la veuve jettera sur le bouclier trois sous d'argent et un denier de bon aloi, et il y aura trois témoins qui seront chargés de peser et de vérifier les pièces de monnaie. » De nos jours, la loi impose à ceux qui veulent se remarier des formalités encore longues et vexatoires ; malgré cela, quoique la société civile soit loin de favoriser les remariages, ceux-ci sont encore assez nombreux, tant on comprend, en général, la mauvaise influence hygiénique du veuvage, que nous avons signalée, en même temps que les dangers du célibat, dans le précédent chapitre. Sur 1,000 individus des deux sexes (veufs ou veuves), il se marie dans l'année moyenne, en Autriche, 136 veufs et 32 veuves ; en Angleterre, 66 et 21 ; en Belgique, 48 et 16 ; en France, 40 et 11. Ainsi, c'est en France que les remariages sont le moins fréquents, et que la proportion des veufs aux veuves qui se remarient est le plus faible ; sommes-nous inconsolables, ou au contraire guéris du mariage ? se demande le Dr Bertillon qui nous fournit cette statistique, *that is the question !*

Les peuples les plus barbares célèbrent par un repas, des chants, des danses, les mariages de leurs enfants. J'emprunte à Chateaubriand la description si vivante qu'il a tracée des fêtes en usage chez ses chers sauvages américains. « Enfin le grand jour arrive : les jongleurs et les principaux sachems sont invités à la cérémonie. Une troupe de jeunes guerriers va chercher le marié chez lui ; une troupe de jeunes filles va pareillement chercher la mariée à sa cabane. L'un et l'autre sont ornés de ce qu'ils ont de plus beau en plumes, en colliers, en fourrures, et de plus éclatant en couleurs. Les deux troupes, par des chemins opposés, surviennent en même temps à la hutte du plus vieux parent. On pratique une deuxième porte à cette hutte, en face de la porte ordinaire. Environné de ses compagnons, l'époux se présente à l'une des portes ; l'épouse, entourée de ses compagnes, se présente à l'autre. La bru et le gendre vont se placer sur des rouleaux de peaux à l'une des extrémités de la cabane. Alors

commence en dehors la danse nuptiale entre les
deux chœurs restés à la porte. Les jeunes filles,
armées d'une crosse recourbée, imitent les divers
ouvrages du labour; les jeunes guerriers font la
garde autour d'elles, l'arc à la main. Tout à coup un
parti d'ennemis, sortant de la forêt, s'efforcent d'enlever les femmes; celles-ci jettent leur hoyau et
s'enfuient, leurs frères volent à leur secours, un
combat simulé s'engage, les ravisseurs sont re-
poussés... Le repas suit; il est composé de soupes,
de gibier, de gâteaux de maïs, de canneberges,
espèce de légumes, de pommes de maïs, sorte de
fruit porté par une herbe, de poissons, de viandes
grillées et d'oiseaux rôtis. On boit dans de grandes
calebasses le suc de l'érable ou du sumac, et dans
de petites tasses de hêtre une préparation de cassine,
boisson chaude que l'on sert comme du café. Après
le festin, la foule se retire. Il ne reste dans la cabane
du plus vieux parent que douze personnes : six
sachems de la famille du mari, six matrones de la
famille de la femme. Ces douze personnes, assises à
terre, forment deux cercles; les hommes décrivent
le cercle extérieur. Les conjoints se placent au centre
des deux cercles; ils tiennent horizontalement,
chacun par un bout, un roseau de six pieds de long...
Les deux époux, enfermés dans le double cercle des
douze parents, ayant déclaré qu'ils veulent s'unir,
le plus vieux parent prend le roseau de six pieds : il
le sépare en douze morceaux, lesquels il distribue
aux douze témoins; chaque témoin est obligé de
représenter sa portion du roseau pour être réduite
en cendre, si les époux demandent un jour le
divorce. Les jeunes filles qui ont amené l'épouse à
la cabane du plus vieux parent l'accompagnent avec
des chants à la hutte nuptiale; les jeunes guerriers
y conduisent de leur côté le nouvel époux. Les
conviés à la fête retournent à leurs villages; ils
jettent en sacrifice aux manitous des morceaux de

leurs habits dans les flammes et brûlent une part de leur nourriture. »

On croirait vraiment voir un décor d'opéra-comique : il n'y manque que la musique de Grétry ou de Boïeldieu. Aussi patriarcales, mais beaucoup plus simples, étaient les noces laponnes, qui se composaient d'un frugal repas pris en commun, après lequel les jeunes époux restaient encore pendant un an dans la hutte du père de la jeune femme. Mais, hélas ! tout passe, même les singularités que chaque peuple offrait autrefois, à propos des noces, à l'ébahissement ou à la méditation du voyageur ; tout s'uniformise, même les cérémonies nuptiales. Les Lapons et les Esquimaux se marient maintenant sans plus d'originalité que les épiciers de Belleville, les noces des Bretons se distinguent à peine de celles des Gascons. Il faut aller chez les Hottentots pour voir le sorcier bénir l'union en arrosant avec son urine les deux conjoints, placés au milieu de deux cercles que forment les hommes et les femmes accroupis. Ce n'est plus qu'en Chine qu'on trouve un cortège sans fin, formé par les serviteurs habituels, et au besoin par des hommes loués pour l'occasion, tous portant des lanternes allumées, même en plein jour. Et la coutume d'allumer un grand feu dans lequel on brûle, le jour de la cérémonie, les jouets dont la mariée s'est amusée dans son enfance et que ses parents ont précieusement conservés, la trouve-t-on encore au Japon, où elle a longtemps survécu, ainsi que l'habitude de faire sacrifier deux buffles par le bonze, placé dans le temple devant la statue du dieu du mariage, entre les deux époux tenant un flambeau allumé ?

En Europe, ce n'est plus que dans le fond de la Finlande et de certains gouvernements russes, de l'Arménie et de la Géorgie, de la Croatie et de la Bohême, qu'on trouve encore quelques usages originaux. En Géorgie, par exemple, le mariage se célèbre le soir ou dans la nuit : les fiancés, tous deux couverts d'un voile et portant un cierge, sont menés à la lueur des flambeaux jusqu'à l'église, où on passe autour de leurs poitrines une cordelette de soie blanche, dont les extrémités, unies avec de la cire scellée avec un cachet portant la croix pour emblème, ne doivent pas être séparées avant trois ou quatre jours : épreuve de continence qui doit être terriblement dure à deux jeunes mariés par amour ! En Arménie, tout le monde est à cheval : le jeune homme voilé d'un réseau d'or et d'argent, la jeune fille couverte d'un voile blanc, les parents et amis portant des cierges : c'est dans cet équipage qu'on se rend à l'église, et qu'on en revient, après que le prêtre a béni l'union par l'imposition de la Bible sur la tête des fiancés. En Russie, le père de la fiancée la frappe légèrement sur les épaules avec un fouet, qu'il donne ensuite au futur, pour marquer qu'il transmet à celui-ci son autorité sur sa fille.

Mais, je le répète, toutes les coutumes bizarres, rudes ou captivantes, tendent à disparaître, et ne seront bientôt plus connues que par les récits des ancêtres ou les estampes conservées par les amateurs. Les Israélites eux-mêmes, si attachés à leurs traditions, n'y tiennent plus en ce qui concerne le mariage. Autrefois c'était pour eux une cérémonie exclusivement familiale, dans laquelle le père bénissait les époux. Actuellement la religion y tient la plus grande place ; c'est à la synagogue qu'on se rend d'abord : là, la fiancée, la tête couverte d'un voile noir comme Rebecca voyant Isaac pour la première fois, et le fiancé, également voilé de noir en signe de deuil de la perte du temple et de Jérusalem, reçoivent des mains du rabbin une coupe de vin dans laquelle ils trempent leurs lèvres, et que l'épouse brise ensuite contre le mur. C'est, du reste, une croyance encore assez répandue en Italie et en Allemagne qu'il est de bon augure que quelque chose se brise un jour de noces, et, suivant l'habitude de l'homme d'aider le hasard récalcitrant, on casse un verre, une écuelle, etc., quand un bris involontaire n'a pas lieu. Est-ce l'emblème de la première période de leur existence que les époux viennent de terminer pour commencer la vie en commun, ou de ce qui va se briser le soir même dans le corps de la jeune épouse? On peut le comprendre des deux façons.

Nous aussi, Français et catholiques, nous avons profondément modifié nos anciens usages. Nous nous marions à l'intérieur de l'église, et non sous le porche, comme au moyen âge; nous ne trouvons plus au seuil de la maison conjugale, quand nous y revenons au sortir de la messe, le prêtre nous offrant le pain et le vin bénits à notre intention, nous introduisant au logis, bénissant solennellement le lit nuptial. Nous sommes débarrassés des droits, en espèces, ou en nature, *marquette*, *mets de mariage*, *droit de cuissage*, et autres, que prélevaient les seigneurs féodaux de tout poil, ecclésiastiques et laïques. Nous n'avons besoin pour nous unir que du consentement de nos parents : aucun monarque ou suzerain ne peut s'opposer à notre mariage quand toutes les formalités légales sont remplies, pas plus qu'il ne peut nous contraindre à une union qui ne nous convient pas; rien ne peut empêcher une juive d'épouser un chrétien, un protestant de s'unir à une catholique, si tel est leur bon plaisir. Toutes les barrières ont été successivement rompues, d'abord par les brèches que Louis XI et Richelieu firent à la féodalité, et par les coups définitifs que lui porta la Révolution de 1789; ensuite par l'intervention du Code civil, qui transféra à la loi seule le pouvoir de légitimer une union, possédé jusque-là par les ministres du culte. Au point de vue social, cette substitution est un bien inestimable, qui consacre une fois de plus la liberté individuelle de penser ; et au point de vue esthétique nous n'avons guère perdu : car le culte catholique a conservé à l'intérieur du temple un luxe qu'il fait payer fort cher, et qui, pour cette raison même, a encore de longs jours à vivre ; c'est lui, c'est la cérémonie religieuse qui longtemps encore fera la vraie célébration du mariage, pour ceux qui sont pris par les sens, que l'Église romaine s'entend si bien à frapper, avec ses pénétrantes odeurs d'encens, ses marches nuptiales sur des orgues retentissantes, ses mille lumières, le luxe éblouissant de ses autels et les ornements de ses prêtres.

> Qu'on puisse aller même à la messe,
> Ainsi le veut la liberté.

Laissons les croyants sincères et les moutons de Panurge se marier à l'église ; mais félicitons les libres-penseurs de pouvoir s'en dispenser sans que pour cela leurs fils soient traités de bâtards.

VIII

MARIAGE FRANÇAIS ET « FIN DE SIÈCLE »

Dans une spirituelle comédie, signée Blum et Toché, et ayant pour titre *Paris fin de siècle*, madame Desclauzas, marquise ou comtesse de je ne sais plus quoi, avait une fille, mademoiselle Depoix, qui sortait du couvent juste à temps pour épouser M. Noblet, auquel elle était fiancée par sa famille depuis de longues années : mariage de convenance! Tout était au beau fixe : la corbeille était superbe, la fiancée enchantée, la belle-mère *(mirabile vitu!)* très aimable pour son futur gendre, qui le lui rendait bien; bref, c'était une promesse de bonheur à rendre jalouses toutes les bonnes amies. Seulement on était arrivé à la veille de la signature du contrat sans que les futurs se connussent, même de vue, si bien que, se rencontrant dans un bal donné par madame Raphaële Sisos, ils s'apprenaient réciproquement que dans trois ou quatre jours ils devaient épouser, l'un une adorable jeune fille, l'autre un charmant jeune homme, dont ils auraient été fort embarrassés de faire le portrait. Heureusement leurs goûts en général, leurs idées sur le mariage en particulier, qu'ils se confiaient franchement, entre étrangers déjà camarades, se convenaient si bien, que le spectateur pouvait garder pour eux l'espoir d'une félicité sans nuages.

Or, je vous le demande, cette apparente fiction est-elle inventée de toutes pièces? N'est-elle pas l'exagération pure et simple de ce qui se passe couramment chez nous? En Chine, nous l'avons vu dans le précédent chapitre, les mariés font connaissance au moment même où la future épouse est sur le point de faire son entrée dans la maison conjugale; au Gymnase, c'est un heureux hasard, que n'ont nullement aidé les deux familles, qui met les fiancés en présence trois jours avant le mariage; dans la vie réelle la rencontre a certainement lieu plus tôt, mais les deux parties ne se connaissent pas beaucoup plus sérieusement pour cela, l'appréciation de leurs qualités physiques et morales étant subordonnée à l'estimation de leur valeur pécuniaire. C'est qu'arrivés à la fin de ce dix-neuvième siècle qui nous a donné les applications multiples de la vapeur et de l'électricité, le canal de Suez et la tour Eiffel, et tant d'autres choses aussi utiles que laides, sur le seuil du vingtième siècle qui nous en promet bien d'autres, nous sommes, sur certains points concernant le mariage, très peu plus avancés que nos aïeux les plus antiques, que beaucoup de nations à demi sauvages; parfois même nous leur sommes inférieurs, nos manières affectées dissimulant mal le défaut d'importance que nous attachons à tout ce qui, dans l'union matrimoniale, ne concerne pas les affaires d'intérêt. C'est cette légèreté qui, poussée à l'extrême, fait le fond de la comédie du Gymnase; c'est contre elle que, longtemps avant nous, a protesté le Dr Bouchut, traitant de l'hygiène et des causes de maladies de la première enfance. « Pour satisfaire son amour-propre ou sa cupidité, dit-il, l'homme néglige de faire, pour sa famille et pour lui, ce qu'il réalise avec tant de soin dans l'accouplement des races animales. Oubliant toute considération de moralité et imprudent à l'excès, il livre au hasard l'acte de sa vie qui devrait être tout particulièrement l'objet d'une attention spéciale, et il fait, à l'aventure, souche nouvelle de vices, de vertus, de maladies ou de difformités. » Voyons donc comment les choses se passent en France, de notre temps : nous chercherons plus tard comment elles devraient se passer.

Pourquoi d'abord nos contemporains et nos contemporaines se marient-ils... quand ils se marient? Les jeunes filles, bien souvent, ne voient dans le mariage qu'un moyen de jouer à la maîtresse de maison, et plus tard à la maman, un peu plus sérieusement qu'elles ne l'ont fait jusque-là. Après la poupée est venu le piano, après le piano vient le mari, c'est dans l'ordre : « L'ennui naquit un jour de l'uniformité, » et, pour ne pas s'ennuyer, on change d'occupation, on renouvelle l'instrument de ses distractions ; la poupée était trop muette, le piano était bien bruyant ; au mari on ne demandera que l'obéissance, mais cela on se croit en droit de l'exiger sérieusement. Ce ne serait vraiment pas la peine d'échapper à l'autorité maternelle, qui semble un peu lourde à supporter à une tête de vingt ans, pour tomber en puissance d'un nouveau maître ; de là cette réponse d'une jeune personne à qui sa mère, au moment du départ pour la mairie, représentait que son futur paraissait bien exigeant et avait tort d'élever de nouvelles prétentions : « Pardonne-lui, maman, ce sont ses dernières volontés ! »

La perspective des diamants et des bijoux qu'on va pouvoir porter, des toilettes où la richesse des garnitures et l'étendue du décolletage remplaceront la simplicité gracieuse, mais un peu primitive, des robes de pensionnaires ; des bals où on valsera, co-

tillonnera et soupera sans autorisation maternelle ;
des romans et des journaux qu'on pourra choisir et
lire à sa guise ; des grands et petits théâtres où on
rira en liberté sans être obligée de baisser les yeux
et de feindre de ne pas comprendre aux endroits
amusants : voilà encore bien des motifs qui font
gaiement accepter des jeunes filles l'idée du mariage, qui leur font même hâter de leurs vœux la
réalisation de cet événement. Ah ! j'oubliais une
dernière raison : l'amour qu'elles peuvent ressentir
pour leur fiancé ; l'oubli est bien excusable, c'est
un argument si rarement mis en cause et de si
mince valeur !

Tout cela, bien entendu, est presque inconscient ;
on ne l'avouerait pas à sa meilleure amie, on se
l'avoue à peine à soi-même ; on veut garder l'au-
réole poétique de la jeune fille se mariant par amour,
alors qu'en réalité le jeune homme présenté est à
l'antipode du rêve qu'on avait fait. Mais si à la
jeune fille on ne peut demander qu'une volonté un
peu plus franchement exprimée, puisque neuf fois
sur dix elle se laisse tout simplement marier par
ses parents, ceux-ci, en revanche, savent parfaitement ce qu'ils font, et c'est d'eux qu'on est en droit
d'exiger un peu plus de raison. Lorsqu'ils se montrent pressés de marier leur enfant parce qu'ils désirent la voir unie à un jeune homme qu'ils ont pu
apprécier, ou qu'ils espèrent revivre une seconde
fois dans leurs petits-enfants, la chose est très naturelle et digne d'éloges, à condition que l'âge et la
santé de la jeune fille la rendent propre au mariage.
Mais, je puis le dire, parce qu'en qualité de médecin
j'ai eu souvent l'occasion de constater le fait, c'est
justement cette santé, délicate ou douteuse, qui
parfois pousse les parents de très bonne foi à marier
le plus tôt possible leur fille, sous le fallacieux prétexte que le mariage la guérira. Je ne parle pas,
bien entendu, des maladies très caractérisées et

plus ou moins graves qui devraient empêcher à tout jamais l'union de ceux qui en sont atteints ; il en a été question précédemment (chapitre v). Je fais allusion seulement à ces états de malaise général, qui ne compromettent pas l'existence, mais la rendent insupportable à celles qui en sont atteintes et à leur entourage. Voici par exemple la chloro-anémie, ce qu'on appelle vulgairement les *pâles couleurs :* c'est une affection très fréquente chez les jeunes filles des grandes villes, et généralement engendrée par l'air malsain qu'on y respire ; la chlorotique, malgré ses airs languissants, n'est pas en danger ; mais combien ses essoufflements à la moindre ascension d'étages, ses défaillances sans motifs, ses plaintes au sujet de sa tête ou de son estomac, peuvent lasser vite la patience d'un mari, qui n'est pas forcé de comprendre les raisons de ces continuelles jérémiades, et qui, promptement lassé, retourne parfois à la vie de garçon qu'il regrette d'avoir quittée ! Et cette autre fiancée, si nerveuse que la mère disait dans son enfance que « c'est un paquet de nerfs », et que le médecin catalogue avec l'étiquette d'hystérique, la croyez-vous faite pour le mariage, elle dont le professeur Brouardel a tracé le portrait suivant : « La femme hystérique est vive, intelligente, très intéressante par sa conversation, où elle a le talent de passer rapidement d'un sujet à un autre avec une facilité et une aisance extrêmes ; elle tient par-dessus tout à plaire en dehors de toute idée de coquetterie ; elle cajole son interlocuteur, il faut qu'on s'occupe d'elle. C'est, en un mot, une femme très séduisante. Mais quand un malheureux s'est laissé attirer par cette charmeuse et s'est uni à elle dans le mariage, le tableau change bientôt à ses yeux. Le besoin de se faire remarquer s'accentue chez sa femme dans les formes les plus scabreuses. La conversation ne se contente plus d'être agréable, elle devient très épi-

cée, et le désir très impérieux qu'on s'occupe d'elle
la pousse à des actes absolument irréguliers : elle
se compromet. Les conséquences sont plus terribles
encore dans son caractère et dans son intelligence.
Elle est essentiellement menteuse, et c'est là le vrai
critérium de la femme hystérique. » Quelle charmante existence attend le malheureux qui s'est
pourvu d'une pareille compagne !

Et voilà les jeunes filles qu'on marie journellement d'un cœur léger, avec l'intime conviction
qu'on fait œuvre utile, avec le ferme espoir que la
guérison s'en suivra.

> La future est trop maigre ? un mariage engraisse ;
> Trop grasse ? il la maigrit ; bossue ? il la redresse.

C'est par de pareils sophismes qu'on s'habitue à
considérer le mariage comme une panacée, comme
la douce revalescière des jeunes filles dont la santé
laisse à désirer. Au moins, braves parents, consultez
un médecin sur l'opportunité qu'il peut y avoir à
changer l'état civil de votre progéniture, avant de
l'exposer à ce qu'un mari, excusable dans une large
mesure, lui fasse trop vivement comprendre qu'il
n'a pas été créé et mis au monde pour apaiser ses
nerfs ou lui rendre de purpurines couleurs !

Et du côté des hommes, pourquoi se marie-t-on ?
Pour plusieurs motifs, parmi lesquels l'amour tient
peut-être un peu plus de place que dans le clan
féminin, mais dont le principal se rapporte généralement à un intérêt matériel et très personnel.
Tantôt c'est pour payer l'étude de notaire ou
d'avoué, l'établissement commercial ou industriel
qu'on convoite, et dont les frais seront couverts par
la dot d'une jeune fille qu'on connaît à peine, mais
qu'on aimera peut-être... plus tard. Tantôt c'est
pour donner à la maison d'un médecin ou d'un
avocat la *respectability* sans laquelle le talent et le
savoir ne sont rien, et dont les professions libérales

ont encore plus besoin que les autres. Celui-ci cherche dans le mariage le moyen de redorer un blason dont le lustre s'est bien terni depuis les Croisades ; celui-là y voit une occasion de « faire une fin », ce qui veut dire que, quand un homme est mûr, presque blet, déjà inquiété par de vagues élancements, précurseurs de la goutte ou du rhumatisme, il trouve que le moment est arrivé de confier à des mains blanches et amies le soin des frictions hygiéniques réclamées par ses jambes. Banquier ou garde-malade : voilà trop souvent le rôle réservé à la jeune épouse ; voilà pourquoi le mariage dans lequel la femme achète son mari, et qui est le nôtre, ne me paraîtrait pas très supérieur à l'ancienne coutume, encore gardée par quelques peuplades, d'après laquelle c'est l'homme qui achète son épouse, si cette coutume ne menait pas à la polygamie.

En somme il y a à notre époque, en France et chez toutes les nations civilisées, trois catégories dans lesquelles on peut faire rentrer tous les mariages, et qui sont, par ordre de fréquence croissante, le mariage d'inclination, le mariage de raison, le mariage de convenance. Dans le premier seul l'amour a un rôle prépondérant ; les deux autres ont, à des degrés différents, l'intérêt pour guide.

Le *mariage d'amour* ou *d'inclination* a été et est encore bien diversement apprécié. « Se marier par amour, dit Paul de Kock, c'est se loger par le quarantième degré de chaleur, sans songer que l'on peut retomber au-dessous de zéro. » — « Se marier sans amour, répond P.-J. Stahl, c'est s'exiler volontairement en Sibérie, sans même emporter de quoi allumer son feu. » Enfin le sage Montaigne, trop sage peut-être dans la circonstance, a un avis « juste milieu » qui peut satisfaire tout le monde, mais qui ne fait pas avancer la question d'un pas :

Un bon mariage ne doit pas trop appartenir ni ressembler à l'amour, mais plutôt à l'amitié. »

Le *mariage de raison*, mariage d'intérêt par excellence, n'est guère recommandé que par les vieux parents pour qui un homme ou une femme ne valent que par le nombre des écus qu'ils possèdent. « On prêche aux jeunes gens les mariages de raison, dit encore Stahl. Mais si l'on raisonnait, se marierait-on ? Je tiens, quant à moi, pour les mariages d'inclination. Il n'en est pis, ni mieux de ceux-là que des autres. Après l'amour envolé, encore du moins ont-ils eu un bon commencement. » Et quel commencement a-t-il pu avoir, le mariage dont l'image est fidèlement rendue par un tableau bien souvent reproduit, d'une femme jeune et charmante, jouant aux échecs avec un vieux général goutteux, son époux, qui, absorbé dans la méditation d'un coup savant, ne voit pas cette pauvre sacrifiée suivant du regard les élégants cavaliers qui passent au pied de la terrasse! Quelle vertu ne faudra-t-il pas à cette victime de l'argent pour que son mari ne soit pas promptement « minautorisé », suivant l'originale expression de Balzac! N'est-ce pas à propos d'unions de cette sorte que l'auteur de la *Comédie humaine* a pu dire: « Le mariage ressemble à un procès : il s'y trouve toujours une partie mécontente. »

Le *mariage de convenance* a été représenté par le même peintre, sous l'apparence d'un jeune sous-lieutenant de cavalerie, qui, à table, est fort occupé à lire un journal de sport déplié à son côté, et ne fait aucune attention à sa jeune femme, assise en face de lui, les yeux douloureusement fixés sur ce mari qui, il y a un mois peut-être, lui jurait un amour sans fin, de tous les instants. Il a été aussi mis à la scène, dans le premier acte de « *la Boule* », ce mariage de convenance ; il a figuré dans vingt romans. C'est qu'en effet de tous les mariages il est de beaucoup le plus fréquent. Est-ce un bien, est-ce un mal? Auquel des trois donnerons-nous la préférence?

Pour moi, je jette résolument à la mer le mariage de raison ; je ne le crois jamais utile, je le trouve souvent répréhensible. La jeune fille qui, par sa beauté, sa grâce, sa fraîcheur, pouvait choisir entre vingt jeunes gens dignes d'elle, et qui, ayant en raison même de ces qualités fixé l'attention d'un vieillard riche, devient la femme de ce dernier par ordre de ses parents, est digne de notre pitié : elle est cent fois plus malheureuse que l'ouvrière qui épouse un homme aussi pauvre qu'elle, parce qu'elle se condamne à l'apparence du bonheur sans en avoir jamais la réalité. Tromperait-elle son mari, ce que nous lui pardonnerions de grand cœur, que sa félicité ne pourrait être complète, non seulement à cause des remords hypothétiques qu'éveillerait en elle l'adultère, mais aussi à cause des regrets que ne manqueraient pas de lui amener les comparaisons qu'elle pourrait faire. Quant à celle qui fait un pareil mariage de propos délibéré, elle est méprisable si elle a conscience de son infamie ; si elle est inconsciente, c'est une niaise qu'on a peine à plaindre. Dans tous les cas, les parents qui poussent à cette union, ou qui simplement la permettent, peuvent être salués dans la rue ; mais je doute que l'estime publique les accompagne ; non plus que ce vieux mari qui s'est acheté à prix d'or une épouse qui n'était pas faite pour lui ; non plus que le jeune homme qui, pour trouver une forte dot, passe sur toute considération étrangère à celle-ci.

Je ne prétends pas qu'une jeune fille riche ne doive jamais épouser un jeune homme sans fortune, et qu'un jeune homme cousu d'or ne puisse se marier avec une jeune fille pauvre. George Sand dans *le Marquis de Villemer*, Octave Feuillet dans *le Roman d'un jeune homme pauvre*, nous ont montré que de pareilles unions étaient parfois très légitimes, très naturelles. Mais je soutiens que l'argent ne doit pas jouer un rôle exclusif, ni même le premier rôle, dans le mariage, et qu'on lui donne une importance beaucoup trop grande dans les unions contemporaines, au préjudice de la santé et de l'affection mutuelle. On dira sans doute que l'amour, qui seul préside aux mariages d'inclination, est bien souvent aveugle ; que ce qui les fait contracter, c'est une excitation des sens plûtôt que cet amour réel, complet, dans lequel l'estime de l'objet aimé passe avant le désir sexuel lui-même ; que cet emportement physique empêche les deux futurs époux de réfléchir, de chercher à savoir si leurs habitudes et leur position de fortune leur permettront d'être matériellement heureux le lendemain de la noce, ou quand l'ivresse des premiers jours sera calmée. Voilà ce qui fait condamner les mariages d'inclination, en bloc et injustement, par les gens « pratiques » ; voilà ce que personne n'a jamais songé à conseiller comme la perfection. Mais lorsqu'une jeune fille peut choisir entre deux prétendants, dont l'un, moins fortuné, mais pouvant lui assurer le bonheur à défaut de luxe, a ses préférences, pourquoi la forcer à épouser l'autre uniquement parce que sa situation de fortune est mieux établie ? Pourquoi repousser sans examen tous les mariages d'inclination ? Ne peut-il en exister dans lesquels tout ne soit pas livré au hasard, qui satisfassent les goûts des deux contractants sans que leur sort matériel soit compromis sans retour ? Et à tout prendre, le manque de raison qu'on reproche aux unions de cette sorte n'est-il pas plus satisfaisant pour l'altruisme auquel nous devons tendre, que l'excès inverse, le souci exclusif des intérêts pécuniaires, qui est la marque caractéristique des mariages de convenance ?

Comment donc se font ces derniers mariages, les

plus fréquents à notre époque? Parfois les
fiancés se connaissent dès l'enfance ou la prime
jeunesse, leurs familles étant alliées ou amies;
ils ont pu se suivre mutuellement dans leurs ava-
tars successifs, dans leurs transformations du corps
et de l'esprit; ils ont pu apprécier leurs goûts, leurs
tendances; là, pas de surprises, à moins d'aveugle-
ment volontaire: c'est bien, mais c'est rare. En général, on se rencontre pour la première fois en vue
du mariage, non la veille ou le jour même comme
au Gymnase ou au Japon, mais peu de temps avant
l'événement. Les agences matrimoniales sont usées
jusqu'à la corde; le salon de madame Ildefonse ou
de Sainte-Amaranthe, où, tout en prenant une tasse
de thé, on fait la connaissance de jeunes filles élevées à la maison de Saint-Denis ou d'Écouen, ce
dont on ne se douterait guère d'après leur langage
et leurs manières, est devenu un véritable désert
depuis que Monsieur Gogo lui-même s'est aperçu
que la maîtresse de céans abusait abominablement
de sa crédulité. Les annonces dans les journaux,
c'est « très mal porté » : le style en est toujours à
double ou triple entente.

L'Opéra-Comique a eu ses beaux jours : que de
mariages se sont esquissés dans la salle pendant que
sur la scène Mignon regrettait sa patrie ou que Julien
d'Avenel rachetait le château de ses pères avec ses
économies de sous-lieutenant! Mais, hélas! le terrible incendie d'il y a trois ans a mis fin à ce vieux
rôle dont s'acquittait si bien le bâtiment de la rue
Favart, et il ne semble pas que les entrevues se
fassent aussi souvent place du Châtelet. Bien entendu, la présentation n'en a pas moins lieu et c'est
ordinairement dans un salon ami, pendant une soirée intime, où le jeune homme arrive armé de tous
ses avantages, nœud de cravate artistique et bons
mots mêlés, et où la jeune fille, qui sait tout aussi
bien à quoi s'en tenir, détaille des pieds à la tête le-

dit jeune homme. A défaut de maison tierce, c'est dans un musée, Louvre ou Luxembourg, que se rencontrent les deux futurs tourtereaux suivis de leurs parents respectifs, qui profitent de l'occasion pour faire défiler plusieurs siècles d'art « devant l'ignorance ahurie » de leurs rejetons, ou pour esquisser quelques principes d'une esthétique bizarre. Parfois encore c'est dans la galerie d'Orléans ou dans un grand magasin de nouveautés qu'on se rencontre *par hasard* : ce dernier mode est cher aux provinciaux.

Bref la présentation a lieu, ici ou là, peu importe. Ce que je note dès le début, c'est que bien rarement les jeunes gens, les principaux intéressés en somme, sont appelés à se prononcer les premiers : ce sont des amis communs qui, connaissant la situation pécuniaire des deux parties, la dot de la jeune fille, la position du jeune homme, ont songé à les unir. C'est seulement quand on s'est assuré de cela, et de cela uniquement, qu'on les présente l'un à l'autre. Une jeune fille choisissant elle-même celui qu'elle désire épouser et faisant part de ce désir à sa mère, les parents approuvant ce choix avant de savoir ce que le jeune homme gagne par an : voilà ce qui ne se voit pas, ce serait l'abomination de la désolation; déjà l'argent a le pas sur toute autre considération.

Continuons. La présentation faite, la demande en mariage a lieu immédiatement ou fort peu de temps après, si le nez du jeune homme n'a pas paru trop rouge à la jeune fille, si les cheveux de celle-ci ont semblé d'une couleur satisfaisante au jeune homme : car je défie bien l'un et l'autre de baser leur opinion sur d'autres motifs. Qu'en résulte-t-il ? C'est que la réponse favorable faite à une demande aussi précipitamment faite n'engage pas à grand'chose. Jadis c'était différent : les deux futurs époux se liaient réciproquement, par parole ou par serment, dans une cérémonie dite des *fiançailles* ou des *accor-*

dailles, qui différait assez peu de celle par laquelle le mariage lui-même était conclu. On y voyait d'abord les réjouissances habituelles, le repas, les chants, les danses, auxquels prenaient part les parents et les amis. C'était ensuite l'Église qui, par le ministère du prêtre bénissant cet engagement solennel, en augmentait l'importance et l'inviolabilité. La loi civile enfin, ou au moins des coutumes ayant force de loi, prévoyaient le cas où l'un des *promis* manquerait à son serment et lui infligeait une punition plus ou moins sévère : chez les Francs c'était seulement la perte des arrhes, qui, nous l'avons vu, étaient versées par le fiancé ; ailleurs, c'était une forte amende ; dans le royaume de Bourgogne, il y allait encore, au sixième siècle, de la peine capitale. Si les Bourguignons étaient vraiment bien sévères, nous le sommes maintenant trop peu : les fiançailles n'ont même plus lieu ; plus de repas en commun, plus de bénédiction religieuse ; la loi est muette, les magistrats regardent comme nulle et non avenue une promesse de mariage, même écrite et signée par le fiancé ; une bague passée au doigt de la future, et c'est tout. Il semble pourtant qu'un acte aussi sérieux que le mariage devrait être, dès son origine, entouré d'un cérémonial plus imposant. En Angleterre, cette promesse a plus de valeur : celui qui ne la tient pas peut être condamné à de forts dommages-intérêts. Les Français seront-ils toujours de ceux qui se marient avec le plus de légèreté ? A défaut de sanction légale, prenons sur nous de ne pas nous fiancer aussi inconsidérément et retirons notre estime à celui qui ne craint pas de faire à sa fiancée le plus cruel affront qui puisse atteindre une jeune fille.

La demande agréée, le premier bouquet envoyé, la première bague donnée, le jeune homme est admis à « faire sa cour ». Il est de toute évidence que si, chez les peuples civilisés, il n'emmène pas sa femme au domicile conjugal avec la même rapidité que chez les sauvages, c'est pour prendre le temps de la connaître et pour lui permettre de le juger à son tour. Est-ce ainsi que les choses se passent en réalité. Non, bien s'en faut. « A partir du moment où il est convenu qu'on épouse, dit Alphonse Karr, la mère et la fille sont sur leurs gardes. Ce traité d'alliance équivaut à une déclaration de guerre : on ne vous laisse pas un seul instant avec la femme qui doit passer toute sa vie avec vous. » C'est la même idée qu'exprime en d'autres termes M. Legouvé : « On mesure les heures d'entretien aux futurs, on prend soin surtout qu'ils ne se parlent jamais sans témoin. S'ils allaient se déplaire ! Si le mariage allait se rompre ! Que le mariage soit heureux pour la jeune fille, la question n'est pas là, *il faut* qu'elle se marie. Quant au fiancé, son rôle se réduit généralement à quelques visites officielles et à l'envoi quotidien d'un bouquet, commandé une fois pour toutes, et qu'il se hâtera de supprimer le lendemain de son mariage. Cela s'appelle aujourd'hui : *faire sa cour.* » J'accorde qu'on dîne parfois ensemble, qu'une ou deux fois par semaine on se voit dans la soirée pendant deux heures de suite. Est-ce pour chercher à savoir si celui ou celle à qui on va se lier pour le reste de ses jours a en partage la bonté, l'intelligence, le sentiment du beau et du bien, ou... les contraires ? Jamais de la vie ! C'est pour discourir sur l'éclat comparé des émeraudes ou des rubis qui seront dans la corbeille, le confortable du Grand-Hôtel et de l'Hôtel Continental, et autres sujets aussi palpitants d'intérêt pour deux jeunes gens qui sont censés s'adorer. Et voilà comment on justifie cette boutade de Balzac : « Demander à une jeune fille qu'on a vue quatorze fois en quinze jours de l'amour, de par le roi, la loi et la justice, est une absurdité digne de la plupart des prédestinés. »

Au bout d'un temps plus ou moins court, mais qu'il est vraiment inutile de prolonger davantage, était donné ce qu'on fait pendant cette période, vient la signature du contrat. Une grosse affaire, ce contrat ! On invite à en entendre la lecture le plus grand nombre possible d'amis et de connaissances, qui accourent par curiosité bien plus que par intérêt. Et qu'est-ce, en somme, que cette convention en partie double, si ce n'est une suite de précautions prises par les deux familles, comme si, de part et d'autre, on avait affaire à de malhonnêtes gens, capables de tous les détournements possibles si on ne les liait par un acte notarié, dûment enregistré ! Il n'y est question que d'acquêts, de dotalité, et autres termes barbares que les assistants avalent comme ils peuvent, souvent sans les digérer.

De temps en temps arrive un chiffre dont l'importance éclate comme une fanfare, et ce grimoire a le don de réjouir tout le monde, à l'exception pourtant des ascendants qui fournissent « les espérances », et dont l'un, dans une comédie de Labiche, finit par s'écrier : « Mais il n'est question que de ma mort là-dedans ! » Ce à quoi un ami intime répond : « Eh bien ! de quoi veux-tu qu'il soit question ? » En même temps, nouvelle ostentation, la corbeille est soumise à l'appréciation des invitées et invités, qui admirent devant, critiquent derrière, comme si les valenciennes des pantalons et les guipures des chemises de nuit de la mariée étaient faites pour être sondées par les regards masculins. Mais, comme l'a dit Chamfort, « le mariage, tel qu'il se pratique chez les grands, est une indécence convenue » ; de nos jours, il n'y a plus de « grands », de sorte que l'indécence s'est étendue à toutes les classes.

Mais voici le grand jour arrivé ! Par *grand jour*, on devrait entendre, ce me semble, celui où le jeune homme est légitimement uni à sa femme, où sont

civilement noués les liens de l'hyménée (style ro-
coco), ces fameux liens qu'on voit si peu et qui joignent si sérieusement.

Que ce serait mal connaître notre société poseuse
et moutonnière que de croire qu'elle en juge ainsi !
Les « gens distingués » ne vont pas à la mairie et à
l'église le même jour ; ils ragent fortement d'être
obligés de passer par le premier de ces édifices avant
d'arriver au second ; ils se vengent de la nécessité de
comparaître devant monsieur le Maire par l'indifférence, pour ne pas dire plus, qu'ils affectent à l'égard
d'une cérémonie aussi égalitaire. Leur toilette est
à peu près celle de tous les jours, tandis qu'elle est,
pour l'église, aussi luxueuse que possible. On écoute
fort peu les articles du Code, on bavarde, on rit,
toute émotion est proscrite ; mais on est d'un re-
cueillement absolu pendant l'allocution du prêtre,
ce speech qu'on déclare « touchant » parce qu'on se
pince pour le trouver tel, et qui, ayant servi pour
toutes les paroissiennes dont les offrandes ont été
suffisamment élevées, est aussi ressassé que le discours municipal. Quant aux « petites gens », qui en
terminent le même jour avec les deux cérémonies,
leur respect pour l'écharpe du maire n'est pas beaucoup plus profond. C'est que, il faut le dire, dans
cette indifférence affectée ou réelle de la cérémonie
laïque, il y a beaucoup de la faute de la société
civile, qui laisse à cette dernière un peu trop de
simplicité. Nous aimons le panache : voilà ce que
l'Église a toujours compris, et elle l'a montré en
déployant une pompe tarifée ; c'est notre amour du
luxe et notre besoin d'ostentation qu'elle a mis à
contribution et auquel l'État devrait dans une certaine mesure donner satisfaction.

Quoi qu'il en soit, et pour en rester au point de
vue hygiénique qui est toujours le nôtre, je me per-
mets de trouver beaucoup plus morale et plus salutaire la terminaison du mariage en un seul jour :

pourquoi faire languir pendant plusieurs jours le
fiancé auprès de celle qui est déjà sa femme... sans
l'être !

Quant aux réjouissances dont se compose la noce
proprement dite : promenade au bois de Boulogne,
passage sous la cascade, ascension chez le photo-
graphe, etc., dans un certain monde ; lunch, dîner
et bal dans un autre, je n'en dirai qu'un mot :
c'est qu'en général, dans toutes les classes, ces réjouissances sont combinées de telle sorte, que, du
matin au soir, elles constituent une fatigue perpétuelle, et cela précisément le jour où les jeunes
époux auraient le plus grand besoin de repos, le
mari parce que ses nerfs sont déjà suffisamment
fatigués par l'ébranlement auquel les soumet l'im-
patiente attente de la nuit de noces, la femme parce
que toutes ses forces ne seront pas de trop pour
supporter l'assaut qu'elle aura à subir le soir
même.

De cette esquisse sommaire, je ne veux pour le
moment tirer que deux conclusions. La première,
c'est que, au point de vue du mariage, nous n'avons
pas lieu d'être très fiers des progrès que nous avons
pu faire, comparativement aux peuples anciens ou
sauvages. Nous ne pratiquons plus, à la vérité, le
mariage par capture ; je crois même que c'est à tort
qu'on a voulu voir des vestiges d'enlèvement simulé
dans la voiture qui mène et ramène la mariée et
dans le voyage de noces : la voiture est simplement
une commodité, dont tous les parents et invités usent
aussi bien que les jeunes époux ; le petit voyage est
une absurdité dont nous reparlerons, et qui a pour
motifs la mode et l'usage, bien plus qu'un simulacre
de rapt de la mariée. Notre mariage français est, en
somme, une combinaison du mariage par achat et
par consentement mutuel. Au consentement des
conjoints, que la loi exige, il n'y a rien à reprendre ;
ce n'est qu'une formalité, mais une formalité indis-

pensable à conserver; le consentement des parents,
moins nécessaire, pourrait peut-être être modifié
dans un sens plus libéral, plus propre à favoriser le
mariage, ainsi qu'on l'a récemment proposé. L'achat,
au contraire, et c'est là ma seconde conclusion, est
beaucoup trop largement représenté dans cette combinaison de deux éléments d'où naît un mariage : les
conditions pécuniaires y prennent la première, je
dirai presque l'unique place. A peine tient-on compte
de la similitude de goûts, de l'affection réciproque
des futurs conjoints ; du reste, on ne laisse à ceux-ci
ni le temps ni les moyens de se connaître. Quant à
la question de santé, elle compte à peine ou ne
compte pas, et c'est elle pourtant qui devrait l'emporter sur toute autre ; nous avons vu précédemment
quelle action considérable elle exerce sur l'avenir
des époux et de leurs enfants. En résumé, je crois
qu'il faudrait remanier complètement l'ordre dans lequel on classe les considérations d'après lesquelles
on décide un mariage, et placer au premier rang la
santé, au second rang la sympathie mutuelle, au
troisième et dernier Sa Majesté l'Argent ; c'est
exactement l'inverse de ce qui a lieu de nos jours.

IX

NUIT DE NOCES, VOYAGE DE NOCES ET LUNE DE MIEL

Prise de possession de la jeune épouse. — Conseils à l'époux. — Importance de la virginité variable d'un peuple à l'autre. — Infibulation et ceintures de chasteté.— L'hymen et la défloration.— Dangers du voyage de noces. — Prudence nécessaire pendant la lune de miel.

« C'est l'heure, sa mère la quitte en versant quelques larmes. » Il est bien facile de faire quelques plaisanteries grossières ou surannées sur l'émotion larmoyante de l'entourage féminin, sur la gravité affectée du clan masculin, au moment où Elle, la jeune épouse, est livrée au mari, et plus encore sur ce qui va suivre cette heure unique dans l'existence, que les anciens notaient d'une pierre blanche. Il est plus difficile, mais infiniment plus noble, de prendre cet instant solennel comme sujet d'enseignements élevés, de conseils émus, comme l'a fait Michelet, le p us grand peut-être des poètes en prose. Pour éviter le double écueil de répéter des inepties qui n'ont plus cours que dans le fond des campagnes, et de redire, en beaucoup moins bons termes, les touchantes instructions que tous les jeunes mariés devraient lire dans l'*Amour*, je m'en tiendrai exclusivement au rôle plus modeste d'hygiéniste : c'est en médecin que je considérerai la nuit de noces et ses suites immédiates.

Il est des peuplades chez lesquelles le mari ne prend possession de son épouse qu'au bout d'un temps plus ou moins prolongé après la célébration de l'union conjugale. Ainsi, le professeur Mantegazza nous apprend qu'au pays des Samoièdes la femme doit cacher son visage à son mari pendant les deux premières semaines, après lesquelles seulement la conjonction physique s'eccomplit; que dans la province de Victoria, dans l'Australie méridionale, l'épouse, assistée de la plus proche parente célibataire du mari, et celui-ci avec un de ses amis, dorment des deux côtés opposés du feu pendant deux lunes, sans pouvoir ni se regarder, ni se parler, durant ces deux longs mois d'épreuve; que les Hyoungthas n'approchent pas leurs femmes pendant les sept premiers jours, etc. Comprenne qui pourra cette réserve, dont la trace existait à Sparte, où le jeune mari, pendant les premiers jours, ne pouvait visiter sa femme que furtivement, en trompant la surveillance de ses camarades! Peut-être a-t-elle pour but d'habituer graduellement la nouvelle épousée à son changement de position, à l'idée qu'un autre individu qu'elle-même et que ses parents peut disposer de sa personne. Il faut avouer, s'il en est ainsi, que sous ce rapport certains peuples anciens, ou regardés comme barbares, pourraient nous rendre des points en fait de délicatesse : car une abstinence aussi prolongée serait impossible à obtenir des jeunes Français ; mettons que leur empressement vient d'un excès de galanterie, et n'en parlons plus.

Donc, après une journée horriblement fatigante, précédée d'une série de jours et de nuits qui ne l'ont guère moins été, en raison des courses nécessitées par les achats de toute sorte, des soirées et présentations quotidiennement répétées, la mère fait à sa fille le signe convenu par lequel elle l'invite à cesser d'inscrire sur son carnet de danse les noms des valseurs empressés, pour la remettre entre les mains de l'heureux mari. Elle ne demande certes pas mieux, la jeune mariée, que d'aller se débarrasser une fois pour toutes de la couronne et du bouquet de fleurs d'oranger, charmants à l'œil mais si encombrants, et de prendre un repos bien gagné, surtout en compagnie de l'époux de son choix. Car nous supposons, chose rare, qu'elle a choisi elle-même celui dont elle va porter le nom, et qu'elle a conservé la candeur du premier âge, grâce à laquelle elle ignore du mariage tout ce qui n'est pas l'union de deux cœurs aimants ; elle n'a pas eu de camarades de pension ou de cours qui, mariées avant elle, lui aient laissé entrevoir une partie de la réalité ; jamais elle n'a parcouru un de ces livres, qui, ouverts sur le bureau paternel, auraient pu lui apprendre plus qu'elle ne doit savoir ; aucun petit cousin n'a levé pour elle le moindre coin du rideau. Aussi, sincèrement et candidement naïve, elle s'abandonne toute à celui en qui elle a pleine confiance, bien qu'elle sente confusément qu'il doit lui révéler des choses nouvelles, qu'elle suppose plus étranges qu'elles ne le sont en réalité. Son rôle, à tout prendre, est des plus simples, étant purement passif : peut-être tremble-t-elle un peu, mais c'est moins par émotion personnelle que par contagion de celle qu'elle lit sur le visage des parentes âgées.

Combien plus difficile, combien plus embarrassant est le rôle du mari en ce moment psychologique, où il est, de par Dieu et de par la loi, armé d'un droit irrésistible, dont il est seul maître de fixer l'étendue ! Ce premier contact de la chair, ordinairement douloureux, presque toujours pénible pour cette jeune femme qui n'en soupçonnait pas toute l'intimité, lui cause, pour peu qu'elle soit nerveuse et délicate, une impression violente, d'autant plus forte même qu'elle y était moins préparée par son ingénuité. Si elle a épousé un homme circonspect, capable de comprendre et de mettre en pratique les ménagements de rigueur, elle sera légèrement effarouchée par ce rapprochement physique auquel elle ne s'attendait pas; mais l'émoi sera de courte durée, la consolation viendra vite et complétement. Si, au contraire, la malheureuse est unie à une de ces brutes que l'instinct seul dirige, qui se conduisent

Comme des cerfs en rut ou des gladiateurs,

pour qui une vierge ne mérite pas plus d'égards que la messaline qui traîne au coin de la rue voisine, « quelle image de l'amour va se graver dans son esprit, demande M. Legouvé? Il en est à qui cette sauvage prise de possession a inspiré une telle horreur qu'elles en sont restées frappées d'incurables souffrances, et que ce souvenir seul éloigne de leur mari. Est-ce ainsi que dans le monde s'approchera de la jeune femme l'homme qui tentera de lui plaire? Est-ce sous cette forme qu'il lui représentera l'amour? Comment pourra-t-elle résister quand, au lieu d'une agression nocturne et soldatesque, elle rencontrera des regards pleins de respect, qu'elle entendra des paroles suppliantes et prononcées tout bas, qu'elle verra des transports de joie et des larmes de reconnaissance pour une fleur donnée ou pour un serrement de mains? Alors, étonnée, enivrée, vaincue par la surprise même, elle se trouvera sans défense contre ce sentiment qu'elle calomniait : c'est le mari qui aura préparé le triomphe de l'amant. »

S'il veut s'éviter pareille mésaventure, qu'il se souvienne, ce mari, des instructions qu'un de nos ancêtres professionnels, l'illustre Ambroise Paré, donnait aux nouveaux époux, il y a plus de trois siècles, dans ce langage imagé dont les médecins contemporains ont perdu le secret : « L'homme étant couché avec sa compagne et épouse, la doit mignarder, chatouiller, caresser et émouvoir, s'il

trouvait qu'elle fût dure à l'esperon : et le cultiva-
teur n'entrera dans le champ de nature humaine à
l'estourdy, sans que premièrement n'aye fait ses
approches, qui se feront en la baisant, maniant ses
petits mamelons, afin qu'elle soit esprise des désirs
du mâle (qui est lors que la matrice lui frétille),
afin qu'elle prenne volonté et appétit d'habiter et
faire une petite créature de Dieu et que les deux
semences se puissent rencontrer ensemble ; car au-
cunes femmes ne sont pas si promptes à ce jeu que
les hommes. » Qu'il relise aussi les paternels conseils que lui donne Michelet : « Jeune homme... au
mariage ton bonheur est immense, mais combien
sérieux ! Respecte-le. Ouvre ton cœur à la gravité
sainte de l'adoption que tu vas faire, à l'infinie tendresse que réclame de toi celle qui vient à toi, toute
seule et dans une confiance infinie... Elle a ce bonheur de penser qu'elle est désormais dans ta main.
Y sera-t-elle bien ou mal ? Et comment la traiteras-
tu ? Cela te regarde, non elle... Je te fais et te constitue son protecteur contre toi-même. Oui, contre
toi. Ne te récrie pas tant. Contre toi ; car, à cette
heure, tu es l'ennemi. »

De cette première nuit passée en commun ses
sens et son esprit garderont peut-être un souvenir
qui ne s'effacera plus : il dépend du mari que ce souvenir soit bon ou mauvais, qu'il crée entre les époux
un lien indissoluble ou qu'il élève entre eux une
barrière infranchissable. Combien la jeune femme
pardonnera plus facilement une gaucherie, une
maladresse, qu'un emportement brutal, qu'une attaque sauvage : l'embarras de celui qu'elle aime té-
moignera du trouble qu'elle cause et ne sera pas
pour lui déplaire, tandis qu'un assaut de violence
excessive ne lui inspirera que honte et dégoût. Ils
sont rares, en l'an de grâce 1890, les jeunes gens
qui, en se mariant, sont aussi novices que leurs
femmes, et franchement ce serait bien peu « fin de

siècle », que le professeur ne fût pas plus instruit que l'élève. C'est à M. Denis à se mettre en frais d'éloquence ; mais il doit avoir le bon goût de n'être pas trop emporté dans ses beaux discours, et de « faire ses approches » avec une prudente lenteur, s'il ne veut pas blesser sa « colombe effarouchée ». Car une fougue maritale trop impétueuse peut avoir pour celle-ci des inconvénients fort graves : le contenant étant à ce moment d'un diamètre très étroit par rapport au contenu, des déchirures profondes, des hémorragies, ou au moins des inflammations longues et douloureuses, peuvent résulter d'une intromission faite avec trop de force et trop de rapidité. La dilatation naturelle s'opère vite par accoutumance des deux organes l'un à l'autre : c'est l'affaire de quelques jours, et la perspective de créer des désordres irréparables, par une brusquerie trop grande, doit suffire à mettre en garde contre celle-ci.

En somme, le mari a une double raison pour ne pas prendre possession de sa femme à la façon d'un sauvage violant une captive : lui épargner des dangers physiques dont elle pourrait garder la trace pendant le reste de son existence ; éviter de froisser ses sentiments de pudeur et de lui laisser de sa nuit de noces un souvenir répulsif. Si cela ne suffit pas encore, qu'il craigne d'inspirer le désir de faire des comparaisons qui ne seraient probablement pas à son avantage. Pas d'apparences de viol ni de débauche : **voilà en deux mots le principe qui doit le guider.**

Mais à quoi prétendent-ils donc, ces maris ardents, pleins d'une *furia* qui n'est pas exclusivement française, mais cosmopolite ? A l'accord de deux âmes rêvant au clair de lune ? Pareille communion s'arrangerait mal d'un tel emportement. A la satisfaction matérielle du sixième de leurs sens ? Ils l'ont, pour la plupart, goûtée vingt et cent fois déjà

sans que leurs transports fussent aussi exultants.
Non ; ce qu'ils cherchent, vous le savez comme moi,
ils veulent cueillir la fleur virginale qui ne repousse
pas ; leur bonheur vient de la rupture de ce lambeau
membraneux que les médecins nomment *hymen*, et
dont l'intégrité, pensent-ils, témoigne de la pureté
de celle qu'ils ont épousée.

C'est une chose remarquable que la diversité des
appréciations des différents peuples sur l'importance
qu'il convient d'attacher à la virginité. Pour les uns,
c'est un point d'un intérêt très secondaire, c'est
même un empêchement à la satisfaction immédiate
des désirs du mari, et celui-ci n'a qu'à se louer que
la barrière ait été enfoncée par un autre, qui a pris
cette peine à sa place. Ainsi Gomelli-Careri, voyageur napolitain qui fit le tour du monde pendant les
dernières années du dix-huitième siècle, rapporte
ce qui suit, dans son *Giro del mondo*, à propos des
mœurs des indigènes des Philippines : « On ne connaît point d'exemple d'une coutume aussi barbare
que celle qui s'y était établie, d'avoir des officiers
publics, et payés même fort chèrement, pour ôter
la virginité aux filles, parce qu'elle était regardée
comme un obstacle aux plaisirs du mari. A la vérité
il ne reste aucune trace de cette infâme pratique
depuis la domination des Espagnols ; mais aujour-
d'hui même un Bizayos s'afflige de trouver sa femme
à l'épreuve du soupçon, parce qu'il en conclut que,
n'ayant été désirée de personne, elle doit avoir
quelque mauvaise qualité qui l'empêchera d'être
heureux avec elle. »

Chez les Phéniciens, c'est à un esclave qu'était
confiée la mission dont s'acquittait un officier public
chez les Bizayos. Au Cambodge, au Malabar, dans
e royaume de Calicut, et autres provinces de l'Hin-
doustan, ce rôle était réservé à des prêtres, à des
brahmanes, dont quelques-uns n'avaient pas d'autre
office, et qui recevaient une forte somme d'argent

des parents de la jeune fille, en raison du service qu'ils rendaient à celle-ci, qui sans cela n'aurait pas trouvé de mari. Les livres chinois, même techniques, ne font, paraît-il, aucune allusion à la défloration : on juge par là du peu de place que la virginité occupe dans l'esprit des habitants du Céleste-Empire !

En d'autres points du globe on y attache une très grande importance, même chez certaines peuplades peu avancées en civilisation, d'Afrique et d'Amérique, où le mari peut renvoyer à ses parents l'épouse qu'il n'a pas trouvée vierge : c'est ainsi que les choses se passent également en Perse, en Égypte, en Nubie. Chez quelques peuples, le mari est si fier de la virginité de sa femme qu'il expose à tous les yeux, le lendemain de la noce, la chemise ensanglantée de la mariée, ou qu'il montre triomphalement son index rougi par le sang qu'a fait couler son introduction de vive force dans les parties génitales de la jeune femme.

A diverses époques, des parents soucieux de conserver à leurs filles cette « virginité sainte » si prisée de la plupart des époux, ou des maris voulant garder intacte la vertu de leurs femmes, eurent recours à divers moyens mécaniques, plus sûrs d'après eux que toutes les promesses. Telle fut l'*infibulation*, opération qui consistait à réunir, au moyen d'un anneau (*fibula*), les parties dont la liberté est nécessaire au coït, de façon à rendre celui-ci impossible : dans la Rome antique, l'infibulation était appliquée, en vue de leur conserver la voix, aux histrions, chez qui on passait l'anneau à travers le prépuce ramené sur le gland ; puis on pratiqua l'opération chez la femme, en faisant traverser les grandes et les petites lèvres par l'anneau ; elle est encore en usage sur les femmes de diverses peuplades nubiennes. Parfois, dans les mêmes contrées, en Abyssinie et au Soudan, on entaille légèrement la face interne des grandes lèvres, qui, maintenues en contact pendant un certain temps, s'accolent si complétement qu'il reste seulement un orifice pour l'écoulement de l'urine et du sang mensuel : au moment du mariage, le mari ou une matrone incise la cicatrice. C'est également pour empêcher leurs épouses de donner le moindre coup de canif dans le contrat que les croisés et leurs descendants employaient les ceintures et cadenas de chasteté, dont ils avaient rapporté le modèle d'Orient, et dont Brantôme parle en ces termes : « Du temps du roy Henry il y eut un certain quinquailleur, qui apporta une douzaine de certains engins à la foire de Saint-Germain pour brider le cas des femmes, qui estoient faicts de fer et ceinturoient comme une ceinture et venoient reprendre par le bas et se fermer à clef, si subtilement faicts qu'il n'estoit pas possible que la femme, en estant bridée une fois, s'en peust jamais prévaloir pour ce doulx plaisir, n'ayant que quelques petits trous menus pour servir à pisser. »

De notre temps, cadenas et ceintures sont relégués au Musée de Cluny, où les cherche, en vain le plus souvent, la curiosité malsaine de jeunes badauds, moins épris des choses de l'art que hantés de lascives visions. La chasteté féminine n'en est pas moins grandement prisée : mais nous sommes plus confiants dans l'éducation de la jeune fille, dans la sagesse de l'épouse. Malgré cela, beaucoup de jeunes maris ont au sujet de la pureté physique de leur femme, au début de la nuit de noces, des préoccupations souvent exagérées sur lesquelles il est bon de nous expliquer.

L'hymen, on le sait, est un repli membraneux qui ferme l'entrée des voies génitales de la femme vierge, qui existe chez toutes les races humaines, et qui ne manque que dans des cas trop rares pour qu'on ait à s'occuper de ces exceptions. Par contre, sa forme et sa consistance varient dans des limites assez étendues. Normalement elle est percée d'une ouverture, qui chez les enfants admet à peine l'extrémité d'une plume d'oie, et qui à la puberté permet l'introduction du petit doigt : c'est par cet orifice que s'écoule le sang des règles. L'aspect de cette membrane et de son ouverture permet de lui assigner plusieurs variétés : *hymen semi-lunaire*, le plus fréquent, en forme de croissant à concavité supérieure, dont les pointes ou cornes peuvent s'étendre très haut dans l'*hymen en fer à cheval* ; — *hymen annulaire*, en forme de diaphragme circulaire percé d'une ouverture centrale, ou de deux ouvertures latérales (*hymen en bride*), ou de plusieurs orifices (*hymen criblé* ou *en pomme d'arrosoir*) ; — *hymen bilabié*, plus rare, ayant une fente linéaire verticale ; — *hymen frangé*, plus rare encore, présentant à son bord libre, sans avoir été déchiré, des franges qui lui donnent l'aspect déchiqueté. Quelquefois l'hymen ne présente aucune ouverture naturelle, et, mettant obstacle à la sortie du sang menstruel, doit être incisé chirurgicalement. Tantôt il est si fragile, qu'un écartement brusque des membres inférieurs de la jeune fille, tombant sur le sol, se livrant à des jeux trop violents, etc., peut le rompre ; tantôt il est si résistant qu'on a vu les rapports sexuels avoir lieu avec le mari pendant plusieurs années sans que l'hymen fut rompu : il avait été simplement repoussé en arrière, et, le liquide fécondant ayant passé par l'orifice naturel, une grossesse était survenue, puis l'accouchement, qui, au dernier moment, avait obligé l'accoucheur à faire l'incision nécessaire.

Théoriquement il est admis que cette membrane existe chez toutes les vierges et se rompt par la consommation du premier coït ; que par suite sa présence est un signe certain de virginité et son absence une preuve de défloration.

On conçoit dès lors l'importance qu'elle a, au point de vue médico-légal, en ce qui concerne les affaires

9.

de viol. Mais les médecins légistes, gens fort experts en la matière, conviennent des difficultés qu'ils éprouvent à affirmer ou à nier la défloration par le seul examen de l'hymen, et le lecteur peut se rendre compte de ces difficultés, maintenant qu'il connaît les formes si variées que présente le repli en question, l'aspect frangé qu'il a parfois naturellement, la facilité avec laquelle un exercice violent peut le rompre, etc. Aussi les maîtres en médecine légale conseillent-ils de s'entourer de mille précautions, de prendre cent renseignements, avant de se prononcer dans une si délicate conjoncture.

Comprend-on maintenant pourquoi je trouve ridicules les soucis du jeune mari au sujet de l'hymen, pourquoi je lui conseille de songer à toute autre chose? De deux choses l'une : votre femme est vertueuse ou elle ne l'est pas. Dans ce dernier cas, croit-on qu'elle manquera d'artifices pour faire croire à une virginité depuis longtemps perdue? L'écoulement de sang? Quoi de plus simple que de choisir pour jour du mariage celui où les règles vont s'arrêter et coulent encore un peu, ou d'introduire à l'endroit voulu quelques gouttes du sang d'un animal quelconque? La douleur causée par la rupture? Quoi de plus facile que de la simuler par une pantomime dont le plus malin ne pourra discerner la mauvaise foi? L'étroitesse des parties? N'est-ce pas pour la corriger qu'ont été inventées les eaux de toilette dont chaque parfumeur et pharmacien a inventé une nouvelle recette? A tout cela, je vous le dis en vérité et familièrement, vous ne verrez que du feu !

Par contre, votre femme, justement parce qu'elle est vertueuse, n'a pris aucune de ces précautions : mais la nature l'a conformée de telle sorte qu'elle ne présentera ni douleur, ni écoulement sanguin, et, si vous n'êtes prévenu de cette possibilité, vous lui en voudrez, vous en voudrez à ses parents, d'une inconduite inventée par votre imagination; ne pouvant, comme en Perse, la renvoyer dans sa famille, vous garderez dans le cœur un soupçon injuste, sans fondement, qui suffira peut-être à empoisonner votre existence et la sienne.

Croyez-moi, jeunes époux, vous avez d'assez nombreuses et charmantes occupations pendant cette première nuit que vous passez avec votre femme, sans qu'il soit nécessaire d'y joindre la recherche d'un rébus dont l'explication est pour vous insoluble. Êtes-vous de ceux qui se marient par voies d'annonces dans les journaux ou par l'entremise d'agences bizarres? Vous devez vous attendre à *tout*, et ne vous en prendre qu'à vous-mêmes de ce qui peut arriver. Êtes-vous, comme je l'espère, de ceux qui se marient dans un milieu connu de vous, honnête, où la flirtation n'est pas le premier et le dernier mot de l'instruction donnée aux jeunes filles ? Croyez à la vertu de votre femme : si vous lui donnez votre nom, c'est que vous l'avez trouvée digne de le porter dans l'avenir ; pourquoi la soupçonner dans le passé ?

Passons maintenant au second sujet de ce chapitre, au *voyage de noces*. S'il est, parmi les sottises imposées par cet être impersonnel qu'on nomme *la mode*, une absurdité plus bête que les autres, c'est bien cette coutume presque universelle de monter en wagon le soir même du mariage pour s'en aller... au diable. C'est contraire à l'hygiène, c'est contraire à la morale, c'est contraire à la raison : voilà les trois points que, à l'instar de tout prédicateur qui se respecte, je voudrais passer successivement en revue.

C'est contraire à l'hygiène, non pas seulement à celle qui ne se traite qu'en termes barbares dans de gros bouquins techniques, mais à l'hygiène la plus banale, la plus accessible à tous. Comment! alors qu'un lit moelleux, bien fait, vous attend dans un appartement confortable, préparé pour vous, suivant vos goûts, où vous trouverez un service discret et intelligent, souvent dévoué, vous aimez mieux passer votre nuit dans un wagon qui, si *sleeping-car* qu'il soit, n'est pas précisément installé pour dormir à l'aise, surtout à deux, surtout quand on est marié du matin ou de la veille ! Aussi vous êtes moulus quand vous débarquez dans une ville quelconque, où votre premier soin est de monter dans une chambre d'hôtel. Mais après quelques heures consacrées au séjour au lit, mais non au repos, vite vous vous élancez au dehors, en voiture, en bateau ou à pied : il faut bien voir les curiosités du pays, le musée qui ferme de bonne heure, le soleil qui se couche derrière la montagne voisine, la lune qui se lève sur le lac à côté ! Vous n'êtes pas là pour vous amuser, au contraire ! Madame une telle, pendant son voyage de noces, n'a été qu'en Belgique ou en Italie : il faut bien la dépasser, pousser jusqu'en Suède et en Russie ! Très bien portées, la Russie et la Suède ; plus tard on ira au Kamtchatka. Dieu me garde de dire du mal de nos amis du nord, mais franchement, ce n'est pas le lendemain du mariage qu'on devrait leur faire visite, c'est trop d'empressement. Pendant quinze jours, trois semaines, un mois, vous courez de ville en ville, de lac en lac, de point de vue en point de vue, de table d'hôte en table d'hôte, usant vos forces, digérant mal, ne dormant pas. Vous devenez terreux, vous faites peur aux autres et à vous-mêmes : tout cela, pour dater vos lettres d'un *fiord* ignoré ou d'une ville trop connue de Suisse ou d'ailleurs.

Ces délices sont communes aux deux voyageurs. La jeune épouse va, par surcroît, connaître des souffrances qui lui sont propres, dont la trace sera plus ou moins durable, et dont le Dr Guéneau de Mussy lui donne l'avant-goût suivant : « A peine les jeunes époux sont-ils unis que pour obéir à une mode, c'est-à-dire au caprice de quelques-uns, imité par la foule moutonnière, ils se lancent à toute vapeur dans des pérégrinations lointaines. L'appareil le plus important de l'économie de la femme, celui pour lequel elle vit tout entière, suivant l'expression d'Hippocrate, va entrer en fonctions au milieu de circonstances qui la rendent plus nerveuse et plus irritable. Elle va subir un vrai traumatisme qui ébranlera tout son être, et c'est ce moment qu'on choisit pour ajouter aux incitations conjugales de l'organe les trépidations des chemins de fer, les courses fatigantes, les émotions d'une scène qui change sans cesse. Des journées d'une activité fébrile succèdent à des nuits qui ne les réparent pas. Combien de métrites catarrhales rebelles, d'engorgements, de péritonites suivies de stérilité, quelquefois même mortelles ; combien de fausses couches qui, mal soignées, rendent l'organe inapte à une nouvelle fécondation ou préparent une série de fausses couches successives, ont succédé à ces voyages insensés ! »

Le Dr Gallard est du même avis : il croit aussi à la production d'inflammations utérines et de fausses couches pendant la durée et par le seul fait de cette absurde pérégrination. « On voit souvent, dit-il, la métrite, et surtout la métrite interne, se développer peu de temps après le mariage, et c'est ce qui a fait accuser les excès de coït, dont l'action ne saurait être douteuse... Mais je me demande si, dans bien des cas, la véritable cause ne serait pas plutôt une série d'avortements, survenus peu de temps après la conception..... Je ne m'explique pas autrement la production de la plupart des métrites internes qui surviennent au début d'un assez grand nombre d'unions conjugales. Je crois que le plus souvent alors il y a eu conception, suivie d'un avortement très précoce que j'attribue moins à l'abus du coït qu'à l'habitude, si fort à la mode aujourd'hui, du

voyage de noces. La jeune femme qui, au moment
de la conception, a éprouvé des sensations incon-
nues pour elle, ne soupçonne pas l'état dans lequel
elle se trouve. Pendant le cours du voyage, quelquefois à la suite d'une excursion plus ou moins
fatigante, elle voit apparaître ses règles. Sont-elles
en retard ou en avance? Elle songe à peine à le
remarquer. Leur abondance même, plus grande
peut-être que d'habitude, n'attire pas son attention
ou lui paraît justifiée par son état nouveau. Du
repos, des soins hygiéniques qu'elle avait l'habitude de prendre à cette époque, il est à peine question. Le voyage continue. Les fatigues se succé-
dent ; une nouvelle époque ou peut-être un nouvel
avortement se produit, et, au bout de quelques
mois, la nouvelle mariée, partie bien portante, revient
épuisée, endolorie, toute désolée de rester inféconde,
alors que l'état dans lequel elle se trouve est la
conséquence d'une ou de plusieurs conceptions
ayant mal abouti, plutôt que d'une stérilité véritable. »

Et nunc erudimini! Je crois que l'opinion, aussi
fortement motivée, de deux médecins tels que ceux
que je viens de citer, n'a pas besoin d'être corro-
borée par le témoignage d'autres confrères, et se
passe de commentaires. Si vous donnez au mariage
le but élevé, familial, qu'il doit avoir, si vous dé-
sirez que des enfants égayent vos jeunes années en
attendant qu'ils prennent soin de votre vieillesse,
si vous ne voulez pas semer les gages de votre
amour dans des lits d'hôtel où ils ne prennent pas
racine, restez chez vous.

Restez chez vous, dit l'hygiène. La morale, ou,
si vous voulez, les convenances, répètent ce refrain.
Ici encore c'est la jeune femme qui est la plus intéressée à ne pas porter aux quatre coins cardinaux
les pétales de cette couronne d'oranger, que nos pères
conservaient pieusement dans un globe de verre,

par une touchante habitude dont nous avons peut-
être tort de rire. Que monsieur ne craigne pas de
montrer partout où il passe, par son empressement
significatif, par ses serrements de main, par ces
mille riens qui dénoncent les jeunes mariés, combien le *oui* sacramentel est de fraîche date, qu'il ne
redoute pas les gorges chaudes que le garçon d'hôtel
ne manquera pas de faire avec la femme de chambre
devant le lit soi-disant nuptial, passe encore : il en
a vu bien d'autres ! Mais vous, madame, vous qu'un
regard effarouche, qu'un mot à double entente fait
rougir, comment supporterez-vous les sourires mal
dissimulés, les chuchotements narquois, qui vous
salueront au passage ? Vous avez justement voulu,
dites-vous, éviter par votre fuite les investigations
malséantes, les questions indiscrètes, que vous
pourriez subir de la part de parents et d'amis im-
portuns ? Mais d'abord vous n'y échapperez pas ;
vous les subirez à votre retour, aussi irritantes que
si vous étiez mariée de la veille. Et puis, ne sont-
elles pas moins désagréables, venant de personnes
auxquelles vous êtes attachée, que d'étrangers dont
les yeux et les propos auront sans doute beaucoup
moins de retenue ?

Restez chez vous, dit enfin la raison. Vous ignorez
réciproquement vos goûts, vos habitudes intimes,
les ayant cachés jusqu'au jour du mariage avec
l'habileté d'acteurs consommés ; et vous quittez
tout à coup le milieu où vous avez l'habitude de
vivre, où l'existence vous serait le plus commode,
où vous auriez le plus de facilité de vous accoutumer
l'un à l'autre, pour vous lancer dans l'inconnu, sans
songer aux chocs, aux froissements mutuels que
chaque étape du voyage peut vous apporter. Vous
vous adorez, je le veux bien ; mais cette adoration
même ne risque-t-elle pas d'être à chaque instant
entamée par les situations plus ou moins grotes-

ques dans lesquelles vous pouvez vous trouver? Le soir, éreinté par quelque course à cheval faite pendant le jour, l'un des deux époux s'endort : quel spectacle pour l'autre, et, si celui-ci se laisse aller aussi aux douceurs du sommeil, comme il est poétique ce ronflement à deux! Et quel milieu favorable aux doux épanchements qu'un omnibus de Cook and Cº! Combien on se sent l'âme portée aux sublimes pensées par la lecture de l'*Indicateur des chemins de fer!* Heureux amants, et vous aussi, jeunes époux,

> Soyez-vous l'un à l'autre un monde toujours beau,
> Toujours divers, toujours nouveau ;
> Tenez-vous lieu de tout, comptez pour rien le reste.

Avez-vous beaucoup de choses à vous dire? Dites-vous les *at home*, vous les entendrez mieux. Appartenez-vous à la catégorie des rêveurs? Au bout de deux jours le silence vous pèsera, vous vous ennuierez mortellement, vous aspirerez au retour : mieux eût valu ne pas partir.

Ainsi, logique, morale, hygiène, tout s'accorde à condamner le voyage de noces tel que la mode le fait faire, dès le soir même ou le lendemain du mariage. Ce voyage doit-il, pour cela, être absolument proscrit? Non, il doit seulement être entrepris un peu plus tard, quand les deux époux commencent à être habitués l'un à l'autre, physiquement et moralement. A quelle époque, demandez-vous? Évidemment c'est pendant la période où l'on s'adore encore follement, où tout instant de la vie est un moment de bonheur, où chaque impression est si vive que sa trace persiste autant que l'existence, qu'il fait bon voyager à deux. Cette période, c'est la lune de miel, et, comme je souhaite à mes lecteurs et lectrices que cette lune ne dure pas un seul mois, mais plusieurs, je leur dis : « Partez au bout d'un mois, au bout de deux mois, si vous êtes en situation de le faire, si vous avez le goût des voyages, si la saison le permet ; mais ne partez jamais le lendemain du mariage. Ainsi, vous ne risquerez pas de vous imposer l'un à l'autre une contrainte nuisible au libre échange de vos idées, vous ne hasarderez pas sur les grandes routes la santé d'une jeune femme, l'existence de l'enfant à naître. »

A propos de cette lune fortunée, j'ai encore deux recommandations hygiéniques à faire, ayant trait toutes deux à la vitalité future du bébé tout autant qu'à l'état actuel de ses parents. Ceux-ci d'abord doivent songer à ménager leurs forces, ce dont on se soucie trop peu en général pendant les premiers jours qui suivent le mariage. Les dîners, les soirées, les bals, les réceptions de toute espèce, attirent les jeunes mariés, qui en sont les héros : chaque soir ils courent le monde, prennent une nourriture échauffante, boivent un peu trop, digèrent mal ; chez eux, en revanche, les fruits, les sucreries, et autres babioles faciles à grignoter, forment toute leur alimentation ; et c'est ainsi que, ne ménageant pas leur estomac, n'apportant pas à l'accomplissement des fonctions intestinales la régularité nécessaire, ne soignant pas « la bête », en un mot, ils sont au bout de quelques semaines (pardon de l'expression) parfaitement vannés. Mon second avis a trait à des fatigues d'un autre genre, aussi épuisantes que les premières et dont il est encore plus difficile de détourner les jeunes époux. Nous aurons l'occasion de reparler de ces débauches d'amour physique, à propos de l'hygiène du mariage en général. Mais, dès maintenant, je veux mettre en garde contre ces excès trop naturels, et, parodiant le mot célèbre d'un tribun auquel il sera beaucoup pardonné parce qu'il a beaucoup aimé sa patrie, je dirai : De la prudence, encore de la prudence, toujours de la prudence ! Elle est aussi nécessaire pendant la lune de miel que pendant la nuit et le voyage de noces, c'est-à-dire à toutes les étapes du mariage qui font le sujet de ce chapitre, auquel ce mot servira de conclusion.

X

LA CHAMBRE A COUCHER

Rassurez-vous, je n'ai pas l'intention de passer en revue toutes les pièces de l'appartement ; encore moins d'examiner ce que doit être une maison construite dans de bonnes conditions d'hygiène, de la cave aux mansardes. Mais il m'a semblé que la chambre à coucher méritait une mention spéciale : c'est le temple du mariage : c'est là que nos jeunes époux connaîtront les premières ivresses de l'amour sincèrement partagé, et qu'ils se diront, très tard j'espère, un éternel adieu ; c'est là que se passent, et la procréation et la mise au monde de l'enfant, but final de l'union légitime ; c'est là enfin que s'écoule plus du tiers de l'existence. Car le temps moyen, convenable, du séjour au lit, pour un homme adulte en bonne santé, est de huit heures ; il est au moins aussi long pour la femme, il l'est plus encore pour l'enfant. Dans quelle partie du logement, je vous prie, demeure-t-on sans interruption pendant un temps aussi prolongé ?

Voilà, semble-t-il, bien des motifs de lui accorder une attention particulière, de donner à son aménagement un soin exceptionnel. Est-ce ainsi que les choses se passent? Oh que non ! Dans plus de la moitié des ménages de Paris et des grandes villes, la chambre à coucher est la pièce sacrifiée. Parlez-moi de la salle à manger et surtout du salon, où l'on reçoit, que les étrangers et les indifférents traversent de temps à autre, au luxe duquel notre amour-propre est intéressé : voilà les pièces où on s'efforce de faire grand, à tous les points de vue. Mais celle où l'on aime et où l'on souffre, où pénètrent seulement les êtres les plus chers, les parents et les amis intimes, qui y pense ? Personne, et messieurs les architectes moins que qui que ce soit ; il n'y a, pour s'en convaincre, qu'à visiter les appartements qu'ils mettent à notre disposition ; partout, dans les maisons construites d'hier comme dans les autres, les chambres sont reléguées dans un endroit quelconque, étroit, obscur, privé d'air, ouvrant sur une cour en forme de puits, d'où viennent des odeurs faites de toute autre chose que de rose et de jasmin. Franchement, ils ne sont qu'à moitié coupables, puisque c'est nous qui, par notre sotte recherche de représentation perpétuelle, voulons être logés de cette illogique façon.

Croyez bien que depuis longtemps les hygiénistes protestent contre cette manière d'agir, et, qu'ici, comme en tant d'autres matières, les aises et l'esthétique sont d'accord avec l'hygiène. Celle-ci s'en tient rigoureusement à ce qui peut être utile à la santé ; mais n'est-il pas aussi satisfaisant pour l'esprit et pour les sens, que sain pour le corps, de s'éveiller dans une pièce où l'on ne soit pas obligé d'avoir encore une lumière à neuf heures du matin ; où l'on puisse disposer commodément des meubles utiles et confortables au lieu de recourir à ces artifices de sièges à bascule, de tiroirs superposés, qu'a fait inventer l'étroitesse des chambres modernes ; où l'odorat ne soit pas désagréablement affecté par les émanations du voisinage au réveil comme au début du sommeil? *Tuto et jucunde*, sainement et confortablement : voilà comment il faut être logé d'une façon générale, mais surtout pour ce qui regarde la pièce où l'on est pendant le plus long-temps exposé aux influences nocives, qui y sont d'autant plus redoutables que le sommeil met dans l'impossibilité de s'en apercevoir autrement que par leurs effets, alors qu'il est parfois trop tard pour y remédier.

L'hygiène de la chambre à coucher se résume en deux mots : de l'air, de la lumière; ce sont les deux éléments qu'il faut introduire en abondance et renouveler avec prodigalité. Pourquoi? pour faci-liter la respiration pendant le repos nocturne et pour éviter l'action funeste des microbes. Je vous entends d'ici rire de notre manie microbienne : aimez-vous les microbes, on en met partout! Mais ce n'est pas nous, médecins, qui les mettons par-tout; ils se chargent bien de ce soin, ils s'imposent bien eux-mêmes; et si nous en parlons si souvent depuis quelques années, c'est qu'il n'y a pas long-temps que nos instruments d'observation sont assez perfectionnés pour que nous puissions voir et obser-ver des organismes aussi réduits. Car ils sont tout à fait microscopiques ces lions du jour, dont la taille s'évalue par millièmes de millimètre, et dont les plus volumineux atteignent en longueur deux dixièmes de millimètre : ces derniers sont des colosses, jugez des dimensions des autres! Infiniment petits, mais infiniment nuisibles, situés à la limite des règnes animal et végétal, tantôt rectilignes et allongés, tantôt sinueux et ondulés, parfois isolés sous forme de points, d'autres fois associés en groupes ou en chaînettes, prenant l'aspect d'un fer de lance, d'un huit de chiffre, etc., les microbes sont des êtres organisés, vivants, qui se multiplient avec une extrême rapidité, en se divisant transversalement, quand ils sont placés dans un milieu favorable à leur reproduction. L'exiguïté de leur volume et la variété de leur configuration expliquent la peine qu'éprouvent les micrographes à les décrire en eux-mêmes, à les classer comme on fait pour les espèces animales et végétales. En revanche les effets qu'ils déterminent sur l'homme, les maladies qu'ils engendrent, sont aujourd'hui connus dans une large mesure, et nous avons déjà cité, à propos de la santé des conjoints (chapitre v), les principales affections qu'ils causent. Parmi celles-ci il en est, comme la fièvre typhoïde et le choléra, dont les microbes sont principalement véhiculés par l'eau. Mais pour la plupart des maladies épidémiques et contagieuses, des maladies à microbes, ceux-ci sont transportés par l'air, qui les introduit en nous par la respiration, et les dépose autour de nous sur tous les objets saillants, faisant relief.

Le premier moyen d'échapper à l'influence des microbes, celui qu'indique l'hygiène élémentaire, c'est de diminuer leur nombre dans l'air que nous respirons, de purifier cet air par un renouvellement fréquent et par une exposition aux rayons du soleil, mortels aux organismes intérieurs; le second moyen, c'est de diminuer l'étendue des surfaces sur lesquelles ils peuvent se fixer dans nos logements.

Donc la chambre à coucher doit avant tout être aérée et ensoleillée. Il faudrait, pour être logique, l'installer dans la pièce la plus vaste, la plus éclairée de l'appartement; il faudrait aussi que cette pièce fût exposée à l'est, les rayons du soleil levant étant aussi sains qu'agréables à recevoir pour celui qui s'éveille et sort de son lit. Malheureusement les nécessités de l'existence ne permettent pas toujours d'agir ainsi, surtout dans les grandes villes, où les locataires sont obligés d'accepter la distribution des locaux telle que l'ont faite les propriétaires, moins guidés en cela par des considérations hygiéniques que par le désir de faire rendre à leurs immeubles la plus grande somme possible de loyers. Mais ce que chacun est en droit d'exiger, c'est que la pièce dans laquelle on couche ait une capacité telle que la quantité d'air qu'elle contient suffise à la respiration de ses habitants. La commission des logements insalubres de Paris interdit toute pièce destinée à l'habitation permanente de jour et de nuit qui offre moins de 14 mètres cubes de capacité par personne, et n'en tolère aucune ayant moins de 10 mètres. Ces chiffres sont tout à fait insuffisants, et voici pourquoi. Qu'il dorme, ou qu'il veille, l'homme respire, c'est-à-dire qu'il consomme de l'oxygène (gaz utile) et exhale de l'acide carbonique (gaz nuisible); or s'il est renfermé dans un espace clos, comme il arrive pendant le repos de la nuit, et si nous supposons la capacité de cet espace égale à 30 mètres cubes, un adulte aura au bout de huit heures (durée moyenne du sommeil) rejeté dans l'air qui l'environne une quantité de gaz carbonique telle que cet air en contient 0,7 pour 1,000; comme l'air devient insalubre au delà de cette proportion, et dangereux à 1 pour 1,000, c'est un cube de 30 à 35 mètres *par habitant* que doit avoir *au minimum* une chambre à coucher. Si donc vous n'êtes guidé dans le choix de votre appartement par aucune considération étrangère à l'hygiène, choisissez celui dont la chambre présentera ces dimensions, sur lesquelles la hauteur doit compter au moins pour 3 mètres. Fuyez ces réduits, ces sortes de soupentes, qu'on trouve trop souvent au-dessus des magasins, où on est forcé de ramper presque pour s'introduire dans un lit forcément minuscule, où la lumière du soleil est aussi inconnue qu'au fond d'une mine.

Je sais bien qu'on a récemment conseillé de laisser pendant la nuit les fenêtres de la chambre entr'ouvertes, et, si bizarre que cela puisse paraître, c'est pour les poitrinaires qu'on a proposé cette coutume, dont l'idée seule aurait fait bondir nos pères d'indignation. Cette proposition est très rationnelle : elle a pour but, suivant une expression pittoresque, d'empêcher le dormeur de « *ruminer* » le même air pendant toute la nuit, c'est-à-dire d'introduire dans ses poumons un air qui, en sortant, est devenu impropre à la respiration. Elle peut s'appliquer aux individus valides tout aussi bien qu'aux phtisiques. Elle n'est nullement dangereuse, a condition qu'il y ait arrivée et non courant d'air, et que les yeux soient protégés par des rideaux de mousseline à mailles serrées qui, appliqués sur l'ouverture des fenêtres, tamisent l'air et empêchent le passage des poussières. Mais dans notre beau pays de France où la température est variable du soir au matin, où surtout la routine a des droits imprescriptibles, nous risquons fort de ne pas voir cet usage adopté de sitôt. Il faut donc nous contenter de l'indispensable, qui, pour une chambre où dorment deux personnes, est représenté par le cubage suivant : hauteur, 3 mètres ; largeur, 4 mètres ; longueur, 5 mètres. Contentons-nous de cela, mais, pour Dieu, n'acceptons pas moins !

Avoir une ample provision d'air, c'est bien, mais cela ne suffit pas : il faut que cet air soit renouvelé. Pendant le jour, c'est l'ouverture des portes et des fenêtres qui réalise le procédé le plus naturel et le plus efficace de renouvellement, à condition qu'on sache le mettre en pratique. La plus petite chambre à coucher doit avoir sa fenêtre ouvrant à l'air libre, sur une cour spacieuse, et, si c'est possible, sur un endroit planté d'arbres ; elle doit être large de 1 mètre au moins, haute de 2 à 3 mètres ; il vaut mieux qu'elle ait son bord inférieur voisin du plancher que son bord supérieur rapproché du plafond, parce que c'est dans le bas de la pièce que se trouve la plus grande quantité de particules nuisibles. Quand on ouvre simplement une fenêtre dans une pièce, on renouvelle très incomplétement l'air de celle-ci, parce qu'il ne pénètre pas au delà du tiers de la profondeur : si donc la chambre n'a qu'une fenêtre, il faut ouvrir en même temps une porte située en face et donnant sur une autre pièce dont la fenêtre soit en même temps ouverte ; si on a la chance que la chambre ait deux fenêtres situées en regard l'une de l'autre, on les ouvrira simultanément. Ainsi, le renouvellement intégral ne peut être obtenu que par un courant d'air établi à plusieurs reprises dans la journée, pendant une heure chaque fois, et bien entendu aux moments du jour où les repas, les sorties, etc., font que la chambre n'est pas habitée.

Pendant la nuit, c'est par la cheminée que l'air se renouvellera, à défaut de l'ouverture nocturne des fenêtres, qui, nous l'avons dit plus haut, se généralisera difficilement. Toute chambre à coucher doit avoir une cheminée, moins encore pour faire du feu que pour servir à la ventilation de la pièce : même quand il n'y a pas de feu, il se fait par le tuyau un tirage qui entraîne par cette voie une masse d'air intérieur, laquelle est remplacée par une quantité équivalente d'air pur et frais, arrivant du dehors par les joints des portes et des fenêtres et par les parois poreuses de nos habitations, si bien construites que soient celles-ci. La présence du feu dans la cheminée en accroît la puissance ventilatrice, mais n'est pas indispensable à l'aération : une cheminée ordinaire produit le renouvellement de 1,200 mètres cubes d'air à l'heure quand il y a du feu, de 350 à 450 mètres quand il n'y en a pas. Les cheminées sont donc un mode d'aération très sérieux, d'autant plus précieux que c'est le seul qui agisse pendant la nuit. Aussi est-ce une grave erreur que de fermer hermétiquement, à l'aide d'un tablier mobile, d'un cadre en bois ou d'un paravent, les cheminées dans lesquelles on ne fait pas de feu :

c'est se priver volontairement d'une quantité d'air très appréciable, c'est s'exposer à tous les dangers que produit l'air confiné ; même en été, la cheminée doit rester largement ouverte pour remplir son rôle ventilateur.

A propos de feu, je ne vous engage pas à en faire dans la chambre à coucher si vous êtes en bonne santé, ou du moins, si vous êtes frileux, ne l'allumez que pendant quelques instants le matin et le soir : le prolonger trop avant dans la nuit, le pousser trop vivement au moment de se coucher, c'est s'exposer à la gêne de la respiration, aux maux de tête, aux saignements de nez. Le feu n'est utile dans cette pièce qu'en cas de maladie, ou pour les enfants et les vieillards, qui, très sensibles au froid, ont besoin pour leur toilette d'eau tiède et d'air chaud.

Voilà donc notre chambre bien orientée, suffisamment haute et large, pourvue d'une ample quantité d'air respirable, assurée d'une ventilation facile. Maintenant il faut la meubler ; comment allons-nous nous y prendre ? Un écrivain, plus humoristique que bien renseigné, prétend « qu'il s'est trouvé dans les temps derniers une école de médecins qui, ne s'occupant que des droits de l'hygiène, ont poussé son respect jusqu'aux plus ridicules excès. Suivant ces intransigeants, une chambre à coucher doit être absolument nue, sans tenture, sans papier, avec des murs blanchis à la chaux, et un parquet peint à l'huile et verni et lavé à grande eau au moins une fois la semaine... Pourquoi cette nudité ? Par crainte des miasmes. Point de corniches au plafond, ils pourraient s'y loger. Point de saillies aux portes, ils s'y déposeraient peut-être. »

Je ne sais vraiment pas où l'auteur a lu que des médecins exigeaient la nudité complète des murs d'une pièce quelconque et le lessivage si répété du parquet. Il aura eu affaire à des gens qui se disent hygiénistes, comme d'autres se disent dentistes ou

Espagnols, sans aucun titre, où il aura entendu dire qu'une pièce dans laquelle a été soignée une maladie contagieuse quelconque doit être désinfectée, lessivée, etc. Nos exigences, dans les conditions habituelles de bonne santé qu'envisage l'hygiène, ne sont pas si ridicules. Ce que nous demandons simplement, c'est que quand nous avons pu fixer la somme d'air qu'exigent nos poumons, quand nous avons obtenu des architectes des logements à peu près convenables, un tapissier ne vienne pas nous faire perdre le fruit de nos efforts en encombrant de lourdes portières, d'épais rideaux, de meubles inutiles, une pièce où, encore une fois, l'air doit librement circuler. Mettez un tapis par terre, personne ne vous blâme ; mais que ce tapis ne soit pas cloué, qu'il soit souvent déplacé et battu. Placez des rideaux aux fenêtres, personne n'y contredit ; mais qu'ils soient légers, faciles à enlever et à blanchir. Faites étendre du papier sur le mur, personne ne s'y oppose, mais à deux conditions : c'est que ce papier soit d'assez bonne qualité pour ne pas répandre dans l'air des poussières dangereuses pour celui qui dort dans le voisinage, et qu'on le change souvent en ayant soin de faire disparaître les matières en décomposition qu'il peut recouvrir. Accrochez ensuite sur le mur tout ce que vous voudrez, portraits de famille, dessins et gravures sur lesquels l'œil se repose agréablement, souvenirs de toutes sortes ; mais que rien de tout cela ne soit fixé à demeure et impossible à épousseter sur toutes ses faces. Quant aux meubles, nous comprenons parfaitement qu'une table et une chaise ne suffisent pas ; mais il y a loin de là à l'encombrement de chauffeuses et de crapauds, d'armoires et de chiffonniers, qu'on a trop de tendance à installer dans la chambre ; il ne faut pas oublier que chacun de ces meubles compte dans le cubage de la pièce par la surface qu'il occupe, et que, par suite, il y a intérêt à ne

prendre que ceux qui sont utiles ou agréables ;
après cela, peu nous en importent le style et l'orne-
mentation, peu nous importerait même leur nombre
s'il était toujours proportionné aux dimensions de
la pièce.

Il en est de même pour le lit. Qu'il soit de style
Henri II ou Henri III, ou encore d'une autre époque,
cela nous est parfaitement égal. Ce que nous demandons d'abord, c'est que jamais, au grand jamais,
il ne soit inclus dans une alcôve, cette sorte de cage
fermée constamment sur trois de ses faces, et parfois même sur la quatrième par un panneau en bois,
dans laquelle l'air n'entre guère et ne se renouvelle
pas : autant dormir dans une armoire. Ce que nous
demandons encore, c'est qu'on ait de préférence un
lit de milieu si la disposition de la pièce le permet,
et qu'il n'ait que de très étroits rideaux, situés seulement derrière la tête, comme décoration, et n'en-
tourant jamais les quatre côtés : sans cela, on revient presque à l'alcôve. Nous avouons notre faible
pour le métal, qu'on emploiera aussi précieux, qu'on
travaillera aussi artistement qu'on voudra, et qui,
surtout lorsqu'il est à barreaux, est d'un nettoyage
facile, laisse l'air passer en tous sens, n'attire et ne
retient pas les parasites. Quant à la hauteur du lit
au-dessus du sol, c'est une affaire de mode, qui n'est
pas de notre ressort.

Un autre meuble sur lequel j'attire l'attention des
lecteurs, c'est la table de nuit. Par lui-même, il a sa
raison d'être pour supporter divers objets dont le
besoin peut se faire sentir. Mais son contenu habituel doit être impitoyablement proscrit : quoi qu'on
fasse, ledit contenu ne tarde pas à transformer la
table de nuit en un petit foyer d'infection, que la
plus élémentaire prudence conseille de ne jamais
garder auprès de soi. Ceci revient à dire que l'existence d'un cabinet de toilette est nécessaire ; et, en
effet, il est très utile d'avoir, dans le voisinage de la

chambre si l'on veut, une pièce dans laquelle sont relégués les placards et les armoires servant de garde-robes, ainsi que tous les meubles et ustensiles de toilette : c'est le moyen de ne pas respirer pendant la nuit les odeurs et miasmes dont les vêtements sont imprégnés, etc. Si dans cette même pièce on peut placer un appareil d'hydrothérapie, ce sera parfait.

Est-ce tout? Pas encore. Ma dernière recommandation est de caractère négatif : pas de fleurs! pas de poêles mobiles! Les parfums, quels qu'ils soient, sont une mauvaise chose dans une chambre où on dort, parce qu'ils portent plus facilement à la tête, et engendrent des migraines. Les fleurs sont encore plus dangereuses : outre l'inconvénient que peut avoir leur odeur, elles ont le grave tort d'absorber l'oxygène et d'exhaler de l'acide carbonique quand elles sont dans l'obscurité, de sorte que, pendant la nuit, elles vicient l'air au milieu duquel elles sont placées.

Mais avant tout, pas de poêles mobiles! Ces appareils, quels qu'en soient le nom et le type, ont un danger commun : l'abondante formation d'oxyde de carbone (*vulgo*, vapeur de charbon) que détermine la combustion lente dont ils sont le siège, et l'asphyxie que peut amener ce gaz délétère se répandant dans la pièce. Si celle-ci est largement aérée, si on surveille attentivement la marche de la combustion de manière à l'activer quand elle se ralentit, on n'a rien à craindre. Mais pendant la nuit, où l'aération est forcément moindre, où la marche lente engendre une grande quantité de vapeur de charbon, où la surveillance ne peut s'exercer, la présence d'un poêle mobile dans la chambre à coucher est un péril constant. Il n'est pas même prudent de l'y faire rester quelque temps avant de se coucher, comme le font beaucoup de personnes, le gaz pouvant s'y accumuler en assez grande quantité

pour produire l'asphyxie dès les premiers moments
du sommeil : à plus forte raison est-il dangereux de
l'y garder toute la nuit.

En résumé, ce qu'on doit chercher dans la chambre à coucher, au point de vue de l'hygiène, c'est
la pureté de l'air, et cette pureté est compromise par
deux sortes d'influences. D'une part, l'air est vicié
par la présence de microbes, générateurs de diverses
maladies : c'est une altération organique. D'autre
part, l'air est vicié par l'accroissement de proportion d'acide carbonique et d'oxyde de carbone aux
dépens de l'oxygène : c'est une altération chimique.
L'oxyde de carbone est un véritable poison, il détermine les symptômes de l'asphyxie, ou plutôt il
empoisonne le sang ; en tout cas, il amène la mort,
comme on le voit quotidiennement dans les suicides
par le réchaud allumé dans une pièce hermétiquement close, et parfois dans les accidents produits
par les poêles mobiles ; donc ceux-ci doivent être
exclus de la chambre à coucher. Quant à l'acide
carbonique, s'il ne tue pas directement, en tant que
poison, il est nuisible en ce qu'il n'entretient pas la
respiration. Tantôt il prend rapidement et dans une
grande proportion la place de l'oxygène dans l'air.
Alors arrivent les maux de tête, les nausées, les
vertiges, la suffocation, en un mot, les accidents
prémonitoires de l'asphyxie. Tantôt l'accroissement
de sa proportion étant moins prononcé, moins
brusque, mais souvent répété, on voit survenir
l'anémie, la perte des forces, la pâleur de la face,
l'inappétence habituelle, l'appauvrissement du sang ;
on cherche, sans la trouver, la cause de cette altération de la santé, qui n'est autre que le séjour ac-
coutumé, pendant la nuit, dans une chambre étroite,
mal aérée. Ainsi, que la viciation de l'air soit organique ou chimique, qu'il s'agisse de lutter contre
les microbes ou d'empêcher l'accumulation du gaz
carbonique, il faut que la chambre soit grande,

pourvue d'un air pur et renouvelé, et que la circulation de cet air dans la pièce ne soit pas entravée par un encombrement de meubles, un amoncellement de tentures, qui peuvent être agréables à l'œil, mais nuisent fort à la santé. Songez-y, jeunes époux, au moment où vous entrez en ménage, et qu'il est encore temps de vous loger et de vous meubler hygiéniquement.

XI

RÔLE DE LA FEMME DANS LE MARIAGE

Condition de l'épouse chez les peuples primitifs. — La femme et le christianisme. — La femme aime autrement que l'homme. — Nécessité d'une certaine coquetterie. — Vices de l'éducation des jeunes filles. — Les droits de la femme. — La doctoresse. — Les femmes d'artistes et d'écrivains. — La vie au harem.

« Une bonne épouse, dit Milton, est le plus beau don que le ciel ait donné à l'homme. » Mais que faut-il entendre par « bonne épouse »? Voilà ce que l'auteur du *Paradis perdu* ne nous explique pas, et pourtant son avis aurait été précieux à enregistrer au milieu des opinions si diverses qui ont été émises sur le rôle qui convient à la femme dans le mariage. Pour les uns, il n'y a pas autre chose à lui demander que de présider à la bonne tenue du ménage, ou de nous donner au lit toutes les jouissances que peut procurer un rapprochement physique : c'est donc, au choix, une ménagère ou une concubine, à moins qu'elle ne cumule les deux fonctions pour la plus grande joie de son légitime possesseur. Pour les autres, la femme doit être un associé, un collaborateur, l'égale de l'homme à tous les points de vue : ses obligations matérielles, grossières, ne comptent pas ; son rôle est intellectuel et moral, ou du moins il devrait l'être dans une société organisée au goût de ses farouches défenseurs.

C'est une chose curieuse que ces dissentiments sur la place qui convient à l'épouse dans l'union conjugale ne sont pas l'apanage exclusif de nos vieilles sociétés européennes, mais que ces diversités de traitement se retrouvent parmi des peuples sauvages, qui agissent d'instinct, sans avoir le moins du monde approfondi la question. Ainsi nous voyons, d'une part, les Australiens traiter leurs femmes comme des animaux, n'avoir avec elles aucune espèce de rapports intellectuels, les battre, les tuer même sans qu'aucun blâme les atteigne ; les Cafres considèrent que leurs femmes, étant achetées par eux, doivent se livrer naturellement, sans se plaindre, aux plus pénibles travaux ; sans aller jusque-là, beaucoup de peuplades regardent la femme comme un être inférieur, qui doit manger après son mari et en dehors de lui. et seulement certains mets. Par contre, nous trouvons qu'en beaucoup de points de la Polynésie, aux îles des Amis, aux îles Mariannes, etc., la femme est de fait, et quelquefois de par la loi, supérieure à l'homme ; que non seulement elle n'est astreinte à aucune fatigue, mais encore qu'elle commande dans le ménage ; que son époux prend son avis en toute circonstance, la sert, baise ses pieds au moment des repas, etc.

L'autorité et la supériorité du mari ne faisaient aucun doute chez les peuples anciens, et se manifestaient d'une façon éclatante, parfois très rigoureuse. Les Grecs se faisaient une triste idée des droits de la femme, qui, devenue la propriété de l'époux, devait lui obéir en toute chose, et ne pouvait prétendre qu'au gouvernement de la maison. « Nous avons, dit Démosthène, des hétaïres pour la volupté de l'âme, des pallaques pour la volupté des sens, des femmes légitimes pour nous donner des enfants et garder nos maisons. » Ce rôle de la femme légitime avait été tracé de la même façon par Xénophon, quelque temps auparavant : « Elle doit ressembler à la reine abeille ; ne pas sortir de la maison, exercer une surveillance active sur les esclaves, leur distribuer leurs tâches diverses, recevoir les provisions et les mettre en ordre, serrer avec soin tout ce qui n'aura pas été employé, ranger avec attention tous les ustensiles de cuisine et les tenir bien propres. » Aussi les Grecs n'exigeaient-ils de leurs femmes aucune autre intelligence que celle des soins du ménage : ils ne leur demandaient que de reproduire et de garder la maison. Si les femmes Spartiates, tout en n'ayant pas voix délibérative dans les affaires publiques, étaient grandement honorées, si elles recevaient une certaine instruction, dans laquelle d'ailleurs les exercices plastiques tenaient la plus large place, c'est parce qu'elles donnaient à l'État et formaient pour lui des hommes, des guerriers.

À Rome, l'autorité du *pater familias* était absolue, non seulement sur les esclaves et sur les enfants, mais encore sur l'épouse, qui, malgré la nécessité du consentement mutuel, devenait sa propriété, une fois le mariage conclu. Cette autorité, à vrai dire, était plutôt nominale qu'effective ; la matrone était universellement respectée ; son influence au foyer domestique ne se bornait pas à la surveillance des esclaves, son instruction lui permettait souvent de contribuer à l'éducation de ses enfants : plus d'une Cornélie s'est trouvée pour enfanter des Gracques. Mais ici comme à Sparte, c'est la maternité qui lui valait le respect de tous (le radical de *matrone* est *mater*) : aussi lorsque l'Empire eut remplacé la République, que les citoyens furent devenus des sujets, que la qualité de mère cessa d'être un honneur, l'épouse ne fut plus qu'un instrument de plaisir et céda de nouveau le pas à la courtisane.

Telle était sa situation inférieure au moment de la venue du Messie. La Genèse lui avait dit : « Tes désirs se rapporteront à ton mari, et il dominera sur toi », ce qui était consacrer l'obéissance que les descendantes d'Ève devaient montrer aux successeurs d'Adam. Le Christ par cette parole : « Femme, je ne te connais pas, » outre qu'il insultait au respect filial, marquait la distance qui sépare l'homme chargé des intérêts spirituels du couple humain, de la femme, celle-ci serait-elle sa mère. Malgré cela, la femme doit savoir gré au christianisme d'avoir, comme nous l'avons dit, contribué à améliorer sa position en condamnant formellement et à plusieurs reprises la polygamie, qui détruit forcément le respect dû à l'épouse et empêche la constitution de la famille. Mais à cela se borne le rôle des Pères de l'Église dans le relèvement de la femme : le reste, elle en est redevable aux philosophes et aux moralistes plus qu'aux représentants de la religion catholique, qui se sont toujours opposés à l'extension de son instruction, dans l'espoir de la dominer par la superstition et de tenir le mari indirectement.

Je crois que dans cette délicate question, il faut se défier des exagérations et déclamations qui ont cours dans les deux camps adverses, ne pas proclamer à tout bout de champ les droits de la femme, ni la renvoyer dédaigneusement à sa cuisine ; et puisqu'on l'a considérée comme concubine, comme ménagère, et comme collaboratrice intellectuelle de l'homme, je pense qu'il faut chercher posément quelle place elle doit occuper à ces trois points de vue, de l'amour, du ménage, de l'intelligence.

La femme inspire l'amour avant le mariage : telle est, du moins, la règle ; elle doit, après la noce, chercher à entretenir l'amour au degré de température convenable, aussi loin d'une chaleur torride que d'un froid glacial. Bien souvent, en effet, surtout au début de l'union conjugale, elle a à modérer cet amour : il faut qu'elle ait la sagesse de tempérer les ardeurs de son jeune époux, non par des refus décourageants, mais avec de bonnes paroles et de douces caresses, qui font prendre patience et consolent d'une temporisation que la prudence indique.

La femme est tout armée pour s'acquitter de ce rôle, qui lui est relativement facile : car en amour, c'est le cœur qui la fait agir plus que tout autre mobile. Elle admire facilement l'homme qu'elle aime, elle l'orne de toutes les vertus, elle éprouve surtout le besoin de l'estimer, ou plutôt elle n'aime pas l'homme qu'elle n'estime pas. Elle est subjuguée par l'intelligence, la probité, l'honneur, plus peut-être que par la beauté physique : c'est ce qui explique que mademoiselle Phlipon se soit éprise de Roland dont l'extérieur était loin de racheter les vingt-deux ans qu'il avait de plus qu'elle, mais dans lequel elle avait cru reconnaître cette austérité républicaine qu'elle admirait tant dans les hommes illustres de Plutarque ; c'est ce qui rend compte de la fidélité qu'elle paraît lui avoir gardée, malgré la fascination exercée sur elle par certains Girondins. L'homme, au contraire, aime avant tout avec ses sens : il aime encore la femme qu'il estime peu ou qu'il n'estime plus. C'était un poète au cœur tendre pourtant, mais c'était un homme, notre cher Musset, qui n'a pas craint d'écrire :

Qu'importe le flacon, pourvu qu'on ait l'ivresse !

La femme doit donc mettre un frein à l'emportement des sens de son mari ; mais elle ne doit pas pour cela, dès le lendemain du mariage, ne plus chercher à lui plaire, ce qu'elle semblait tant ambitionner alors qu'il était simplement fiancé. « Les amants qui cessent de l'être après avoir épousé leurs maîtresses, dit mademoiselle de Scudéry, n'ont pas toujours tout le tort, car la plupart des femmes, dès qu'elles sont mariées, sont négligées pour leurs maris, contredisantes, chagrines, bien souvent coquettes, et même jalouses sans sujet ; de sorte qu'il ne faut pas s'étonner si, les trouvant si différentes de ce qu'elles étaient avant de les avoir épousées, les maris changent de sentiments pour elles. » Le malheur, c'est que, à ce point de vue comme à bien d'autres, les jeunes filles ne sont nullement préparées au rôle qu'elles sont appelées à jouer un jour. Un médecin italien distingué, le Dr Vorga, voudrait avec raison que cette omission disparût. « Les mères, qui sont les éducatrices naturelles de leurs filles, se gardent bien de toucher à certaines cordes, et plus le mari trouve sa femme ignorante, plus elles en sont fières... Une plaisanterie qui ferait une allusion un peu transparente aux rapports intimes qu'elles auront un jour avec leur mari serait regardée comme de très mauvais goût...

» Le prêtre, qui entre dans toutes les solennités de la vie, consacre ce qui est irréparablement conclu à jamais par de vagues formules rituelles et par son inévitable bénédiction. Je ne dis pas que la pudeur, cette sainte peur de l'inconnu qui ajoute tant de prestige à la jeune fille, soit à dédaigner, mais devons-nous lui sacrifier les intérêts les plus essentiels de la famille et de l'humanité ? Que ce chapitre de l'hygiène des jeunes filles soit réservé pour le dernier, mais que l'on ne l'oublie pas ! Pourquoi chercher à prolonger cette belle ignorance à un moment où elle doit inévitablement cesser ? Je voudrais (puisque les mères refusent de parler) qu'aucune jeune fille ne fût mariée sans avoir reçu d'un médecin, qui aurait sa confiance, une leçon sur un sujet d'aussi haute importance. »

Évidemment c'est en hygiéniste qu'il parlerait, ce médecin : même à ce titre, il pourrait apprendre à sa jeune élève que l'impression physique a une grande action sur le moral, et, que, si elle veut retenir son mari auprès d'elle, il ne suffit pas de lui montrer un visage éternellement gai, de l'accueillir par un sourire quand il rentre au logis harassé et tracassé par les tourments d'affaires ; certes, cela est nécessaire ; mais il faut de plus qu'un constant entretien de sa personne, une certaine recherche, une nuance de coquetterie manifestement dédiée à lui seul, lui montre quel prix on attache à son approbation, et le force, s'il se laisse aller à faire des comparaisons avec les personnes de son entourage, à trouver sa femme plus avenante que toute autre. Je ne ferai certes pas à mes lectrices l'injure de croire qu'il faille auprès d'elles insister sur les nécessités d'une stricte propreté ; mais je tiens à les prévenir qu'il faut quelque chose de plus, que même à la maison une pointe d'élégance est utile, et que l'homme est plus qu'on ne croit sensible aux attraits de la toilette. Sans doute il lui arrive rarement, et c'est fort heureux, de raisonner sur la mode, sur la façon d'une robe ou l'architecture d'une coiffure ; mais bien souvent il enveloppe d'un coup d'œil l'ensemble d'une toilette, et en conserve une impression bonne ou mauvaise, qui, si elle se répète souvent, peut à la longue, et sans qu'il en ait conscience, influencer en bien ou en mal les rapports conjugaux.

Ainsi il est du devoir comme de l'intérêt de l'épouse de ne pas attiser outre mesure les feux de son mari, et de les empêcher pourtant de s'éteindre à l'aide de quelques artifices que le plus rigoriste des directeurs de conscience n'interdit certainement pas. « Par sa nature et sa destination, dit Proudhon, la femme recherche l'élégance et le luxe ; il faut qu'il en soit ainsi. Dans une société et un ménage bien ordonnés, cette élégance, elle l'obtient avec les seules ressources de la maison, le produit du travail du mari ; ce luxe est l'effet de son administration et de son économie. » On ne saurait mieux dire : l'élégance de la femme, son luxe si vous voulez, doit toujours avoir pour bornes les ressources du ménage, et, comme tout est relatif en ce monde, ce luxe peut encore exister quand les ressources sont modestes, pourvu qu'il résulte de leur sage emploi. Notez bien que cette recommandation est encore du ressort de l'hygiène : ne connaissons-nous pas tous des familles qui, par ostentation, font passer les apparences avant la satisfaction des besoins les plus naturels, se privent par exemple d'une nourriture habituelle de bonne qualité pour donner de temps à autre un festin plus ou moins somptueux ?

Que la femme se garde donc d'un excès comme de l'autre, qu'elle ne se néglige pas plus après son mariage qu'auparavant, qu'elle apporte à sa toilette une élégance suffisante mais non trop dispendieuse.

Voilà un premier point sur lequel elle peut exercer ses qualités de ménagère sage et économe ; ce n'est pas le seul : car si nous sommes loin de restreindre son rôle, comme celui de la femme grecque, au gouvernement de la maison, nous devons reconnaître que celui-ci fait partie de ses attributions. C'est à elle qu'il appartient de donner des ordres aux domestiques, de veiller à ce que les repas soient préparés en temps utile et de la bonne manière, à ce que l'ordre et la propreté règnent à la maison, à ce que le logement ait un aspect agréable, à ce que les enfants reçoivent les soins nécessaires, etc., etc. Est-elle mieux préparée à cette partie de son rôle qu'à celle dont nous avons parlé plus haut ? Oui. un peu mieux ; pas suffisamment, à mon avis.

Partons de ce principe que, pour bien faire une chose, et plus encore pour la bien ordonner aux autres, il faut d'abord en bien comprendre l'utilité, savoir pourquoi on la fait. Or, à notre époque, les jeunes filles apprennent très convenablement, trop peut-être, l'histoire de Cyrus et de Pépin-le-Bref, l'analyse logique et grammaticale, et autres no-

tions dont elles feront plus tard un usage fort
limité : en revanche, elles sont parfaitement igno-
rantes des plus rudimentaires éléments de l'hygiène, dont l'application se fait journellement dans
un ménage. La vie de chaque jour, la vie physique,
animale si vous voulez, consiste en somme à manger, boire, se reposer. Je ne prétends pas qu'on ne
puisse commander un dîner, mettre de l'eau dans
une carafe, ouvrir une fenêtre pour aérer une
pièce, sans avoir approfondi la chimie ; mais je
crois que la maîtresse de maison doit être supérieure à sa cuisinière et à sa femme de chambre,
se rendre compte des avantages qu'il y a à commander telle ou telle chose, connaître très élémen-
tairement la valeur nutritive différente des aliments, du bœuf et des tomates, du mouton et des
épinards, etc., ne pas s'imaginer que le pigeon est
échauffant parce que c'est une viande noire, que le
poulet n'est pas nourrissant parce que c'est une
viande blanche, que le lait et les poissons sont
débilitants alors que c'est tout le contraire, en un
mot ne pas commettre vingt hérésies de cette nature comme j'en entends chaque jour. Je ne verrais
aucun inconvénient à ce qu'elle connût à peu près
les éléments de l'eau et de l'air, et qu'elle sût quels
ennemis elle combat en filtrant l'une, en renouve-
lant l'autre, etc.

Savent-elles un mot de tout cela, nos chères
femmes ? Pas un. Elles vivent et nous font vivre de
routine. Elles ont entendu dire que telle chose se
faisait de telle façon dans la maison paternelle,
elles font de même : il n'y a pas de raison pour que
cela change jusqu'à la consommation des siècles.
La pratique, c'est quelque chose sans doute ; mais
elles n'ont guère commandé lorsqu'elles étaient
chez leur mère, de sorte qu'à ce point de vue elles
ont tout un apprentissage à faire ; ensuite, je crains
fort qu'une pratique non raisonnée ne conduise à

faire « d'étranges solécismes en conduite », comme
disait le bonhomme Chrysale. On ne peut plus dire :

> ... Qu'une femme en sait toujours assez
> Quand la capacité de son esprit se hausse
> A connaître un pourpoint d'avec un haut-de-chausse,

et je m'imagine que Molière lui-même ne le pen-
serait pas : depuis le grand comique, la science
a accompli quelques progrès, et je ne vois aucune
raison de ne pas en faire bénéficier l'esprit de nos
compagnes, qui, sans aller bien entendu jusqu'à
chercher une instruction physico-chimique complète, pourraient acquérir quelques notions utiles
qu'elles feraient servir au bien du ménage. Je trouve
justement une preuve à l'appui de ce que j'avance
dans une très récente statistique anglaise, qui
montre qu'à Oxford et à Cambridge, où un certain
nombre d'étudiantes sont mariées, presque toutes
ont des enfants, lesquels sont dans des conditions
de santé supérieures à la moyenne : cela tient évidemment à ce que ces jeunes mères, étant plus
instruites, donnent à ceux qu'elles ont mis au monde
des soins plus intelligents, plus éclairés, que les
autres femmes.

Donnons à nos filles, futures épouses, une instruction plus complète et surtout plus pratique ;
mais que ce soit pour leur faciliter le rôle de ménagère qu'elles auront à remplir, et non pour en faire
des bas-bleus. Là, nouvel écueil : la demoiselle qui
peinturlure agréablement un bouquet de fleurs ou
le portrait de son grand-père se prend pour l'héri-
tière artistique de Rosa Bonheur : celle qui a lu
M. Paul Bourget ou qui a bâillé sur une traduction
de Herbert Spencer se croit aussi ferrée sur l'économie politique que sur la psychologie la plus
transcendantale, et se demande avec surprise pourquoi elle n'est pas depuis longtemps appelée à
prendre part à la confection des lois de son pays.

Cette réclamation des droits politiques de la femme me paraît être une profonde erreur. Lorsque George Sand, en 1848, voulut prendre une part occulte, mais réelle, à la direction des affaires publiques, et qu'elle inspira et rédigea même les proclamations du Gouvernement provisoire, à quoi aboutit-elle? Comme Lamartine, elle fit de grandes phrases, pompeuses, déclamatoires, inspirées par un large amour de l'humanité, mais n'ayant aucune conclusion réalisable. Madame Roland, déjà nommée, n'a-t-elle pas une grande part de responsabilité, noblement acceptée d'ailleurs, dans les fautes des Girondins? De notre temps, ne pourrait-on pas nommer plusieurs esprits féminins très chevaleresques, très enthousiastes, très généreux, qu'on aimerait voir s'adonner exclusivement à la poésie qui inspire leurs actes, au lieu de chercher des solutions politico-sociales qui leur échappent sans cesse? C'est que, si la femme se distingue souvent par l'élévation des pensées, il y a presque toujours dans ses plus sublimes conceptions un côté faux, un défaut qui en rend l'application impossible. Les lettres de madame de Sévigné, de mademoiselle de l'Espinasse, de la marquise du Deffant, et de tant d'autres, prouvent qu'en général elle est bien supérieure à l'homme par le style épistolaire, qui est fait de pensées à bâtons rompus; mais elle a rarement montré qu'elle fût capable d'imaginer un plan général, de le mettre en pratique et de le suivre jusqu'au bout. On objectera sans doute l'exemple de Marie-Thérèse d'Autriche ou de la grande Catherine, placées dans des conditions spéciales, exceptionnelles; ces énergiques souveraines ne sauraient servir de règle, et celle-ci encore une fois ne se fait pas avec des exceptions.

Et d'ailleurs, la femme mariée n'a-t-elle pas une action indirecte, mais très marquée, sur la politique, par l'influence qu'elle exerce sur la conduite de son mari? Et quelle action! N'est-ce pas cette influence féminine, tantôt amollissante, tantôt surexcitante, presque toujours mal pondérée, qui a politiquement perdu Danton, Camille Desmoulins, le général Moreau, etc.? Ne dit-on pas couramment que c'est un ascendant de cette nature qui a fait échouer à Jersey celui qui ne se proposait rien moins que d'entrer à l'Elysée, aux acclamations d'une· foule idolâtre? Ne sait-on pas que, dans les campagnes, c'est à l'épouse autant qu'au mari que cherche à plaire le candidat en tournée électorale, et que bien des votes sont acquis à la « bonne cause » par l'intermédiaire du confessionnal?

Ne nous payons pas de mots : ne prononçons pas dogmatiquement, sans chercher à le démontrer, que la place de la femme n'est pas au forum, c'est l'engager à crier à l'arbitraire ; mais ne la proclamons pas davantage l'égale de l'homme, ce qui ne signifie rien. Elle lui est supérieure par certains côtés, inférieure par d'autres; son organisme physique même diffère du sien : la conformation du bassin, la présence de la matrice, la gracilité et la rondeur des membres, tout la différencie organiquement ; son cerveau même, j'ai le regret de le lui apprendre, est d'un cinquième environ plus léger que celui de l'homme. Nous ne pouvons donc établir entre les deux organisations, intellectuelle et physique, un parallélisme absolu ; et, prenant pour base de notre opinion les observations physiologiques et historiques qui peuvent intervenir ici, nous concluons que l'action politique exercée indirectement par la femme doit lui suffire, et que donner deux votes à un seul ménage serait au moins superflu.

Mais si je crois inutile ou dangereux d'étendre la sphère d'influence de la femme sur les affaires publiques, je ne vois aucun inconvénient à augmenter le nombre des carrières libérales qui pourraient lui être ouvertes. Au moment où les employés mâles des grands magasins aunent du calicot, font l'article auprès de la cliente pour des jupes et des confections, lui essaient des corsages et des jerseys, il est tout naturel que le sexe féminin, délogé d'une partie de ses possessions, réclame le droit d'aborder, quand il le peut, des professions plus élevées, sinon plus lucratives, comme celles d'avocat ou de médecin. Aucune femme, on le sait, même pourvue d'un diplôme de licencié en droit, n'a encore obtenu son admission officielle dans le barreau, pas plus en France qu'en Belgique, où pourtant la demande a déjà été faite. De cela, je ne m'étonne qu'à moitié : la basoche est si farcie de routines absurdes, d'antiques coutumes, comme l'interdiction de réclamer des honoraires, sous prétexte que l'avocat est le défenseur de la veuve et de l'orphelin (d'où la plus immorale habitude de faire déposer une « provision » aussi forte que possible), qu'il n'y a rien de surprenant à ce que le conseil de l'ordre s'obstine à refuser aux femmes l'inscription au tableau des avocats ; il n'a aucun argument sérieux à présenter pour motiver son refus, mais il serait bien bon d'en chercher puisque personne ne lui en demande.

En médecine nous sommes heureusement plus libéraux, et nous ouvrons largement nos rangs aux doctoresses qui veulent bien y prendre place. Mais alors c'est le public qui lance contre elles des brocards de plus ou moins bon goût ; ce sont des auteurs comiques qui, en veine d'esprit facile, font rire aux dépens de ces malheureuses « médecines ». Si les objections qu'on leur a faites sont nombreuses, elles tombent bien souvent à faux. Leur place, dit-on, n'est pas à l'amphithéâtre, où le spectacle convient mal à la sensibilité féminine : franchement cela regarde celles qui y restent ; c'est qu'elles se sentent l'énergie et le courage nécessaires pour aborder ce travail répugnant, personne n'a rien à y voir.

Elles n'ont pas la force physique que réclament certaines parties de l'art de guérir ? Elles en seront quittes pour ne pas faire de chirurgie. Mariées, elles pourront devenir enceintes, et faire répondre par leur bonne à qui viendra les chercher pour une autre femme en mal d'enfant : « Madame aussi ! » Il est curieux que l'argument soit produit à propos des femmes-docteurs et ne l'ait jamais été à propos des sages-femmes, qui ne sont vouées ni au célibat ni à la stérilité ; du reste, les médecins peuvent aussi être malades, leurs femmes peuvent accoucher, et dans les deux cas je crois qu'ils attendront un peu avant de se rendre auprès du client qui les a fait appeler. Il n'est pas moral que la femme soit exposée à toutes les confessions masculines que reçoit celui qui exerce la médecine ? Il est certain qu'elles feront bien de se borner à soigner les femmes et les enfants, et c'est ainsi qu'agissent celles qui sont déjà établies, à Paris et ailleurs. Qu'elles ne soient pas admises à concourir pour l'internat des hôpitaux, je le comprendrais mieux : car l'interne de garde a pendant 24 heures la responsabilité médicale de l'hôpital, ne peut refuser aucun soin urgent, quelle qu'en soit la nature, et la jeune interne, même mariée, éprouvera sans doute quelque confusion à remédier à une rétention d'urine chez un individu du sexe fort. Mais il n'est nullement nécessaire de passer par l'internat pour être reçu docteur, de sorte qu'en somme je ne vois aucun motif sérieux pour entraver les études et le zèle de celles qui se proposent d'exercer la médecine. Mais à celles-là plus qu'à d'autres je conseille de se marier et de bien choisir leur mari : il ne faut pas que l'intelligence et la position de celui-ci soient d'un niveau si peu élevé que l'épouse l'anéantisse complètement et soit tout dans le ménage.

Un autre point sur lequel l'accord est loin d'être

fait, c'est l'influence que peut avoir la femme sur un artiste, sur un écrivain, sur tout homme travaillant avec son cerveau. « Le mariage est un véritable éteignoir pour tout ce qui est grand et qui peut avoir de l'éclat », a dit Mlle de l'Espinasse, qui, logique jusqu'au bout, ne s'est jamais mariée : heureusement son principe est démenti par l'exemple d'un grand nombre d'hommes célèbres à divers titres. N'est-ce pas à sa première femme, Kadichah, que Mahomet dut, dès l'âge de 25 ans, l'appui et la confiance en lui-même sans lesquels il n'aurait pas fondé la religion musulmane ? N'est-ce pas à leurs femmes que le grand homme d'État Disraëli, le profond penseur Michelet, l'aimable romancier Daudet, doivent une grande partie de la gloire ou de la sympathie qui s'attachent à leurs noms ? Et je ne cite, parmi les plus connus, que ceux qui ont la franchise d'avouer leur dette de reconnaissance : combien sont dans le même cas, dont on pourrait en dire autant s'ils n'avaient l'ingratitude de cacher comme une honte la part de collaboration que leurs femmes ont prise à leurs travaux ! « La femme est l'auxiliaire de l'homme, d'abord dans le travail, par ses soins, sa douce société, sa charité vigilante. C'est elle qui essuie son front inondé de sueur, qui repose sur ses genoux sa tête fatiguée, qui apaise la fièvre de son sang et verse le baume sur ses blessures. *Auxilium christianorum, salus infirmorum.* Elle est sa sœur de charité. Oh ! qu'elle le regarde seulement, qu'elle assaisonne de sa tendresse le pain qu'elle lui apporte : il sera fort comme deux, il travaillera pour quatre, il ne souffrira pas qu'elle se déchire à ces ronces, qu'elle se souille dans cette boue, qu'elle s'essouffle, qu'elle sue. » Ces lignes, que Proudhon dédiait aux travailleurs manuels, ne peuvent-elles pas aussi justement s'appliquer aux hommes de lettres, d'art, de pensée ?

Notre gloire est souvent l'ouvrage d'un sourire,

dit Legouvé. Ce n'est pas seulement la gloire que nous devons à la femme, ce n'est pas seulement la stimulation au travail que produit en nous le désir de la rendre heureuse et de lui donner un nom respecté ou illustre ; c'est bien souvent une appréciation de nos œuvres beaucoup plus juste que celle que nous en faisons nous-mêmes, c'est une inspiration, c'est une formule, c'est une face nouvelle des choses qu'elle nous présente. Là même où elle est incapable de concevoir, elle est parfois un juge excellent : témoin la servante de Molière, cette vieille Laforest, dont les naïves impressions ont souvent, dit-on, été prises en considération par son maître.

Il est incontestable qu'un amour heureux élève la pensée ; qu'un homme dont les travaux peuvent être compris et appréciés par sa femme trouvera dans celle-ci une source d'énergie, de foi, de persévérance, qui le rendra supérieur aux célibataires. Qu'est-ce, au contraire, qu'une association conjugale dans laquelle le mari seul est apte aux idées hautes, l'épouse étant, soit par nature, soit par manque d'instruction, incapable de dépasser le niveau du plus humble pot-au-feu ? Je me suis souvent demandé si les Turcs ne doivent pas, en grande partie, leur infériorité actuelle à l'état d'esprit de leurs femmes, dont M. de Amicis, dans son étude sur Constantinople, dit ceci : « Elles ne savent guère que lire et écrire, et elles ne lisent ni n'écrivent ; celles qui ont une petite culture superficielle passent pour des créatures merveilleuses. Les Turcs, selon qui les femmes ont les cheveux longs et l'intelligence courte, ne se soucient guère qu'elles cultivent leur esprit, parce qu'il ne convient pas qu'elles soient en rien leurs égales ou leurs supérieures..... Elles gardent presque toutes jusqu'à la vieillesse quelque chose de puéril dans leurs idées et dans leurs ma-

nières, riant à tout propos et sans cause, et s'amu-
sant pendant des heures entières à des jeux d'enfants... Pour se sauver de l'ennui, elles essayent de
tout ; leur journée n'est souvent qu'une lutte continue contre ce maître obstiné. Assises sur leurs
coussins ou leur tapis, près de leurs esclaves, elles
ourlent d'innombrables mouchoirs pour offrir à
leurs amies ; elles brodent des bonnets de nuit ou
des blagues à tabac pour les maris, les pères ou les
frères, etc. » Voilà un bien bel exemple à ne pas
suivre, n'est-ce pas? Prenez-en le contre-pied, et vous
saurez ce que la femme doit être.

Encore un mot. Suivant madame de Girardin,
« beaucoup de mariages ne sont que la parodie d'un
gouvernement constitutionnel, où le roi règne et ne
gouverne pas ». Si beaucoup de ménages sont dans
ce cas, c'est fâcheux. Il arrive parfois, dans des circonstances rares, qu'à peine mariée, la femme,
s'apercevant de la nullité de son mari, se voit
obligée de le remplacer dans ses attributions de chef
de famille. Mais cela n'est pas dans l'ordre des
choses, ni, j'espère, aussi fréquent qu'on le dit. Ce
qui est conforme à la raison, c'est que l'épouse soit
l'auxiliaire du mari, mais non son guide. Dans les
cas exceptionnels où elle est forcée de prendre en
mains les rênes du char conjugal, elle fera bien de
cacher le plus possible cette interversion des rôles
aux yeux étrangers, et de continuer à témoigner à
son débile seigneur les égards auxquels il a droit
de par son autorité naturelle.

J'en ai fini avec le rôle de la femme dans le mariage. Je prie le lecteur de se rappeler que c'est
l'épouse, et non la femme en général, que j'ai en
vue : voilà pourquoi il n'a trouvé dans ce chapitre
que ce qui a trait à l'union conjugale ; voilà pourquoi il y chercherait vainement un avis sur le costume féminin, qu'il faut, paraît-il, masculiniser au
plus vite ; sur l'escrime, qu'il faut, dit-on, s'empresser

d'apprendre aux jeunes filles, etc. Je m'en tiens à la femme mariée, et je prétends que, pour donner à son mari tout le bonheur qu'elle doit lui octroyer, pour tirer elle-même du mariage tous les avantages qu'elle peut en attendre, il n'est pas nécessaire que ses droits politiques soient plus étendus qu'ils ne le sont : gaie, d'humeur égale, légèrement coquette avec son époux, elle restera pour lui le vase d'élection que doit représenter la mère de ses enfants ; économe sans avarice, élégante sans ostentation, elle ne privera personne du nécessaire pour faire entrer le superflu à la maison ; douée d'une instruction pratique, elle comprendra la portée des ordres qu'elle donne et fuira l'odieuse routine ; désireuse de conquérir estime ou gloire à celui dont elle porte le nom, elle cherchera à s'élever à son niveau, s'intéressera à ses travaux, et lui inspirera le courage civil dont il est plus souvent besoin que de la valeur militaire. C'est ainsi qu'elle contribuera, dans la mesure de ses forces, à ce que l'attelage marche droit ; car « il en est du mariage, dit Dancourt, comme d'une charrue à laquelle sont attelés le mari et la femme : tant qu'ils tirent tous deux de concert, la charrue va bien ; mais si la femme se met quelque fantaisie dans la cervelle, le mari se chagrine : la femme alors tire d'un côté et le mari de l'autre, et tout va mal. »

XII

ROLE DE L'HOMME DANS LE MARIAGE

Devoir mutuel de fidélité. — La recherche de la paternité. — La folie jalouse. — Le mari doit à sa femme prévenances, respect et protection. — Le jeu. — Les courses. — La boisson. — Le tabac. — Toute folie de la femme est une sottise de l'homme.

Aux termes des articles 212 et 213 du Code civil, « les époux se doivent mutuellement fidélité, secours, assistance. Le mari doit protection à sa femme ; la femme, obéissance à son mari. » Pris en bloc, cet énoncé des devoirs réciproques des époux paraît assez maigre au premier abord : mais on le trouve à peu près suffisant si on pèse chacun des termes dont il se compose, si on donne à chaque mot toute l'extension qu'il comporte. Ayant fait la part de la femme dans le précédent chapitre, nous n'y reviendrons pas dans celui-ci ; seul le rôle de l'homme doit maintenant nous occuper.

Les époux se doivent mutuellement fidélité : de là une foule de devoirs pour le mari. En premier lieu il se voit interdit, de par la loi, de chercher à pâturer dans le pré du voisin.

> L'œuvre de chair ne commettras
> Qu'en mariage seulement.

Admirable accord des prescriptions divines et humaines, interdisant à l'homme marié de poursuivre de ses assiduités une autre femme que la sienne ; lui ordonnant de se contenter de celle que, d'après sa volonté librement exprimée, le maire et le prêtre lui ont octroyée! Nous vivons, en effet, dans un pays monogame : comment l'époux justifierait-il la possession d'une maîtresse, alors qu'il a juré de se consacrer exclusivement à l'établissement et à la prospérité d'une famille, c'est-à-dire d'une femme légitime et des enfants qu'il peut en avoir ?

Mais pour la plupart des hommes la loi, tant civile que religieuse, est insuffisante, d'abord parce qu'elle s'oublie facilement, ensuite parce que, dans le cas particulier, sa violation n'a aucune sanction immédiate. A défaut des représentations que pourrait lui faire sa conscience, qui, hélas! ne parle pas toujours assez haut pour être entendue, l'époux devrait être retenu sur la pente de l'infidélité par deux craintes capables de faire réfléchir le plus téméraire, à condition qu'il les fasse pénétrer dans son esprit assez profondément pour qu'elles y fassent une ineffaçable impression. La première, c'est que, de quelques précautions qu'il s'entoure, quelle que soit la femme qui se donne à lui, et qui, par suite, a pu déjà se donner à d'autres (les artifices et mensonges féminins sont un écheveau qu'on n'est jamais sûr de débrouiller), il risque toujours de contracter une terrible maladie dont nous avons déjà parlé à propos de la santé des conjoints, et dont les germes, rapportés au logis, souilleront l'épouse, en attendant qu'ils empoisonnent l'enfant. De plus, en admettant que dans ses amours vagabondes il ait eu la chance de passer à côté du mal sans le gagner, il ne rapportera à sa femme que des reliefs forts maigres, ce qu'un vieux médecin appelait des « ringures » : tel est l'attrait du fruit défendu que l'homme le plus calme au lit conjugal devient un petit volcan auprès d'une compagne irrégulière, et, s'épuisant avec celle-ci dans des travaux herculéens, n'est plus capable à la maison que de produire des rejetons chétifs et malingres. C'est ainsi qu'agissaient nos vénérés rois Louis XIV et Louis XV, s'il faut en croire la chronique de l'*Œil-de-Bœuf*. Ce n'est pas une raison pour que nous autres, chétifs bourgeois, nous nous croyions permis d'en faire autant.

D'autre part, l'homme qui exige, et à bon droit, une fidélité parfaite de la part de sa compagne, devrait prêcher d'exemple. Je sais bien que l'usage établit une grande différence de culpabilité suivant le sexe de celui des deux époux qui manque à la parole donnée. La loi même a deux poids et deux mesures : elle punit, très légèrement d'ailleurs, l'adultère de la femme et de son complice; mais l'homme marié peut impunément violer la foi jurée, à cette seule condition qu'il n'entretienne pas sa maîtresse au domicile conjugal. Mais ce qui est bien d'après la loi écrite ne l'est pas toujours suivant l'équité. Pourquoi, demandent les défenseurs du beau sexe avec quelque apparence de raison, pourquoi la femme est-elle tenue à plus de fidélité que son conjoint? A cause des enfants, sans doute, et pour ne pas exposer le père de famille à donner asile et subsistance à des bâtards, aux dépens de ses enfants légitimes, d'après ce principe du droit romain reproduit par le Code civil : *Is pater est quem nuptiæ demonstrant?* Mais il s'est établi depuis quelques années un fort courant d'opinion, qui pourrait bien aboutir un de ces jours à une réforme législative dans le sens de l'admission de la recherche de la paternité, de sorte que l'argument tiré de la situation faite aux enfants n'aurait plus de valeur pour justifier l'inégalité du traitement appliqué par la loi suivant que l'infidélité est commise par l'époux ou par l'épouse. On prétend de plus, toujours pour légitimer cette inégalité flagrante, que l'homme, étant plus tourmenté que la femme par l'instinct sexuel, est plus excusable qu'elle de chercher à le satisfaire ; mais cette excuse n'est recevable que dans deux cas : une maladie chronique de l'épouse lui interdisant tout rapprochement physique, ou un refus absolu et persistant de sa part de s'acquitter du devoir conjugal. Ces cas sont bien exceptionnels, il faut le reconnaître : d'une façon générale, ce que l'hygiène réclame comme la raison, c'est simplement l'interruption des rapports sexuels au moment des règles et pendant les derniers temps de la grossesse ; est-ce mettre la vertu de l'homme à une trop rude épreuve que de lui demander, pendant ces courtes périodes, de mettre un frein à l'emportement de ses sens ?

Ainsi, pour plusieurs raisons, l'homme doit se croire lié par le serment prononcé le jour du mariage ; c'est une question d'hygiène et de santé pour lui et les siens, autant qu'une affaire de probité et d'honnêteté. Le devoir mutuel de fidélité est d'ailleurs si instinctif, c'est une loi si conforme à l'ordre de la nature, que la jalousie existe dans les deux sexes, qu'une femme qui se sait ou se croit trompée par son mari éprouvera et manifestera une jalousie plus ou moins vive, sans s'occuper de ce qu'admet l'usage, de ce que punit ou non la justice humaine. Mais tout naturel qu'il est, ce sentiment est de ceux qu'il faut le plus redouter chez les autres, auquel il faut s'efforcer avec le plus grand soin d'échapper soi-même. Au point de vue psychologique, c'est un signe d'égoïsme, ou un témoignage d'amour-propre exagéré, ou une preuve de ces deux défauts réunis, suivant le caractère de celui qui le manifeste ; c'est avant tout et toujours un manque de confiance. Quelques-uns veulent y voir une marque de grand attachement, une manière de prouver son amour. C'est alors, on en conviendra, une manière brutale, presque bestiale, dans laquelle les instincts les moins nobles sont en jeu. Ce qui montre qu'une femme jalouse ne pense pas à l'affection de son mari, ou du moins n'y pense pas exclusivement, c'est que, loin de témoigner le même sentiment à l'égard de celui qui aime ses enfants, elle lui est reconnaissante des marques d'amitié qu'il leur donne. Bien entendu, je n'ai en vue ici que la jalousie qui porte à faux, qui est continuellement en éveil sans raison, qui ne repose sur aucune preuve sérieuse; lorsqu'elle s'exerce à bon escient, qu'elle est justifiée par des indices suffisants, elle n'est que trop légitime; le psychologue n'a pas plus le droit de la blâmer que de s'en étonner.

Médicalement, la jalousie est intéressante à étudier ; car si, au début, restreinte dans de certaines limites, elle n'est qu'un défaut capable de rendre la vie insupportable à celui qui en est atteint et aux personnes de son entourage, elle peut prendre les proportions d'un véritable délire et conduire à la folie la plus caractérisée ; c'est ce que le public a peine à comprendre, mais ce que les aliénistes savent parfaitement, eux qui sont appelés à constater chaque jour les symptômes et les résultats de cette forme peu connue d'aliénation. Aussi le professeur Ball lui consacrait-il récemment, à l'asile Sainte-Anne, une leçon dont voici quelques extraits :

« Parmi les délires partiels qui couvrent un si grand espace en médecine mentale, il en est plusieurs qui portent manifestement les stigmates de leur origine. Les impulsions qui portent à l'homicide, au suicide, à l'incendie, certains aliénés, les aberrations de la folie religieuse, les insanités des folies érotiques, ne passeront jamais, même aux yeux des plus vulgaires mortels, pour des exagérations plus ou moins regrettables d'un instinct naturel. Mais il est d'autres cas où la pente est assez douce et les échelons assez gradués pour que l'observateur soit souvent embarrassé pour tracer une ligne de démarcation et noter le point précis où les limites de la tolérance sont dépassées, où la nécessité d'une séquestration finit par s'imposer. De ce nombre est la manifestation spéciale... qui constitue la folie jalouse.

» ... La jalousie produit des crimes, des meurtres, des suicides, des persécutions graves. Les journaux sont pleins des drames de la jalousie. On peut établir des distinctions parmi ces faits. Dans un travail très intéressant, M. P. Moreau, de Tours, héritier d'un grand nom, a proposé la classification suivante, basée sur la gravité des effets de la jalousie :

» 1° *Jalousie faible*. — Taquineries, scènes.

» 2° *Jalousie forte*. — Rixes, violences, menaces d'homicide non suivies d'effet.

» 3° *Jalousie violente*. — Meurtre.

» 4° *Jalousie plus violente*. — Suicide simple ou double.

» 5° *Jalousie outrée*. — Meurtre d'abord, suicide ensuite.

» Ce tableau peut être intéressant comme classification des faits, mais au point de vue psychologique nous préférons une classification différente. Le grand point pour le psychiatre et le magistrat, c'est de savoir si le jaloux est fou ou s'il ne l'est pas. J'établirais donc volontiers le classement suivant :

» 1° Jalousie simple.

» 2° Jalousie avec aliénation, pouvant évoluer sans hallucinations ou avec hallucinations.

» Suivant les cas, le malade est plus ou moins dangereux et plus ou moins responsable. On a vu, sous l'empire de la jalousie, des mères tuer leurs enfants, pour se tuer ensuite. Est-ce de la folie ou de la jalousie simple? Je n'en sais rien, mais des sujets pareils sont un danger public, il faut les séquestrer. C'est de l'insanité complète. Tuer un mari dont on est jalouse, passe encore, cela s'explique par la passion ; mais tuer ses enfants, cela devient de la folie. Ces observations étaient connues des tragiques grecs, et le vieil Euripide nous a raconté les fureurs de Médée tuant ses enfants par jalousie lorsqu'elle se vit abandonnée de Jason. Dès que le sentiment maternel, un des plus puissants de tous, cède à la jalousie, il y a bien évidemment folie. La jalousie peut donc être une vraie maladie mentale, quel que soit d'ailleurs le fond pathologique sur lequel s'est greffé le délire.

» Dans quelles conditions se développe-t-elle ? Elle dépend bien souvent de l'hérédité ; beaucoup de ces malades sont des héréditaires. L'éducation a ensuite un rôle important ; les sujets abandonnés à eux-mêmes, les filles uniques, les enfants gâtés, sont très portés à la jalousie... Le sexe n'est pas indifférent, la femme est plus jalouse que l'homme ; cependant il y a des hommes très jaloux qui sont de véritables tyrans dans l'intimité. Les maladies accidentelles peuvent également provoquer la jalousie... Il faut mentionner surtout l'alcoolisme ; l'homme est souvent jaloux après boire... Il est une autre cause, la ménopause, la plus fréquente de toutes peut-être.

» La folie jalouse est donc bien une maladie, et notre intervention, comme médecins, est justifiée... Le meilleur moyen de calmer celle qui en est atteinte, c'est la séquestration ; il faut la séparer de ses proches et du milieu où sa maladie s'est développée. Il faut surtout briser son caractère et la dominer... Il faut y joindre d'autres moyens d'un ordre plus directement médical... On parvient souvent, non pas à guérir la folie jalouse, mais à calmer l'intensité d'un accès, et à rendre à la société des malades qu'on avait été forcé d'en retrancher pendant un certain temps.

» La folie jalousie constitue donc réellement un délire partiel né de plusieurs causes différentes, mais caractérisé par la condensation de toutes les idées délirantes dans un seul courant, dans une passion unique et dominante, qui fait taire tous les autres sentiments, et peut conduire aux conséquences les plus graves au point de vue social et médico-légal. »

Voilà qui justifie pleinement la proposition que j'émettais plus haut, qu'il faut au suprème degré craindre la jalousie chez les autres et pour soi-même. Mais quoi ! c'est une passion qui, une fois déchaînée, est impossible à enrayer, et qui, atteignant surtout les personnes nerveuses, est particulièrement commune dans le sexe féminin ; elle semble même si naturelle, si inéluctable à beaucoup de femmes, qu'elles en viennent à reprocher amèrement à leurs amants ou à leurs maris de ne plus les aimer si elles ne les voient pas jaloux ! De là, pour en revenir à notre sujet, une nouvelle obligation qui s'impose à l'homme marié : c'est d'abord d'éviter avec grand soin de donner au soupçon jaloux la moindre prise, même la plus légère, la moins fondée ; c'est, de plus, de ne pas se borner à aimer sa femme, si tendrement que ce soit, mais de lui montrer quotidiennement son amour, de le lui exprimer par des mots et des caresses, de l'en entretenir chaque jour. La femme est ainsi faite que l'affection sincère, profonde, de celui qu'elle aime, ne lui suffit pas, si cette affection, dont elle a pourtant conscience, ne se traduit pas au dehors par des assurances fréquemment répétées. Rappelez-vous *Gabrielle*, d'Emile Augier : cette jeune femme, foncièrement honnète, est sur le point de tromper son mari avec un homme qui est bien loin de le valoir, qu'elle n'aime même pas, tout simplement parce que son brave homme d'époux, qui a pour elle une tendresse sans bornes, néglige de lui manifester celle-ci à chaque instant, absorbé qu'il est par les procès qu'il plaide ! Combien de ménages sont dans ce cas! Combien d'époux s'éloignent inconsciemment, peu à peu, l'un de l'autre, uniquement parce que le mari, par suite de ses tracas d'affaires, et tout en restant d'une fidélité conjugale absolue, ne donne plus d'aussi fréquentes marques de son amour à sa femme, qu'il jette ainsi dans les bras d'un autre ou qu'il mène progressivement à une jalousie injustifiable, suivant le caractère dont elle a été douée par la nature. Ainsi donc, marié, l'homme doit être et se montrer aimant pour sa compagne, il doit continuer presque à faire sa cour: pendant la lune de miel, les marques de sa tendresse seront vives, emportées; plus tard, elles deviendront plus calmes, plus graves, mais n'en auront pas moins de valeur aux yeux de celle qui les recevra. C'est à ce prix, peu élevé en somme et facile à acquitter, qu'il établira la paix dans son logis, et qu'il éloignera de celle qu'elle aime cette maladie mentale dont il aurait à souffrir autant qu'elle-même.

Du reste, les prévenances de l'homme envers la femme ne doivent pas seulement être inspirées par le désir de prévenir ou d'endormir la jalousie de celle-ci. Tout le monde dans la maison, domestiques, enfants, visiteurs, doit recevoir de l'époux l'exemple du respect pour l'épouse. Il est à peine besoin de le dire dans le chevaleresque pays de France, où heureusement les mœurs anglaises n'ont pénétré que dans certaines classes de la société, qui, abandonnant tout ce qu'il y a d'aimable, de sympathique, de cordial, dans le caractère français, ont pris, par pose, par affectation d'un ton qui est loin d'être le bon, la raideur, le sans-gêne et l'impolitesse britanniques. Soyons plus que polis, soyons prévenants, empressés avec notre femme. Ne pas la battre est une légère supériorité sur le Cafre et sur les émules de M. Alphonse; la regarder et la faire considérer par tous comme la reine du foyer est ce

qui distingue l'homme bien élevé, le mari digne de
ce nom.

En plus de la fidélité, les deux époux sont tenus
à se prêter mutuellement secours et assistance : mais
le mari doit spécialement protection à sa femme,
la femme obéissance à son mari. C'est cette idée
qu'a paraphrasée Rétif de la Bretonne, avant même
qu'elle fût inscrite dans le Code civil. « La femme,
dit-il, est un être qui, uni à l'homme, fait un tout
complet : l'homme doit à la femme défense, subsistance et tendresse ; la femme, de son côté, doit
attachement, douceur et soumission, pour se concilier de plus en plus son protecteur. La femme est
délicate, faible ; elle a des grâces touchantes ; le
son de sa voix même est intéressant ; l'état où elle
doit naturellement se trouver quand elle est unie à
son mari augmente encore sa faiblesse et le besoin
qu'elle a de secours : voilà les droits les plus assurés
que la nature lui a donnés sur le cœur de l'homme,
son chef et son maître. Elle est son bien, mais c'est
un bien qui souvent est plus cher et plus précieux
à l'homme que sa propre existence : le mari le plus
lâche, celui qui reçoit en tremblant les dégradations
les plus humiliantes, s'enflamme dès qu'il voit ou-
trager sa femme ; il devient un lion furieux qui s'é-
lance, renverse et déchire. » Toutefois le mari aurait
bien souvent tort de se prévaloir de la soumission
qui lui est due pour prétendre être le seul maître
dans le ménage, pour faire tout plier devant son
autorité légale. Si la toute-puissance est du côté de
la barbe, des lèvres non moustachues peuvent à l'occasion formuler un excellent conseil, et fréquemment, même dans les affaires, l'époux se trouvera
bien d'écouter et de suivre un avis féminin : combien de femmes, par leur amabilité ou leur pers-
picacité, réussissent mieux dans le commerce que
leurs maris ! C'est, du reste, un devoir pour l'homme
de consulter, en bien des cas, « sa moitié », puisque

l'avenir de la communauté doit dépendre de la décision prise. Enfin, et pour tout dire, la femme pourrait à la longue chercher à se débarrasser d'un joug trop pesant, se révolter contre son seigneur : celui-ci doit donc, à tous les points de vue, se garder d'exercer ses droits dans toute leur étendue et de réclamer une obéissance passive.

Quant à la protection que le mari doit à sa femme, il faut l'entendre de plusieurs façons. Le soin de la défendre contre les outrages, les propos blessants, les injures de fait ou de paroles, qui peuvent l'atteindre, appartient à l'homme. Cela ne fait de doute pour personne, n'a pas besoin d'être démontré. De même il est évident que c'est à l'homme qu'il appartient de travailler, de gagner ce qui est nécessaire pour subvenir aux besoins du ménage : à peine doit-il souffrir que la femme, sans s'essouffler, sans suer, suivant les expressions de Proudhon, apporte à la bourse commune l'appoint que peut faire gagner un facile labeur.

Mais cela ne suffit pas, quoique beaucoup d'hommes bornent à ces deux obligations le rôle protecteur qu'ils ont à remplir, et croient ainsi avoir fait tout leur devoir. Il faut encore que le mari ne soit pas constamment absent du domicile conjugal, et qu'il attache au mariage l'importance qu'il mérite. On raconte que Pasteur, le jour de son mariage, au moment de se rendre à la mairie, fut trouvé par ses amis, qu'inquiétait son retard, dans son laboratoire, très occupé à la direction d'une expérience, à laquelle on eut quelque peine à l'arracher pour l'entraîner jusqu'à l'édifice municipal. De telles absences peuvent se comprendre et s'excuser chez des savants, des artistes, des hommes de lettres, dont l'ardeur au travail et l'ambition, peut-être exagérées, servent du moins au bien et à l'honneur de l'humanité tout entière. On les pardonne difficilement au commun des mortels, parce que les Pasteurs sont rares, et que les autres hommes, après comme avant le mariage, s'oublient moins dans un laboratoire qu'au cercle, aux courses ou au café : autrement dit, ce qui le retient au dehors, c'est le plus souvent le jeu et la boisson.

Ces deux défauts, même quand ils sont peu prononcés, qu'ils ne sont pas encore arrivés à l'état de passions, ont déjà le grave inconvénient de retenir l'homme loin du foyer beaucoup plus souvent et plus longtemps qu'il faudrait, de le mettre dans un état d'extrême irritation quand il a perdu, de le faire souffrir de maux d'estomac quand il a trop bu, troubles moraux et physiques qui ne sont pas faits pour lui attirer la sympathie de la femme restée seule au logis : rentré à la maison, il gronde sans motif, tempête sans raison, s'emporte sans cause ; étrange façon de comprendre le devoir d'assistance continuelle auquel il s'est engagé !

Ce n'est pas tout. Les conséquences néfastes du jeu ont été cent fois décrites, tant pour le joueur lui-même, qu'une décadence progressive de l'intelligence peut conduire en fin de compte à la folie, que pour sa famille qui souvent finit par manquer du strict nécessaire. Je n'ajouterai qu'un mot, concernant un mode de jeu très en vogue depuis quelques années, les courses de chevaux : je ne compte plus les rhumes, bronchites, laryngites et pleurésies que j'ai soignés chez d'enragés sportsmen, qui les avaient gagnés sur ces horribles pelouses où les courants d'air font rage ; il est vrai que souvent c'était leur seul gain !

Les effets de l'abus habituel des boissons alcooliques sont plus fâcheux encore. Il est, à la rigueur, permis de s'enivrer une fois dans sa vie, inconsciemment ou pour voir ce que c'est, comme on est excusable d'aller bâiller au bal de l'Opéra : on en est quitte pour une forte migraine le lendemain. Mais celui qui, de propos délibéré, boit chaque jour

des quantités d'alcool, sous forme de bière, absinthe,
apéritifs, et autres breuvages qu'il sait nuisibles,
celui-là est impardonnable : non seulement il joue
sa santé et sa vie, mais il compromet celles de ses
enfants ; car les enfants nés d'alcooliques naissent
chétifs, parfois idiots ou imbéciles, meurent jeunes,
ou, s'ils survivent, ont une tendance marquée à
l'épilepsie, à la folie, et... à l'alcoolisme, de sorte
que plusieurs générations successives peuvent être
perdues pour la société par le vice d'un seul individu. Voilà pourquoi le café et le cabaret, le club et
le cercle (peu nous importent les noms) sont deux
grands ennemis du mariage, à cause des mauvaises
habitudes que le mari y prend.

Je ne dirai qu'un mot du tabac, qui a fait couler
des flots d'encre, à mon avis bien inutiles. Assurément, il n'est pas un homme sérieux et franc qui,
arrivé à l'âge adulte, ne regrette d'avoir contracté
dans sa jeunesse ce besoin factice, lequel, après
avoir été un plaisir, se change en habitude machi-
nale, puis en véritable servitude : la fumée met l'esprit dans un état de vague qui n'est pas sans charme,
mais qui est loin d'être indispensable. Quant aux
dangers innombrables et illimités dont pipes, cigares
et cigarettes seraient responsables s'il fallait en
croire les honorables membres de la Société contre
l'abus du tabac, ils sont considérablement exagé-
rés : les désordres digestifs et nerveux, les vertiges,
étourdissements et tremblements, les troubles de la
vue et de l'intelligence, qu'on impute au tabac, ne
s'observent que si l'on en fait un grand abus, et non
un usage raisonnable. De même la froideur génitale,
l'impuissance même, qu'on a accusé l'herbe à Nicot
de produire, ne s'observent que s'il en est fait un
véritable excès. Celui-ci seul est donc mauvais pour
les jeunes époux, qui, j'ai à peine besoin de le
dire, devront s'abstenir de fumer au lit et feront
bien de prendre les précautions nécessaires pour

que leur haleine ne devienne pas répugnante par le fait du tabac. Ainsi il est convenu que, contrairement à madame Benoiton, le mari sera quelquefois à la maison, et cela dans l'intérêt de sa santé, de celle de sa femme et de ses enfants. Est-ce à dire que, même rentier, il doive y passer son existence, ne pas quitter sa femme d'un pas, donner des ordres à la cuisinière, et entrer dans les plus menus détails de l'administration domestique? Non pas, ce serait tomber d'un excès dans l'autre, et cet autre ne serait pas plus favorable à la paix conjugale. « Laissons à chacun son petit mérite », dit une vieille chanson : un des mérites de la femme, c'est la tenue ou la surveillance du ménage; que le mari le lui laisse, s'il ne veut pas que le char, tiré à *huhau* et à *dia*, finisse par s'échouer misérablement dans une ornière.

En somme, le grand tort de beaucoup d'hommes est de ne voir dans la femme qu'un apport de capitaux ou « une machine à reproduire l'espèce ». Il y a en elle beaucoup mieux que cela : un confident intime presque toujours capable de comprendre notre pensée et d'adoucir nos peines, parfois un conseiller qu'il est de notre devoir comme de notre intérêt de rapprocher de nous. En tout cas, c'est une compagne que nous devons respecter, protéger et ne jamais chagriner, Dieu comptant ses larmes, s'il faut en croire le Talmud. La jeune fille est encore moralement et intellectuellement à l'état de pâte pétrissable, qui n'a pas encore reçu de l'éducation maternelle une empreinte assez profonde pour ne pas pouvoir être modifiée au gré d'un mari intelligent et persévérant; de là, ces trois préceptes : si vous prenez une femme, il faut vous armer de beaucoup de patience ; — toute folie de la femme est une sottise de l'homme; — la femme est pour son mari ce que son mari l'a faite. Ces aphorismes, empruntés à saint Jérôme, à Michelet et à Balzac, montrent assez l'influence de l'homme sur le mariage, les qualités qu'il doit y apporter, le rôle qu'il doit y jouer.

Renoncez donc, en vous mariant, à Satan, à ses pompes et à ses œuvres ; dites adieu à la vie de célibataire, qui n'a rien de commun avec celle d'époux ; n'attendez pas d'être vieux pour vous faire ermite : vous trouverez votre récompense dans l'amour d'une femme dévouée et dans l'affection de beaux enfants.

XIII

HYGIÈNE ET PHYSIOLOGIE DU MARIAGE

La génération dans la série animale. — Organes de la génération chez l'homme et chez la femme. — La fécondation. — La volupté dans les deux sexes. — Moments favorables aux rapports sexuels. — Précautions à prendre pendant les règles, la grossesse, l'allaitement. — Fréquence des rapports. — Exemples de débilité et de vigueur génitale. — Conséquences des excès vénériens. — Positions bonnes et mauvaises.

Dans les chapitres qui précèdent, j'ai cherché, suivant le plan que je m'étais tracé, à ne pas m'écarter du principal sujet de cet ouvrage, l'hygiène des époux ; et je me suis efforcé d'y rattacher même ce qui est généralement considéré comme étant du domaine des moralistes et des philosophes. Par le fait, l'hygiène physique du mariage se trouve traitée à chaque page, et il n'y aurait pas lieu de lui consacrer un chapitre spécial, si l'acte final de l'union conjugale, le but suprême en vue duquel elle est instituée, si la génération, en un mot, ne présentait un intérêt majeur, exigeant des développements assez étendus.

C'est donc de la génération que nous allons nous occuper, des organes qui y prennent part, de la façon dont elle s'accomplit, et des règles hygiéniques dont ne doit pas s'écarter le couple humain au moment où il fait le nécessaire pour donner naissance à un être nouveau. J'implore derechef mon pardon auprès de mes lecteurs, et surtout de mes lectrices, pour les détails physiologiques dans les-

quels je vais être obligé d'entrer, pour les termes
techniques que j'aurai à employer : il est impossible, en médecine, d'appeler un chat autrement
qu'un chat ; d'ailleurs, la fonction dont il s'agit, et
qui a pour but la conservation de l'espèce, a tout
autant droit à notre respect et à notre étude que la
digestion, la respiration, et autres fonctions physiologiques, qui ne servent qu'à la conservation de
l'individu.

La génération, fonction commune à tous les êtres
vivants, ayant pour résultat la production d'un
nouvel être, plus ou moins semblable à celui
ou à ceux dont il tire son origine, ne s'accomplit
pas toujours de la même manière. Tantôt elle
se fait sans intervention d'éléments distincts, et
n'est qu'un mode particulier d'accroissement. -
Cette *génération asexuelle* a lieu par *fissiparité*
(de *fissus*, fendu, et *parere*, engendrer) ou par
gemmation (de *gemma*, bourgeon). Dans le premier cas, l'animal ou le végétal, dont l'organisme n'est guère plus compliqué qu'une cellule
des animaux supérieurs, présente en son milieu un
cloisonnement transversal ou longitudinal qui le
sépare en deux moitiés, lesquelles forment deux
êtres distincts, dont chacun vit d'une existence
propre et est susceptible de donner à son tour naissance à deux nouveaux individus ; tel est le procédé
de reproduction des infusoires animalcules qui se
développent dans les infusions végétales et animales ; — dans le second cas, sur un des côtés du
corps de l'animal (hydre) ou à l'extrémité du végétal (algue), on voit se former un bourgeon creux ou
cul-de-sac, qui communique d'abord avec l'être
organisé d'où il procède, et qui, arrivé à un certain
volume, finit par s'en détacher en formant un organisme indépendant, semblable au premier.

Tantôt la génération, dite *sexuelle*, s'accomplit
par des organes spéciaux, appelés ***organes sexuels***

ou *organes de la génération*, distingués en *mâles* et *femelles*, quelquefois réunis sur un même individu qui est dit *hermaphrodite*, mais portés, dans les animaux supérieurs, par deux individus différents. Dans le dernier cas, le sexe femelle produit un œuf sur lequel, pendant l'accouplement, est versé le fluide fécondant secrété par le sexe mâle : alors, ou bien l'œuf fécondé est aussitôt pondu, et n'éclôt qu'après la ponte (*génération ovipare*); ou l'œuf fécondé est reçu dans un réservoir (matrice) où il se développe et d'où il est expulsé sous forme d'un petit être vivant (*génération vivipare*). L'œuf existe dans les deux derniers modes de génération, qui ne diffèrent en somme que par le point où il éclôt. Parmi les reptiles et les poissons, les uns sont ovipares, les autres sont vivipares; les oiseaux sont ovipares, les mammifères vivipares.

L'homme, appartenant à la classe des mammifères, est vivipare : il vient au monde vivant, mais tire son origine d'un œuf fécondé et développé dans le sein maternel. D'où sort cet œuf? Comment est-il constitué? Comment et en quel endroit est-il fécondé? Autant de questions qui sont restées longtemps obscures, mais qui sont maintenant assez bien élucidées pour qu'on puisse regarder comme résolue la mystérieuse question de la fécondation humaine.

Il y a, avons-nous dit, des organes sexuels, féminins et masculins : or l'ensemble de ces organes forme un système qui diffère autant dans la profondeur que superficiellement, suivant le sexe dans lequel on le considère. Chez la femme, l'organe le plus profond se nomme l'*ovaire* : c'est un corps de forme ovoïde, aplati sur ses deux faces, long de 3 à 5 centimètres, sur 1 à 2 centimètres de large; il y a deux ovaires, un de chaque côté du ventre. Dans la couche superficielle de l'ovaire se trouvent une multitude de petites poches, qu'on nomme *ovisacs* ou *vésicules de de Graaf* (du nom d'un physiologiste hollandais du dix-septième siècle qui les a découvertes) : ces petites poches sont à divers degrés de développement, ont un volume différent, de sorte que, sur une femme apte à concevoir (15 à 45 ou 50 ans), une vingtaine d'entre elles sont visibles à l'œil nu ; mais le microscope en fait découvrir plusieurs milliers moins avancées en croissance. Chaque vésicule est formée d'une mince tunique, contenant une gouttelette d'un liquide épais, au centre duquel est une petite vésicule, arrondie, n'ayant pas plus de 1 à 3 dixièmes de millimètre, qui n'est par conséquent visible qu'au microscope, et qui n'est autre chose que l'*ovule* ou *œuf* : malgré l'exiguïté de ses dimensions, on peut distinguer à celui-ci une enveloppe assez épaisse, transparente, et un contenu opaque, au centre duquel est un noyau relativement volumineux.

L'œuf de la femme ne rappelle guère, on le voit, celui de la poule : il s'en distingue surtout par son petit volume, et par l'absence de toute enveloppe calcaire ou coquille ; de plus, c'est une fois par mois seulement que les œufs humains sont pondus à tour de rôle, c'est-à-dire que chaque mois, ou plus exactement tous les 28 jours (13 fois par an) chez les femmes dont la fonction ovarique est tout à fait régulière, un œuf augmente de volume, rompt par pression la tunique de la vésicule qui le contient, et s'échappe au dehors. Ainsi devenu libre à la surface de l'ovaire, il s'engage dans un conduit nommé *trompe de Fallope* ou *oviducte* (de *ovum*, œuf, et *ducere*, conduire), qui, de chaque côté, débouche dans un organe creux, unique, situé sur la ligne médiane du bas-ventre, la *matrice* ou *utérus*, dans lequel l'œuf arrive. Dès que ce dernier a rompu sa vésicule, il fait dans la matrice un afflux de sang tel que les vaisseaux de ce réservoir, incapables de résister à l'effort du liquide, se déchirent en donnant un écoulement sanguin, qu'on nomme *menstrues* (de *mensis*, mois), qui est plus ou moins abondant, plus ou moins prolongé, et dont la quantité totale peut être évaluée, en moyenne, de 120 à 240 grammes : on donne le nom de *menstruation* à cette évacuation sanguine temporaire, dont le retour a lieu périodiquement, à l'état normal, chez les femmes qui ne sont ni enceintes, ni nourrices, depuis l'âge de la puberté jusqu'à celui de la ménopause. Enfin, l'œuf parvenu dans la matrice subit un sort différent suivant qu'il a été fécondé ou non : dans le premier cas, il s'attache aux parois de cet organe, et après y avoir séjourné neuf mois pendant lesquels il vit aux dépens de sa mère, il est expulsé sous forme d'un bébé rose ; dans le second cas, il est simplement expulsé avec le sang menstruel, et, grâce à son volume microscopique, passe complètement inaperçu.

Voilà le système des organes féminins de la génération.

Le système masculin peut également se comprendre en quelques mots. Chez l'homme existent deux glandes, les *testicules* (de *testis*, témoin, de la virilité), qui sécrètent un liquide spécial, le *sperme*, fluide épais, filant, opaque, d'odeur particulière, dont la quantité émise à chaque rapprochement sexuel varie, d'après le professeur Mantegazza, de 75 centigrammes à 6 grammes, c'est-à-dire de 1 à 8, suivant les individus, et, chez un même individu, suivant la continence observée par celui-ci : moins il est chaste, moins le sperme est abondant. Parmi les éléments chimiques et organiques dont se compose ce liquide, le seul intéressant, parce que seul il est fécondant, est représenté par les *spermatozoïdes*. On nomme ainsi des filaments microscopiques, longs de 5 centièmes de millimètre, formés d'un renflement aplati et piriforme (tête) et d'un appendice filiforme (queue), doués de mouvements rapides, qu'ils doivent aux ondulations de la queue et qui sont assez puissants pour déplacer des cristaux calcaires dix fois plus gros que les filaments eux-mêmes : ces mouvements, qui permettent aux spermatozoïdes de parcourir de 4 à 15 millimètres à la minute, et de franchir en trois heures l'espace qui sépare l'orifice de l'hymen du col de la matrice, sont favorisés par les liquides faiblement alcalins (comme les sécrétions normales des organes sexuels de la femme), arrêtés par les liquides acides ou trop fortement alcalins (comme les sécrétions morbides de ces organes), l'alcool, l'éther, le chloroforme, etc., une chaleur de 50° et un froid de 0° ; enfin les mouvements peuvent persister 7 à 8 jours dans les organes génitaux de la femme vivante (en l'absence d'injections bien entendu), et vingt-quatre heures après la mort.

A mesure que de nouvelles quantités de sperme sont sécrétées par les testicules, elles chassent le liquide antérieurement produit, qui, après avoir parcouru plusieurs tubes ou réservoirs qu'on nomme *canaux déférents*, *vésicules séminales* et *conduits éjaculateurs*, arrive au canal de l'*urètre*, par lequel il est émis comme l'urine ; mais, par suite d'un mécanisme spécial, les deux liquides ne peuvent se mélanger, le passage de l'urine étant interdit au moment de celui du sperme.

Tels sont les organes profonds de la génération dans les deux sexes. Je vous fais grâce de la description des organes extérieurs ; ils ont bien leur importance puisqu'ils sont destinés à chasser le liquide fécondant (côté des hommes) et à le recevoir (côté des dames), double fonction sur laquelle nous reviendrons bientôt ; mais il est inutile de les décrire, tout le monde les connaissant de vue ou autrement (au moins parmi les gens mariés).

Grâce aux mouvements dont sont animés les spermatozoïdes, grâce peut-être aussi à une sorte d'as-

piration exercée sur eux par la matrice, ces filaments
(qu'on décore bien à tort du nom d'animalcules et
qui ne sont que des cellules très allongées), portés
avec le sperme dans les organes génitaux externes
de la femme, arrivent à la matrice et pénètrent dans
sa cavité. Puis, continuant leur trajet ascendant, ils
finissent par rencontrer l'œuf ou l'ovule, à l'intérieur de la trompe de Fallope le plus souvent, plus
rarement à la surface de l'ovaire. De cette rencontre
résulte la *fécondation*, c'est-à-dire la pénétration
réciproque des deux éléments, mâle et femelle, immédiatement suivie de l'ébauche du nouvel être.
On n'a pas toujours admis la réalité de cette pénétration ; on croyait autrefois que dans le sperme
existait une vapeur subtile, volatile, qu'on nommait
aura seminalis, et dans laquelle, pensait-on, rési-
dait la propriété fécondante du liquide. Mais, dès le
siècle dernier, Spallanzani montra que cette théorie n'était pas fondée ; il plaça du sperme de gre-
nouille dans un verre de montre, et mit au-dessus
de celui-ci un autre verre renversé, au fond duquel
adhéraient des œufs, de sorte que sperme et œufs
n'étaient distincts que d'une fraction de ligne ; or
jamais dans ces conditions la fécondation n'eut
lieu. Plus tard, Prévost et Dumas prouvèrent que
du sperme privé de ses spermatozoïdes par la filtra-
tion, ou par la décharge d'une bouteille de Leyde,
n'était plus apte à la fécondation : celle-ci est donc
bien le fait de ces filaments, et est actuellement
expliquée de la façon suivante.

Parmi les spermatozoïdes qui, par le mécanisme
et dans le lieu indiqués plus haut, sont arrivés à la
surface de la membrane qui enveloppe l'œuf ou
ovule, la plupart ne vont pas au delà de cette tunique
externe, quelques-uns seulement la pénètrent,
mais restent dans cette gangue extérieure; un seul,
mieux doué, mieux formé, plus fort que les autres
(déjà le *strugle for life !*) dépasse la membrane, et,

continuant son chemin dans la profondeur, arrive progressivement au centre même de l'œuf ; encore n'y arrive-t-il pas tout entier, il perd en route sa queue qui est étouffée et se détache pendant le trajet, tandis que la tête suit triomphalement sa voie. C'est cette tête de spermatozoïde qui s'unit si intimement à l'œuf dans lequel elle a plongé, que bientôt ils forment à eux deux un seul et unique corps ou noyau arrondi, qui s'accroît d'abord par segmentation successive, suivant le mode de cloisonnement que nous avons indiqué plus haut à propos de la fissiparité ; seulement ici le cloisonnement est précédé par l'union de deux éléments différents, et suivi d'un développement bien plus compliqué. Nous n'avons pas à parler de ce développement, très étudié aujourd'hui sous le nom d'embryologie, très intéressant en soi et par ses applications médicales, mais fort complexe et étranger à notre sujet.

Tels sont les principaux phénomènes de la fécondation. Ils consistent, on le voit, dans une véritable imprégnation spermatique de l'ovule, dans l'union matérielle, molécule à molécule, de la substance mâle avec la substance femelle ; aussi le jeune être renferme-t-il de la matière de l'homme comme de celle de la femme, et appartient-il matériellement à l'un comme à l'autre. Il est bien évident que ces phénomènes échappent complètement à l'influence des deux générateurs, qu'une fois le rapprochement sexuel produit il n'est pas en leur pouvoir de favoriser ou d'empêcher la fécondation. Le consentement de la femme à ce rapprochement n'est nullement nécessaire pour que celle-ci ait lieu ; un viol effectué pendant le sommeil naturel, alcoolique ou chloroformique, pendant les états hypnotiques, somnambuliques, léthargiques, pendant la syncope ou la perte de connaissance, peut avoir une grossesse pour conséquence tout aussi bien que les rapports les plus volontaires. Enfin, il est absolument faux que ces rapports, lorsqu'ils doivent être suivis de fécondation, fassent éprouver à la femme une sensation particulière quelconque ; rien ne lui indique le moment où a lieu la rencontre de l'ovule et du spermatozoïde, rencontre qui ne se fait qu'un certain temps après les rapports sexuels.

C'est, du reste, une question presque aussi vieille que le monde, de savoir si la femme a dans ces rapports une part de volupté, et si cette part est égale ou supérieure à celle qui est dévolue à l'homme : question oiseuse au point de vue médical, et que je n'aborderais même pas, si elle ne se rapportait par un côté à la fécondation. Celle-ci, en effet, a longtemps passé et passe encore dans le monde étranger aux choses de science comme ne pouvant avoir lieu que si un spasme voluptueux saisit les individus des deux sexes au moment de leur rapprochement : dans cette opinion, l'indifférence et surtout la répugnance de la femme pour les caresses qu'elle reçoit s'opposeraient absolument à la conception. C'est là une erreur complète : une femme peut être fécondée sans avoir éprouvé le moindre plaisir à l'acte qui l'a rendue enceinte. Cela est prouvé d'abord par les cas de grossesse observés, comme nous venons de le dire, à la suite de viols, c'est-à-dire dans des conditions bien plus pénibles qu'agréables pour les victimes de ces attentats. De plus, il arrive souvent qu'une jeune mariée, pour laquelle la rupture de l'hymen a été douloureuse, a été fécondée dès ce premier rapprochement, qui ne lui a causé que de la souffrance ; et que des épouses plus habituées au harnais du mariage, et par là même moins sensibles aux démonstrations amoureuses de leurs maris, reçoivent celles-ci avec un flegme imperturbable et n'en mettent pas moins un enfant au monde au bout de neuf mois. Une dernière preuve est fournie par la fécondation artificielle, opération qui, comme nous le verrons dans le chapitre consacré à l'étude de la stérilité, ne peut mathématiquement pas s'accompagner d'un spasme particulier de la part de la femme sur laquelle on la pratique, et qui pourtant, dans nombre de cas, amène la naissance d'un héritier.

Mais ce n'est pas ainsi que les choses se passent habituellement dans le mariage, où il y a échange de caresses. On prétend que le plaisir est plus vif, mais moins prolongé chez l'homme, moins intense, mais plus durable chez la femme : pour résoudre d'une façon certaine cette question, il faudrait avoir successivement possédé les deux sexes, ce qui n'est arrivé à aucun humain, les hermaphrodites n'ayant jamais dans sa plénitude la jouissance réservée à l'un ou à l'autre : encore l'affirmation de celui-qui se serait trouvé dans ces conditions n'aurait-elle qu'une valeur relative, l'intensité de la volupté variant avec le tempérament des individus, avec leurs habitudes de vie, avec la vivacité de leur imagination, etc. Mais encore une fois peu nous importe au point de vue de l'hygiène des jeunes époux ; ce qui nous intéresse surtout, ce sont les règles à suivre en ce qui concerne l'union physique des sexes, ce que ces affreux médecins nomment coït, mot que nous serons bien obligés d'employer malgré l'effarouchement qu'il cause, sous peine de renoncer à nous faire comprendre.

Les indications relatives à l'union sexuelle peuvent être rapportées à trois chefs principaux : le *moment*, la *fréquence*, la *position*. Pour ces trois points, nous avons à tenir compte à la fois des procédés propres à sauvegarder la santé des époux et à augmenter les probabilités de la fécondation.

Parlons d'abord du moment le plus convenable pour la consommation de l'acte conjugal. Pour ce qui est de l'heure de la journée la plus favorable à ce petit exercice, les avis sont partagés. Fontenelle, à qui on demandait s'il n'avait jamais eu envie de se marier, répondit : « Quelquefois..... le matin. » C'est que les érections sont assez fréquentes au moment du réveil et inspirent à l'homme des désirs plutôt que des besoins : la chaleur du lit, l'accumulation de l'urine dans la vessie, suffisent à les expliquer. Mieux vaut ne pas les satisfaire à cet instant, qui précède peu le lever, et choisir de préférence le soir, l'heure où un repos prolongé réparera les forces diminuées par les fatigues du jour en même temps qu'il fera disparaître l'état de langueur presque toujours causé par les rapports conjugaux. Mais il est prudent de ne pas faire succéder ceux-ci immédiatement au dîner et à un repas quelconque : le coït est dangereux pendant la période digestive, parce que les efforts dont il s'accompagne déterminent une tendance à la congestion en divers points de l'organisme, tendance qui vient ainsi augmenter celle qui existe naturellement durant cette période par suite de l'accélération du cours du sang qui se produit alors.

Il est aussi très important de préciser l'époque du mois où le coït doit surtout être pratiqué, si l'on veut avoir des chances de le voir suivi de fécondation. Cette époque, d'après ce que nous avons vu plus haut, est évidemment celle où l'ovule a quitté son séjour primitif, l'ovaire, pour progresser vers la matrice, et où il est encore dans le tube membraneux qui va d'un organe à l'autre, c'est-à-dire dans la trompe de Fallope, puisque c'est en ce point que, dans la très grande majorité des cas, a lieu la rencontre de l'œuf avec les spermatozoïdes, nécessaires à la conception. Or cette époque peut être calculée approximativement : l'écoulement du sang menstruel commence fort peu de temps après que l'œuf a quitté la vésicule, mais cet œuf reste dans la trompe pendant tout le temps que dure l'écoulement sanguin ; c'est donc deux ou trois jours avant la cessation des règles que la susdite rencontre a le plus de chances d'avoir lieu, et comme une femme en bonne santé et tant soit peu observatrice peut préciser la date de cette apparition, on voit que deux époux peuvent rendre leur coït fécondant, sinon d'une façon certaine, du moins avec quelque probabilité.

Par contre, le rapprochement sexuel ne doit pas avoir lieu au moment même des règles. Ce précepte n'est établi dans aucune loi civile, il ne pouvait pas l'être; mais il a été institué par plusieurs religions. Moïse, par exemple, défendait tout rapport entre les époux pendant douze jours, comptés à partir du moment de l'apparition des règles, et cela sous peine de mort. Mahomet a fait la même défense pour une période de seize jours, dont huit avant et huit après la venue des règles. Ces habitudes se retrouvent chez des peuples anciens, comme les Mèdes et les Perses, et chez des peuplades sauvages, telles que certaines tribus d'Afrique et d'Australie. On ne peut que les approuver et souhaiter qu'elles soient universelles dans notre pays, où malheureusement tout le monde n'en connaît pas l'utilité hygiénique. Ce n'est pas que, comme l'a dit poétiquement Michelet, la femme porte dans son sein une blessure ouverte, ou qu'elle soit alors impure et apte seulement à engendrer des enfants monstrueux, ainsi que l'ont avancé certains Pères de l'Eglise. Le sang menstruel ne diffère en rien de celui qui circule dans le reste du corps, il ne doit même sa viscosité et la facilité avec laquelle il se coagule, qu'à son mélange avec les liquides muqueux que sécrètent les organes génitaux externes de la femme. Mais, outre qu'il y a dans l'abstention de l'homme à ce moment une affaire d'élémentaire propreté, la membrane muqueuse, fine et délicate, qui tapisse l'intérieur de l'organe masculin, est si sensible, que le contact d'un corps quelconque, solide ou liquide, l'irrite : c'est ainsi, et non par suite de propriétés malfaisantes particulières, que quelques gouttes de ce sang, entrant par le méat urinaire dans l'urètre, peuvent enflammer celui-ci et produire des accidents analogues à ceux d'une véritable blennorrhagie.

La défense du coït est étendue dans certains pays à deux autres périodes, la grossesse et l'allaitement. Il en est ainsi en Turquie, où le Coran interdit au mari de toucher sa femme pendant les longs mois que durent ces deux états. Ces bons Ottomans observent-ils bien strictement cette loi du Prophète ? Je n'en sais trop rien : en tout cas, c'est elle qu'ils invoquent pour justifier la polygamie dont ils sont coutumiers, Mahomet leur ayant prescrit de s'approcher de leurs femmes au moins une fois par semaine, précepte qu'ils ne pourraient concilier avec le premier s'ils n'avaient plusieurs femmes. Nous qui n'en possédons qu'une, nous sommes bien moins sévères, et nous nous bornons, pour ne nuire ni à elle ni à l'enfant, à nous abstenir de rapports avec notre femme pendant les six semaines qui précèdent l'accouchement et pendant les six semaines qui le suivent ; l'hygiène commande cette réserve, mais n'en demande pas davantage. Pendant l'allaitement, le coït n'a pas d'influence sur la quantité ni sur la qualité du lait, mais naturellement rien ne s'oppose à ce qu'il soit fécondant, et une grossesse nouvelle peut modifier la sécrétion lactée. Pendant les premiers mois, le lait conserve parfois, non toujours, toutes ses propriétés ; pendant les derniers mois, il est moins abondant et moins nourrissant ; à toute époque de la grossesse, il faut fréquemment s'assurer des qualités du liquide, soit en le faisant analyser, soit en pesant souvent le nourrisson, le développement de celui-ci étant subordonné à la puissance nutritive de l'alimentation qu'il reçoit. Je me borne à signaler l'action indirecte que peut avoir le coït pendant l'allaitement : tirez-en les conséquences que vous voudrez.

Passons maintenant au nombre de rapports que les époux peuvent avoir périodiquement entre eux, pour que leur santé se conserve en bon état. De tout temps, les médecins se sont évertués à fixer ce nombre : une des plus célèbres parmi ces appréciaciations est celle de l'École de Salerne (onzième siècle), d'après laquelle deux séances par semaine, et deux carrières fournies dans chaque séance, sont la quantité nécessaire et suffisante. Mais les évaluations ont beaucoup varié, et sont bien difficiles à établir, en raison des circonstances multiples qui peuvent les influencer. Ainsi, d'après le Talmud, « un homme riche, robuste et désœuvré, doit sacrifier à Vénus une fois par jour, les travailleurs des villes deux fois par semaine, les ouvriers et les hommes d'étude une fois par semaine, les guides de caravane une fois par mois, les marins deux fois par an ». Inutile d'insister sur le défaut de solidité de cette estimation basée sur la diversité des professions.

L'âge mérite d'être pris en beaucoup plus sérieuse considération, et cela principalement dans l'intérêt du mari, qui, n'ayant plus à 50 ans la même vigueur qu'il avait à 25, ne saurait sans péril chercher à se montrer aussi vaillant. On peut poser en principe que de 20 à 30 ans, il lui suffit de laisser un jour de repos entre deux rapprochements, de sorte qu'il peut se livrer au coït tous les deux jours ; de 30 à 45 ans, deux fois par semaine suffisent ; après 45 ans, il faut aller en diminuant : une seule fois par semaine d'abord, puis une fois en 15 jours ; enfin, rien ou à peu près, à partir de 60 à 65 ans.

Ce qu'il faut avant tout retenir de cet essai de règlement amoureux, c'est la nécessité qui s'impose aux vieillards d'être très sobres des plaisirs de cette nature ; mieux vaut pour eux même s'en abstenir, ce qui leur est d'autant plus facile que physiquement le besoin sexuel n'existe plus chez eux, que ce qu'ils prennent pour ce besoin n'est ordinairement que l'excitation d'une imagination déréglée, et qu'enfin leurs érections leur causent souvent plus de douleur que de volupté. Mais où commence la vieillesse? Il est impossible de fixer le début réel de cet âge, comme de fixer les limites de toutes les périodes en lesquelles on a arbitrairement classé l'existence. Tel homme de 65 ans est encore jeune, au point de vue génital comme sous le rapport des forces générales; tel autre de 50 ne l'est plus. Le maréchal de Richelieu épousant en troisièmes noces mademoiselle de Proth à l'âge de quatre-vingt-quatre ans, et Ferdinand de Lesseps dotant la France d'une nombreuse lignée après 70 ans, donnent un éclatant démenti à ceux qui voudraient établir d'une façon uniforme l'âge où l'homme doit devenir étranger à Vénus. Toutefois ces exemples rares sont à admirer plutôt qu'à suivre (*miror non sequor*), et sans fixer le terme précis où il faut s'abstenir de toute offrande à la divinité, on peut dire, d'une façon générale, qu'à partir de 60 ans l'homme, loin de rechercher les excitations, doit les fuir, imposer un frein à son imagination si elle est trop ravageuse, et ne se laisser aller à souhaiter le bonsoir à sa femme que si un réel besoin s'en fait sentir.

Du reste, ce n'est pas seulement après la cinquantième année qu'on constate ces grandes différences dans la vigueur maritale, c'est à tout âge. Chose remarquable, les cas de continence ou de débilité génitale que nous rapporte l'histoire sont beaucoup moins nombreux que les exemples contraires. Pourtant Venette raconte que « Zénon, pendant sa vie, ne baisa sa femme qu'une seule fois et encore y fut obligé par civilité »; et on sait que le lâche Honorius, empereur d'Occident, plus occupé de soigner sa basse-cour que sa femme, laissa celle-ci mourir

vierge après plusieurs années de mariage ; remarié
avec sa belle-sœur, il n'en eut pas d'enfants. Parmi
les faits contraires, témoignant de prodiges vénériens accomplis par des personnages célèbres ou dans
des circonstances peu communes, je citerai ceux de
l'empereur Valérius Probus, déflorant en une nuit
dix vierges sarmates ; d'Attila mourant, à un âge
très avancé, dans les bras d'une vierge qu'il épou-
sait, dit l'historien Priscus, « après d'innombrables
femmes » ; d'un prince maure qui, en trois jours,
satisfaisait les trente femmes de son sérail ; de
Charles-Quint, qui, au dire d'un contemporain, « a
été dans les plaisirs vénériens avec intempérance
partout où il s'est trouvé avec des femmes de grande
et même de petite condition » ; d'un habitant des Py-
rénées-Orientales qui, en 15 ans, épousa 11 femmes,
lesquelles moururent de lésions génitales causées
par l'ardeur lubrique de ce montagnard, si bien que,
celui-ci ayant voulu convoler une douzième fois,
l'autorité s'y opposa ; enfin, de cet Espagnol dont la
femme se plaignit à la reine d'Aragon, des ardeurs
vraiment excessives de son mari, ainsi que Montaigne nous en fait le récit, assaisonné de quelques
réflexions médico-philosophiques:

« Différend advenu à Catcloigne entre une femme
se plaignant des efforts trop assiduels de son mary,
non tant, à mon advis, qu'elle en feust incommodée
(car ie ne crois les miracles qu'en foy), comme pour
retrencher, soubs ce prétexte, et brider, en ce mesme
qui est l'action fondamentale du mariage, l'auctorité
des maris envers leurs femmes, et pour montrer
que leurs hergnes et leur malignité passent oultre
la couche nuptiale et foulent aux pieds les grâces et
doulceurs mesmes de Vénus; à laquelle plaincte le
mary respondoit, homme vrayement brutal et desna-
turé, qu'aux iours mesme de jeusne il ne s'en sçau-
rait passer à moins de dix; intervint ce notable
arrest de la royne d'Aragon, par lequel, aprez meure

délibération de conseil, cette bonne royne, pour donner règle et exemple, à tout temps, de la modération et modestie requise en un iuste mariage, ordonna, pour bornes légitimes et nécessaires, le nombre de six par iour, relaschant et quittant beaucoup de besoing et désir de son sexe, pour establir, disoit-elle, une forme aysée et par conséquent permanente et immuable, en quoy s'escrient les docteurs : Quel doibt être l'appétit et la concupiscence féminines, puisque leur raison, leur réformation et leur vertu se taille à ce prix ! »

La femme, malgré les exemples bien connus de Cléopâtre, d'Agrippine et de Messaline, est en général moins portée que l'homme à ces tendresses amoureuses : c'est pourquoi nous avons dit que le rôle d'une bonne épouse consistait à tempérer plus souvent qu'à exciter les ardeurs de son mari, et que ce rôle lui était en général bien facile à remplir. Elle se ressent aussi moins que lui des excès auxquels elle peut se livrer. Ceux-ci pourtant peuvent provoquer une inflammation, avec douleurs et écoulement, du côté des organes féminins; c'est ainsi que les jeunes mariées, quand leurs maris n'ont pas une prudence suffisante, peuvent être atteintes de flueurs blanches et de métrite balistique (le terme *balistique* rappelle les frottements répétés et la sorte de percussion auxquels ces organes peuvent alors être soumis). Chez l'homme, les excès vénériens ont des conséquences beaucoup plus fâcheuses : outre que le système génito-urinaire peut être atteint, que la prostate, la vessie, etc., peuvent s'enflammer, on observe des désordres généraux, graves et étendus. Le système nerveux surtout est frappé; les facultés intellectuelles s'affaiblissent, l'imagination et la mémoire s'obscurcissent, la vue se trouble : en même temps que la sensibilité est dans un état d'excitation, d'éréthisme, qui détermine une agitation continuelle, les forces diminuent. Puis les fonctions organiques s'altèrent, la digestion devient mauvaise, la respiration courte et difficile, le cœur est le siège de battements accélérés et pénibles. Plus tard encore la moelle épinière se prend, la paralysie et les tremblements apparaissent, la folie survient. Enfin la mort elle-même peut résulter des excès vénériens, soit directement, comme conséquence immédiate de l'affaiblissement progressif, dans un état de gâtisme répugnant; soit indirectement, par suite de l'éclosion de la phtisie ou du cancer, facilement développés dans un organisme débilité.

Les rapports du système nerveux avec les plaisirs et excès vénériens sont connus depuis longtemps. Dès la fin du siècle dernier, Gall, médecin allemand qui prétendait reconnaître les dispositions intellectuelles et affectives d'un individu par l'examen de la surface extérieure du crâne, plaçait dans le cervelet l'organe de la faculté procréatrice, et prétendait juger de son développement par le relief plus ou moins accentué que font deux saillies situées à la partie postérieure et inférieure de la tête, l'une à droite, l'autre à gauche de la ligne médiane. L'hypothèse phrénologique ou crânologique de Gall n'a pas été vérifiée par l'expérience, et en particulier la localisation de l'instinct génital dans le cervelet n'est pas démontrée : il est prouvé, au contraire, que le centre de l'érection, de l'amour physique, c'est-à-dire le point central d'où partent les excitations qui engendrent les désirs sexuels, se trouve à la partie inférieure de la moelle épinière. Il n'en est pas moins certain que le système nerveux est très intéressé dans la satisfaction de ces désirs, et que celle-ci amène parfois des troubles nerveux tout à fait insolites. Ainsi Napoléon 1er était pris, en pareil cas, d'une agitation désordonnée qui rappelait beaucoup l'attaque d'épilepsie, et on racontait autrefois dans les salles de garde des internes en médecine des hôpitaux, qu'un professeur de la Faculté de Paris perdait souvent connaissance lorsqu'il avait commerce avec une femme ; les mauvaises langues ajoutaient même qu'un collègue du susdit professeur, rentrant un jour à une heure où on ne l'attendait pas, trouva sa propre femme fort occupée à soigner le « cher confrère », échoué sans connaissance sur la chaise-longue de la chambre à coucher : tableau ! Du reste, les gens nerveux passent pour être particulièrement portés aux plaisirs de l'amour, dans les deux sexes ; il en serait ainsi surtout des personnes qui sont en même temps maigres et brunes, tandis que les blonds, les grassouillets, les lymphatiques, seraient beaucoup moins incandescents. Je ne me porte pas garant de cette classification, et je crois que, si on la prenait à la lettre, on serait souvent trompé : *Latet anguis in herba !*

La conclusion de ce qui précède, en ce qui concerne l'intervalle de temps à laisser entre les rapports conjugaux, c'est que la fréquence de ces rapports ne peut être fixée d'une façon constante, uniforme, même en tenant compte des âges, ceux-ci ne modifiant pas à un égal degré les facultés génitales chez tous les humains. Nous avons vu plus haut l'échelle qu'on pourrait dresser à ce point de vue : mais il est certain que les degrés peuvent en être éloignés ou rapprochés, suivant l'individu qu'on considère : le tempérament, l'état de santé, la façon de vivre, les professions même, sont autant de circonstances dont il faut tenir compte. Ne boire que quand on a soif : voilà, je le répète, le précepte qu'il faut suivre avant tout ; c'est-à-dire qu'on n'écoutera pas les excitations plus ou moins artificielles qui peuvent se produire, mais seulement les besoins réels dont on sent l'aiguillon. Le vieux dicton : *Post coïtum animal triste*, ne se vérifie que quand on outrepasse les exigences de la nature ou qu'on viole ses lois.

La question des positions à prendre dans le coït a, comme celle de la fréquence, été souvent traitée, et elle n'a pas toujours été envisagée de la même façon : les écrivains religieux, considérant seulement la morale, ont cherché le *fas* et le *nefas* ; les hygiénistes et les médecins se sont appliqués à enseigner ce qui est utile pour la fécondation ou nuisible aux deux acteurs. La doctrine des premiers est résumée dans ces lignes de l'abbé Craisson, ancien vicaire général du diocèse d'Avignon : « Situs naturalis est ut mulier sit succuba et vir incubus : hic enim modus aptior est effusioni semini virilis et receptioni in vas fœmineum ad prolem procreandam. Unde si coitus aliter fiat, nempe sedendo, stando, de latere, vel præpostere (more pecudum), ul si vir sit succubus et mulier incaba, innaturalis est. Sed tanem minime peccant conjuges si ex justa causa situm mutent, nempe ob ægritudinem, vel viri pinguedinem, vel ob periculum abortus, quandoque, ait S. Thomas, sine peccato esse potest quando dispositio corporis alium modum non patitur. »

Avicenne, célèbre médecin persan du onzième siècle, donne aussi de très sages préceptes : « Et in coitu quidem sont figuræ malæ, sicut si ascendat mulier super virum. Figura enim in coitu illa est mala, ex qua timetur ramex et inflatio et ulcera virgæ et vesicæ, propter laborem ejectionis spermatis, et dubitatur si currat aliquid in virgam ex parte mulieris. Et scias quod retentio spermatis in coitu est mala valde. Et quandoque perducit ad contritionem unius duorum ovorum. Et oportet ne coitus fiat necessitate fæcis aut mingendi mota, neque cum exercitio et motu, aut post passionem animalem fortem. »

Il y a, on le voit, une certaine analogie entre les interdictions du vieux médecin païen et celles du prêtre contemporain écrivant *ad usum confessa-*

riorum : tous deux défendent sévèrement la position dans laquelle la femme est placée au-dessus de l'homme, comme pouvant être dangereuse pour ce dernier et étant très peu faite pour favoriser la fécondation. Il faut également admirer l'indulgence de saint Thomas qui tolère tout changement apporté au mode naturel en cas de maladie, d'obésité, de menace de fausse-couche, et la prudence d'Avicenne réprouvant tout mouvement exagéré pendant cet acte solennel.

Au point de vue purement médical, je n'ai pas grand'chose à ajouter à ces sages préceptes. Il est certain que, dans les conditions régulières de conformation et de santé des deux époux, la situation la plus naturelle est celle dans laquelle le mari est étendu horizontalement sur sa femme : c'est de cette façon que le liquide prolifique arrivera le plus sûrement à sa destination. Même dans cette position, il faut s'abstenir de mouvements désordonnés : ceux-ci sont particulièrement dangereux pour l'homme, dans les organes génitaux duquel ils peuvent déterminer une inflammation sérieuse, et surtout une hémorragie ou une rupture qui parfois ont été mortelles.

Ces dernières lésions sont encore plus à craindre lorsque les rapports ont lieu *sedendo* ou *stando ;* ils le sont moins quand l'homme est couché au-dessous de sa compagne, mais alors la conception a peu de chances de se faire, la semence pouvant retomber avant d'être parvenue au terrain qu'elle doit féconder : aussi ces trois positions ne peuvent être recommandées dans aucun cas ; ce sont des artifices destinés à augmenter la volupté, et si le médecin n'a pas à tenir compte du péché commis par ceux qui les emploient, il doit leur en signaler les inconvénients.

Au contraire, les deux dernières positions, *de latere* et *præ postere,* peuvent être recommandées dans certains cas. Tels sont ceux d'obésité telle que les organes des deux sexes ne sauraient se joindre ; d'exiguité si prononcée de l'organe masculin qu'il entre à peine dans l'organe féminin dans la position ordinaire ; de vice de conformation de l'urètre de l'homme, dont l'extrémité antérieure est imperforée, si bien que le sperme s'échappe par un orifice du canal situé sur sa partie supérieure (*epispadias*), ou inférieure (*hypospadias*) ; de hernie considérable, de grossesse avancée, de déplacement de la matrice, etc. Je ne puis citer tous les cas dans lesquels un changement de posture est permis et même recommandé ; ils se résument dans ces deux faits : difficulté des rapports sexuels par le procédé ordinaire, impossibilité de la fécondation. Si vous avez quelque doute pour vous-mêmes, quelque scrupule qui vous fasse hésiter, allez trouver votre médecin : habitué à recevoir toutes les confessions, obligé au secret absolu par sa conscience et par la loi, il complétera les renseignements que je ne puis vous donner que d'une façon générale, chaque cas particulier ayant ses indications propres.

Je n'ai plus à faire, à propos de l'hygiène du mariage, qu'une recommandation, de nature assez délicate. Les soins de propreté sont aussi naturels après les rapports conjugaux que les autres jours, et il n'y a pas de raison pour transformer en une petite sentine l'autel sur lequel le sacrifice a eu lieu ; mais il est bon d'attendre quelques instants (mettons une petite demi-heure), avant de faire passer un courant liquide à travers le temple ; il est nécessaire que ce liquide ne soit ni trop chaud, ni trop froid, ni acide, ni alcalin ; autrement dit, l'eau tiède, à 30° environ, dans laquelle la main peut rester sans éprouver de sensation désagréable, doit seule être employée ; l'eau savonneuse, l'eau de Cologne, les vinaigres et eaux de toilette, sont mauvais. On comprendra facilement l'utilité de ce conseil, si on veut bien se reporter à ce que nous avons dit, au commencement de ce chapitre, des conditions qui favorisent ou arrêtent les mouvements des spermatozoïdes, lesquels sont indispensables à la procréation.

XIV

PROCRÉATION DES SEXES A VOLONTÉ. — CALLIPÉDIE

Prédominance des naissances masculines. — Influence de l'âge des époux. — Théories et préjugés sur la procréation des sexes. — Valeur des recettes données à ce sujet. — Impossibilité de prévoir le sexe de l'enfant. - Moyens d'avoir de beaux enfants. — Les enfants de l'amour.

Dans un jeune ménage, le mari désire en général que le premier-né soit un garçon ; sa femme souhaite que ce soit une fille : l'accord est difficile ; mais, fille ou garçon, le fruit des premières amours est bienvenu, gaiement accepté par les deux parents. Au second enfant, tous deux désirent ce qu'ils n'ont pas encore : l'entente serait donc aisée et les efforts seraient toujours couronnés de succès, si l'on connaissait un procédé infaillible pour avoir ce qu'on veut. Ce procédé existe-t-il ? Si on en croit les histoires qui ont cours à ce sujet dans beaucoup de classes de la société, et non dans les moins éclairées, ce n'est pas un moyen, c'est une foule de moyens que les conjoints auraient à leur disposition pour procréer à volonté un enfant du sexe souhaité. Malheureusement la plupart des méthodes recommandées sont enfantines et bonnes à ranger au nombre des préjugés ; aucune jusqu'ici n'a donné de résultats sérieux.

Un fait universellement constaté dans les pays d'Europe où la statistique existe, c'est la prédominance des naissances masculines sur les naissances féminines. Le Dr Bertillon nous apprend qu'en moyenne il naît environ 106,5 garçons pour 100 filles (106,6 en France, 106,6 en Autriche, 106,2 en Norwège, 105,8 en Suède, etc.) ; dans ces nombres sont compris les mort-nés. En tout pays, le rapport est moindre parmi les naissances illégitimes ; dans ces conditions, pour 100 filles, il naît seulement 104,4 garçons en France, 104,9 en Autriche, etc. La proportion des garçons, d'après une recherche faite dans toutes les provinces de l'Autriche, est plus élevée parmi les premiers-nés (110) que parmi les puînés (105) ; c'est ainsi du moins que les choses se passent dans les mariages légitimes, car dans les unions illégitimes c'est le contraire (103 parmi les aînés, 106 parmi les puînés). D'une statistique relevée en Norwège il ressort que c'est dans les premières années du mariage que la probabilité de naissance des garçons l'emporte sur celle des filles (116 garçons pour 100 filles pour les naissances issues de mariages ayant duré de 1 à 6 ans ; 107, de 7 à 12 ans ; 94 au-delà de 13 ans). Une recherche faite en Italie montre que le rapport des naissances masculines est plus faible dans les villes que dans les campagnes : 105,8 dans les cités, 106,3 dans les petites communes. L'âge absolu des époux a aussi une influence : plus ils sont jeunes, plus les naissances masculines sont nombreuses. Quant à l'âge relatif des époux, il n'a pas une action aussi décisive qu'on l'a dit : cependant, d'après Salder et d'autres auteurs, il naît plus de garçons que de filles lorsque le père, encore jeune, est un peu plus âgé que la mère ; plus de filles que de garçons quand la mère est plus âgée que le père ou que les deux parents sont du même âge.

Cette supériorité numérique de l'homme ne persiste pas, la mort ne tardant pas à rétablir l'équilibre, et même à ramener la proportion. Le sexe, en effet, a sur la mortalité une grande influence, surtout à la naissance et dans les premiers temps qui la suivent, c'est-à-dire à une époque où son action semble devoir être nulle. Parmi les mort-nés, il y a plus de 140 garçons pour 100 filles. Pendant la première année de la vie, il y a sur 1,000 vivants de chaque sexe, 236 décès masculins et 197 féminins. Cette inégalité des deux sexes devant la mort continue en s'atténuant très lentement pendant les années suivantes, et cesse vers 15 ans, où les décès deviennent à peu près égaux chez les hommes et chez les femmes ; il n'en est pas moins vrai que le rapport qui existait à la naissance est tellement retourné à l'âge adulte que, pour 1,000 hommes, on compte en France 1,007 femmes, et même 1,020 à Paris.

Voilà les faits. Passons maintenant en revue les plus célèbres des théories qui ont été émises relativement aux naissances masculines et féminines. Dans son *Essai d'une histoire pragmatique de médecine*, Sprengel nous donne le résumé suivant de la doctrine d'Empédocle : « Il prétendait que l'embryon ne provient pas d'une seule semence du mâle ou de la femelle, mais de tous deux, et qu'il prend le sexe du père ou de la mère selon que prévaut la semence paternelle ou maternelle, ou suivant que l'imagination de la mère est plus ou moins vivement excitée. D'après lui, il existe des particules dans la semence du mâle et dans celle de la femelle qui ont une mutuelle attraction, d'où résulte l'amour sexuel. Il fait dépendre le sexe du fœtus uniquement de la chaleur et du froid de l'utérus. Il veut que de la semence lancée dans un utérus chaud il naisse un mâle, dans un utérus froid une femelle. » En enseignant cette dualité d'origine de l'embryon, Empédocle était mieux inspiré que son maître Anaxagore, d'après lequel le nouveau-né se formait de toutes pièces aux dépens de la liqueur paternelle, qui avait sa source unique dans la moelle épinière.

D'après Hippocrate, le testicule droit sécréterait un sperme plus subtil et plus actif, le testicule gauche produirait un sperme qui le serait moins ; la femme aurait aussi deux produits de sécrétion inégalement actifs : si dans le coït la même quantité de liqueur subtile est fournie par les deux générateurs, un garçon naîtra ; ce sera une fille s'il y a davantage de liqueur moins subtile. La théorie d'Aristote se rapproche de celle du père de la médecine, avec plus de simplicité : le testicule droit engendre les garçons, le testicule gauche engendre les filles. Reproduite par Galien, Pline, et presque tous les médecins et naturalistes de l'antiquité, cette doctrine a trouvé des adeptes jusqu'en ce siècle-ci, bien qu'elle n'ait aucune base sérieuse.

Un médecin français contemporain a prétendu que l'œuf de la femme était mâle un mois, femelle le mois suivant, si bien que, après la naissance du premier enfant qui indiquerait le sexe qu'avait l'œuf fécondé neuf mois auparavant, on pourrait non seulement prédire le sexe des enfants suivants, mais encore l'avoir au gré de ses désirs : il suffirait pour cela de noter l'alternance des mois où l'œuf est mâle ou femelle, et s'arranger de façon à ce que la fécondation eût lieu à l'un ou l'autre de ces mois, suivant ce qu'on désire. Ces assertions n'ont pas été vérifiées par l'observation.

Un autre médecin, italien celui-là, ayant entendu dire qu'un curé de France s'occupait depuis longtemps de recueillir des faits relatifs à l'influence que la lune peut avoir sur le sexe des enfants, lui demanda le résultat de ses recherches; et le bon curé lui envoya, le plus sérieusement du monde, la consultation suivante : « Lorsqu'une femme donne le jour à un enfant mâle pendant la pleine lune, ou à une fille à la nouvelle lune, on peut être presque certain que le sexe ne changera pas dans un accouchement ultérieur, et ceci est vrai pour toute la durée des quartiers de la lune. Ces observations, qui ont été répétées un très grand nombre de fois, n'ont jamais varié. J'ai vu plusieurs mères produire jusqu'à cinq ou six fois successivement le même sexe, parce que l'accouchement arrivait précisément dans le même quartier de lune. La lune seule préside à la production des sexes, et comme ses phases varient continuellement et régulièrement, les garçons et les filles se trouvent en progression constante sur la terre en vertu d'une loi cosmique. » Très simple, la théorie de l'excellent curé ; mais vraiment il a perdu là une belle occasion de se taire ou de lire son bréviaire ; cela aurait mieux valu que de faire intervenir la lune dans des phénomènes physiologiques auxquels il n'entend goutte et de donner un faux cachet d'authenticité à une hypothèse qui, pour être depuis longtemps chère aux bonnes femmes, n'en est pas plus acceptable ni mieux prouvée.

Ne quittons pas l'enseignement des ministres des religions sans citer, après l'opinion du prêtre, celle des rabbins qui, dans le Talmud, nous apprennent que « pour avoir des garçons, il faut attendre que la femme désire ardemment son mari ; pour avoir une fille, il faut, au contraire, que l'homme, désirant violemment sa femme, la surprenne pour ainsi dire et l'aime à l'improviste. » Le Talmud n'est pas lunatique, mais ses recommandations n'en sont pas plus efficaces.

On a encore prétendu que l'ovaire droit fournit des œufs mâles et l'ovaire gauche des œufs femelles (c'est le pendant de la doctrine d'Hippocrate), que la proportion des garçons est plus élevée dans les classes sociales où la vigueur physique est plus développée, plus faible dans les autres classes ; que le sexe dépend du degré de maturité auquel l'œuf est arrivé au moment de la fécondation, c'est-à-dire que si l'œuf est complètement mûr quand il est fécondé, il donne un garçon, tandis qu'il produit une fille dans les conditions inverses ; que le produit de la conception est mâle si l'œuf est à un degré supérieur d'azotation, femelle dans le cas contraire, de sorte qu'il suffirait que la femme suivît un régime azoté (viandes saignantes) pour avoir un garçon, un régime non azoté (viandes blanches, aliments féculents, etc.) pour avoir une fille.

J'en passe sans doute, parmi les nombreuses théories et méthodes qui ont vu le jour au sujet de la procréation des sexes ; je prie le lecteur de me pardonner cette omission et de s'en consoler en se disant que les autres ne valent pas mieux que celles que nous venons de voir.

Peut-on de ce fatras obtenir un enseignement digne d'être pris en considération ? Non, jusqu'à présent. En supposant, ce qui n'est pas démontré, que les organes de chaque côté du corps chez l'homme ou chez la femme (testicule ou ovaire) soient préposés à la production d'un sexe déterminé, je ne vois pas bien comment s'y prendront les deux époux pour mettre cette notion à profit, à moins de se faire enlever, par la castration ou l'ovariotomie, la glande masculine ou féminine dont ils ne veulent pas faire usage ! Et puis, l'opération faite, ils seraient condamnés à n'avoir plus que des enfants d'un seul et même sexe !... Compter, comme le voulait Empédocle, et le Talmud après lui, sur la plus ou moins grande excitation de la mère, me semble bien risqué : il y a des femmes qui sont toujours froides, d'autres toujours ardentes, et on n'a pas remarqué que les unes ou les autres eussent toujours des filles ou des garçons. L'idée de la subordination du sexe au degré de maturité de l'œuf peut être juste en ce qui concerne l'espèce bovine ; des observations précises ont montré qu'elle était fausse pour l'espèce humaine.

La théorie de l'action des occupations physiques

des parents est manifestement erronée : aucune statistique ne montre que les garçons et les filles naissent en proportion inégale dans les diverses classes de la société. Enfin, invoquer la lune en cette affaire, c'est s'exposer, sans aucune chance de compensation, aux railleries méritées des habitants de notre satellite, s'ils peuvent nous voir.

En somme, la nature s'est si souvent jouée des prévisions humaines, a si souvent mis en défaut les conseils de la Faculté, y compris celui d'un régime très substantiel fréquemment imposé en pure perte à un mari désireux d'avoir un héritier de son nom, qu'aucun médecin sérieux n'oserait à l'heure actuelle formuler une règle de conduite à suivre en pareil cas. Nous savons qu'il naît plus de garçons, que de filles, que l'illégitimité diminue cette prédominance, que le milieu rural l'augmente, que les garçons naissent en plus grand nombre dans les premières années du mariage, sont plus nombreux parmi les premiers-nés. Ces faits, nous les constatons en tous les pays ; mais cela ne suffit pas : il faudrait en découvrir la raison, pour que nous puissions faire varier au gré de nos désirs les influences qui les régissent. Or nous ignorons absolument pourquoi ici nous voyons naître un garçon, là une fille ; il est donc impossible de donner des recettes pour engendrer l'un ou l'autre et celles qui ont été fournies sont parfaitement illusoires. Tout ce que nous pouvons dire à ce sujet se rapporte aux deux faits suivants : un mari engendrant plus de garçons que de filles, s'il est encore jeune et si son âge l'emporte de quelques années sur celui de sa femme, il faut, pour avoir des garçons au début du mariage, proportionner convenablement l'âge des époux ; en second lieu, la tendance à la procréation des enfants de l'un ou de l'autre sexe étant très marquée dans certaines familles, on pourrait conseiller à celui qui a une préférence de choisir sa femme dans une famille où prédomine la tendance qu'il recherche. Encore ces deux avis, si peu qu'ils engagent, ne peuvent-ils être donnés qu'avec une grande réserve.

S'il nous est impossible de procréer des garçons ou des filles à volonté, pouvons-nous du moins, quand l'enfant est encore dans le sein de sa mère, savoir à quel sexe il appartient? Pas davantage. Oh! je sais bien qu'il n'est pas une sage-femme, bonne femme, garde-malade ou somnambule, qui ne dispose à cet effet d'un ou de plusieurs moyens, tous infaillibles, pour prévoir cela d'une façon certaine : la période de la lune où les règles ont cessé (toujours la lune!) le côté du ventre maternel où l'enfant se livre à ses ébats, la présence ou l'absence du masque, voilà surtout des signes universellement connus. Mais moi qui ne suis ni somnambule, ni sage-femme, ni même femme du tout, je vous engage à ne considérer aucun d'eux comme digne de foi. Récemment on a voulu trouver dans la différence de fréquence des battements du cœur du fœtus, comptés à travers les parois abdominales de la mère, un moyen de connaître d'avance le sexe qu'aura l'enfant : mais ce procédé, d'une apparence scientifique très engageante, ne vaut pas beaucoup mieux que les autres, puisque cette fréquence varie d'un jour et même d'une minute à l'autre, sans cause apparente ; il n'y a donc pas de relation entre le nombre des battements du cœur fœtal et le sexe de l'enfant, et celui-ci ne peut pas plus être prévu, même par le médecin, que choisi par les parents.

Mais l'ambition humaine est infinie. Avoir à volonté garçons, filles, ne suffisant pas à son bonheur, quoique les tentatives faites dans cet ordre d'idées ne lui eussent guère réussi, l'homme prétendit pouvoir créer de beaux enfants, beaux physiquement et moralement. De là est née la *Callipédie* (des deux mots grecs, *kallos*, beauté, et *païs*, *païdos*, enfant), dont le nom paraît pour la première fois comme titre d'un poème latin composé en 1655 par Cl. Quillet. Pendant les quinzième et dix-huitième siècles, les médecins ont publié un certain nombre d'ouvrages sur cet art, qui avait pour but de faire revivre la beauté antique, singulièrement dégénérée depuis le siècle de Périclès, et de satisfaire des parents dont l'orgueil était aussi intéressé que l'amour paternel ou maternel dans cette procréation d'enfants

Mignons,

Beaux, bien faits et jolis sur tous leurs compagnons.

Ici encore les théories et recettes n'ont pas manqué. « M. de Lorme, premier médecin et ordinaire de trois de nos rois, voulait que, pour faire des enfants qui auraient bien de l'esprit, les mariez mangeassent de la chair de chèvre, avant que de coucher ensemble, et que, les enfants étant venus au monde, on leur fît manger de la bouillie faite de lait de chèvre ; que, quand ils pourraient manger de la viande on leur baillast de la chair de chevreau ; je peux assurer que j'en ai vu l'expérience en la personne d'un de mes serviteurs, qui a un esprit hors du commun. » De nos jours on considère la chèvre comme un animal très capricieux, dont le lait est nourrissant et la chair indigeste, mais qui ne jouit nullement de la propriété de donner de l'esprit à ceux qui s'en nourrissent.

Dans un livre paru à Paris il y a quelques années, *Les innovations du docteur Sélectin*, se trouve un nouveau procédé de callipédie : dans une pièce voisine de la chambre nuptiale est installé un orchestre savamment composé, dont les mélodies exercent sur l'esprit et les sens des époux une heureuse influence, qui devrait se traduire par la mise au monde d'un produit parfait de tout point. Je sais que la musique passe pour adoucir les mœurs ; mais j'ignore si l'auteur, M. Jules Giraud, a pris au sérieux ses projets de réforme sociale, ou si, avec l'esprit qu'il dépense à pleines mains, il n'a pas voulu se moquer agréablement de ses lecteurs : je penche pour la seconde hypothèse, et je crois qu'il ne faut pas du tout compter sur l'intervention de la musique dans le rapports conjugaux.

Quand je vous aurai dit que ces deux moyens, la chèvre et la musique, ne sont ni plus ni moins sérieux que tous ceux qui ont été imaginés dans le même but, vous comprendrez facilement que je m'abstienne de citer les autres : mon but n'est pas de dresser les catalogues de tous les préjugés et erreurs en médecine. Pourtant je voudrais protester contre le dicton populaire : beau comme un enfant de l'amour ! Beau, comment l'entend-on ? Au point de vue purement esthétique, rien ne prouve que les traits et la taille de celui qui est conçu au milieu des spasmes de volupté que donne une passion partagée soient plus agréables à l'œil que l'apparence extérieure du rejeton qu'a placidement engendré le petit épicier de Coppée,

Qui, lent, casse son sucre avec mélancolie.

Et même, si on s'en tient au point de vue purement médical, il est hors de doute que les enfants de l'amour, c'est-à-dire les enfants illégitimes, nés hors mariage, sont loin d'être beaux, dans le sens de bien faits, bien constitués. Conçus le plus souvent au milieu d'alarmes répétées, portés par une mère dont la santé est altérée par les privations et l'incertitude du lendemain, ou par la nécessité de précautions incessantes et fatigantes, ils viennent au monde malingres et chétifs, rachitiques, scrofuleux, tuberculeux, etc. Aussi ces enfants illégitimes, abandonnés ou non par leurs parents, peuplent-ils les hôpitaux spéciaux, et leur mortalité est-elle à peu près le double de celle des enfants légitimes.

Cet excès de morbidité et de mortalité des enfants nés hors mariage tient sans doute pour une grande part à l'insuffisance des soins qui leur sont donnés après la naissance. Mais il dépend aussi bien certainement de la débilité organique qu'ils apportent en venant au monde, et qui est due, comme nous l'avons dit, à l'état dans lequel se trouvaient leurs parents au moment de la conception et pendant la gestation. De là cette conséquence, au point de vue qui nous occupe : puisque l'influence physique et morale des procréateurs se fait aussi vivement sentir sur le rejeton, ce sont les parents bien portants, bien nourris, sains de corps et d'esprit, qui auront les enfants les mieux conformés, les mieux équilibrés, en somme les plus beaux. Là gît tout le mystère de la callipédie, en sorte que nous en revenons toujours à cette conclusion : de la santé des conjoints dépendent la santé des enfants et le bonheur du ménage ; il faut apporter dans les unions conjugales les mêmes soucis de sélection que les éleveurs dans les croisements de races.

XV

IMPUISSANCE ET ANAPHRODISIE

Différences de l'impuissance et de la stérilité. — Frigidité et impuissance féminines. — Le vaginisme. — Occlusion de la vulve et du vagin. — Abaissement et tumeurs de la matrice. — Action de l'équitation. — Mécanisme de l'érection. — Impuissance masculine par mauvaise conformation des organes génitaux. — Vices de fonctionnement de ces organes. — Gymnastique génitale. — Impuissance nerveuse. — L'aiguillette. — Le congrès. — Les aphrodisiaques. — La méthode Brown-Séquard.

Impuissance, anaphrodisie, stérilité, sont trois termes que beaucoup de personnes font synonymes, et qui pourtant ont un sens bien différent. Voici leur signification médicale, d'après Littré.

L'*anaphrodisie* est l'absence des désirs vénériens, la diminution ou l'abolition de la sensibilité génitale.

L'*impuissance* est l'impossibilité d'exercer l'acte vénérien, l'inaptitude à opérer une copulation, fécondante ou non, par suite d'un défaut quelconque qui s'oppose à la consommation régulière de l'acte.

La *stérilité* est l'état d'une femme qui, pour une cause quelconque, ne conçoit pas, ou d'un homme qui, n'émettant pas de sperme ou émettant un sperme dépourvu de spermatozoïdes, ne féconde pas.

Ainsi, dans l'anaphrodisie, les désirs vénériens manquent; dans l'impuissance, les désirs existent, mais la copulation est impossible ou incomplète ; dans la stérilité, la copulation a lieu, mais n'est pas suivie de fécondation. La différence est capitale entre la stérilité d'une part, l'impuissance et l'anaphrodisie d'autre part : dans la première, le coït n'est pas fécondant, mais s'opère d'une façon régulière ; dans les deux dernières le coït pourrait être fécondant s'il avait lieu, mais il ne peut être mené à bonne fin. Théoriquement, l'impuissance et l'anaphrodisie sont dissemblables, pratiquement la différence est moindre. Beaucoup de causes sont communes aux deux états, et par suite le traitement qui leur convient est souvent identique, comme nous le verrons plus loin : il en est ainsi du moins chez l'homme, beaucoup plus exposé que la femme au développement de ces fâcheuses anomalies. Nous parlerons donc simultanément de l'impuissance et de l'anaphrodisie : mais nous les examinerons séparément dans les deux sexes.

Dans le sexe féminin l'anaphrodisie est si fréquente qu'on peut à peine la regarder comme un état contraire à l'ordre naturel. Nous avons vu, dans le chapitre consacré à l'hygiène et à la physiologie du mariage, que la femme a en général des désirs vénériens assez modérés ; que, sauf exceptions, dont les épouses de Claude et de Justinien sont les exemples les plus célèbres, elle ne recherche pas les caresses le plus souvent, mais se borne à les recevoir avec un plaisir plus ou moins prononcé ; que, si elle aime à être embrassée, l'acte conjugal n'est pas pour elle un impérieux besoin. Peut-être les femmes brunes, nerveuses, méridionales, sont-elles plus portées à cet acte que les blondes, lymphatiques, des pays du Nord : c'est en ce sens qu'on a pu, dans une certaine mesure, opposer la femme de feu à la femme de glace. Mais on ne peut chez cette dernière même regarder comme une infirmité ce qui n'est que l'exagération d'un état presque normal, exagération qui d'ailleurs ne porte aucun préjudice à sa santé et à l'accomplissement de toutes les fonctions physiologiques, puisque, nous l'avons dit, la fécondation peut avoir lieu non seulement sans que la femme ait de désirs, mais encore sans qu'elle éprouve de sensations voluptueuses. Il n'y a donc pas lieu de chercher un traitement quelconque, médical ou hygiénique, pour cette frigidité naturelle à la femme, qui d'ailleurs cesse souvent dans les bras de l'homme aimé, l'imagination donnant alors aux sens l'excitation qui leur manque.

L'impuissance, au contraire, est due chez elle à un vice de conformation physique, dont il n'est pas sorcier de deviner la nature, mais à laquelle il est parfois très difficile de porter remède. Dans les deux sexes, l'impuissance consiste dans l'inaptitude au coït. Or quel est le rôle de la femme dans le coït ? De recevoir l'organe mâle chargé d'apporter la liqueur fécondante. L'impuissance féminine existera donc toutes les fois que, pour une raison quelconque, la cavité de réception sera close.

Parmi les causes de cette occlusion, il en est une qui offre ceci de particulier qu'au lieu d'être constituée par un obstacle matériel, tangible, elle consiste dans un resserrement convulsif, spasmodique, involontaire, de la cavité en question, du vagin pour l'appeler par son nom : les voies génitales de la femme sont parfaitement libres, mais si sensibles que la moindre tentative de rapprochement sexuel détermine à leur niveau une douleur vive qui en détermine la contraction, et que celle qui en est atteinte n'ose plus se livrer au coït, par appréhension de la souffrance qu'il lui cause. Voici ce que le Dr Gallard dit de cet état, qu'on nomme *vaginisme.* « On le voit habituellement chez les femmes jeunes, nouvellement mariées ou peu de temps après les premières approches sexuelles, surtout chez les femmes nerveuses, prédisposées à l'hystérie, et qui sont en même temps d'un tempérament lymphatique et mou... La défloration, qui consiste dans la rupture de la membrane hymen, est une opération toujours douloureuse pour la jeune fille qui s'y soumet. Mais la douleur qu'elle provoque est compensée par la sensation voluptueuse qui lui succède aussitôt. Supposez que cette compensation fasse défaut, que la sensation voluptueuse ne survienne pas, il ne restera que l'impression de la douleur, dont le souvenir se retrouvera lorsque l'acte devra être répété, et sollicitera une appréhension d'autant plus vive que la première opération aura été plus douloureuse.

» Continuez vos suppositions et admettez, pour un instant, que la première tentative n'ait pas été suivie d'un succès parfait ; que la membrane hymen, au lieu d'avoir été entièrement déchirée, ait été seulement éraillée et que l'intromission n'ait pas été complète, qu'arrivera-t-il alors ? Aux tentatives suivantes la douleur sera plus vive, la petite déchirure faite à la membrane aura déterminé de l'inflammation avec rougeur, gonflement et sensibilité plus grande des parties, telle que le moindre attouchement sera intolérable. Dès lors, le coït deviendra impossible ; la femme, loin de s'y prêter bénévolement comme à la première fois, se dérobera, jettera des cris, se contractera à chaque nouvelle tentative, et, cet état d'exaspération allant croissant, le vaginisme sera constitué. C'est ainsi que les choses se passent dans un très grand nombre de cas. Un jeune mari, dont l'ardeur est habituellement excitée par une continence plus ou moins prolongée, est à peine entré dans le lit conjugal, qu'il s'empresse, sans autre préambule, d'en arriver aux fins du mariage. Mais combien calculent mal leur élan, et voient tomber leur flamme avant d'avoir pu atteindre le but désiré ! Ceux-là ont à peine eu le temps de frapper à la porte, et ils l'ont fait d'une façon à la fois assez maladroite et assez brutale pour que de longtemps ils ne puissent plus compter la voir s'ouvrir facilement devant eux. C'est qu'en effet ils ont déterminé la douleur sans avoir eu le temps ni l'occasion de procurer la sensation contraire qui doit la faire oublier. Chaque nouvelle tentative à laquelle ils se livrent par la suite réveille cette douleur qui les fait repousser de plus en plus énergiquement, et leurs efforts deviennent d'autant plus infructueux que leur énergie morale et même physique se trouve bientôt amoindrie par tous ces insuccès réitérés.

« Que faudrait-il donc pour éviter ces mécomptes ? Une seule chose bien simple : c'est que le premier élan fût calculé de telle sorte qu'il permît d'arriver sans encombre au but désiré, et que l'on retardât l'assaut plutôt que de le livrer avant d'être bien certain que l'on pourra pénétrer du premier coup jusqu'au centre de la place. »

Ainsi cet état, « qu'on peut appeler vaginisme par impression morale ou par appréhension », est facile à éviter : il suffit pour cela, comme nous l'avons dit à propos de la nuit de noces, que le mari se montre prudent et non brutal, qu'il se persuade bien que

> Patience et longueur de temps
> Font plus que force ny que rage,

et qu'il vaut mieux ouvrir doucement les portes que les enfoncer. Si pourtant le vaginisme se produit, c'est à l'aide de médicaments dits antispasmodiques, comme la belladone et l'opium, appliqués localement, qu'on y portera remède.

En somme, le vaginisme n'est qu'une incommodité généralement peu sérieuse et temporaire. Beaucoup plus graves sont les autres causes d'impuissance féminine, parce qu'elles sont durables, définitives même si on n'y remédie pas chirurgicalement. En premier lieu, l'ouverture extérieure du vagin, la valve, peut ne pas exister, par suite de la soudure des deux lèvres qui la limitent. Puis le vagin lui-même peut manquer, c'est-à-dire que le canal cylindroïde, long de 7 à 8 centimètres, qu'il représente à l'état normal, est remplacé par un cordon plein, résultant de l'accolement intime de ses deux parois. Enfin la membrane hymen, qui habituellement se laisse rompre au premier coït, est parfois si épaisse, si résistante, qu'elle forme à l'entrée du vagin une cloison complète, une sorte de barrière infranchissable. Lorsque ces vices de conformation existent à la naissance, ils sont ordinairement reconnus à l'époque des premières règles, par suite des douleurs que cause le sang menstruel, qui ne peut s'écouler au dehors. Parfois cependant ils passent alors inaperçus, soit parce que le sang exhalé par la matrice est assez peu abondant pour ne déterminer aucune souffrance, soit parce que le liquide trouve un pertuis suffisant pour son passage à l'extérieur ; mais ce pertuis est tout à fait insuffisant pour l'introduction du membre viril, de sorte que, dès les premiers jours du mariage, l'impuissance se manifeste et force à remonter à la cause.

Au lieu d'être congénitales comme précédemment, les occlusions de la vulve et du vagin sont parfois accidentelles, résultant d'une brûlure ou d'une plaie, qui, par suite d'une cicatrisation vicieuse, a amené une soudure et une obstruction de ces parties habituellement béantes. Dans tous les cas, que leur développement soit antérieur ou postérieur à la naissance, ces anomalies ne peuvent être guéries par aucun traitement médical, par aucune pommade ou eau vulnéraire quelconque. Elles sont exclusivement du ressort de la chirurgie, qui, il faut le dire, a fait de tels progrès depuis ces vingt dernières années, qu'elle restaure assez facilement les parties en question. L'opération est délicate sans doute, mais elle n'est jamais dangereuse pour l'existence, et elle est presque toujours couronnée de succès.

Une dernière cause qui, chez la femme, rend le coït difficile ou impossible, c'est une saillie très prononcée faite dans le vagin par la matrice. Tantôt cette saillie résulte d'un déplacement de la matrice de haut en bas, déplacement qui, suivant qu'il est

plus ou moins marqué, porte les noms d'abaissement, chute, descente, prolapsus, précipitation, sans
compter les degrés intermédiaires : tandis que l'a-
baissement cause seulement une sensation désagréable, pas même une douleur dans le coït, la précipitation dans laquelle la matrice est tout entière
hors de la vulve, y met un obstacle absolu. Tantôt
la saillie est due au développement d'une tumeur,
polype, cancer, etc., sur l'utérus : ici encore il faut
que la lésion soit très avancée, que la tumeur soit
considérable, pour que l'acte conjugal soit complètement empêché. Dans les deux cas, il faut se défier
des ceintures, anneaux et autres moyens trop van-
tés par ceux qui les vendent: mieux vaut se conformer aux avis de l'homme de l'art, qui en conseillera
peut-être l'usage, mais qui saura aussi, si c'est nécessaire, conseiller l'opération appropriée. Ces saillies anormales de l'utérus sont, comme nous l'avons
vu ailleurs, une des raisons qui légitiment médicalement les modifications à la position naturelle
des époux dans les rapports sexuels.

Chez l'homme, les causes de l'impuissance et de
l'anaphrodisie sont nombreuses, complexes, et il
règne à leur sujet dans les ouvrages non médicaux
d'impardonnables erreurs ou une confusion extrême.
Ce n'est pas d'hier que datent les contradictions des
auteurs, des médecins eux-mêmes, à ce propos.
Ainsi Hippocrate parle de l'impuissance des Scythes
qu'il attribue à l'exercice du cheval, et celui-ci est
accusé d'avoir déterminé l'atrophie testiculaire de
Charles XII, roi de Suède, le rival de Pierre le
Grand ; par contre, Aristote recommande l'équitation comme propre à stimuler les fonctions génitales, et plusieurs auteurs contemporains sont du
même avis: ces opinions, si contradictoires qu'elles
paraissent, sont peut-être conciliables, un usage
modéré de cet exercice ayant un effet génésique salutaire, tandis que l'abus est nuisible par les heurts

et contusions répétés que les testicules peuvent éprouver de la part de la selle du cheval.

Quoi qu'il en soit, il est indispensable d'établir un certain ordre parmi les causes de l'impuissance masculine, si on veut appliquer à celle-ci un traitement rationnel, et non empirique et charlatanesque : *sublatâ causâ, tollitur effectus*, dit-on ; encore faut-il que la cause soit bien connue pour que l'effet disparaisse. Pour établir une classification parmi les nombreuses influences qui peuvent rendre l'homme impuissant, il nous faut revenir au point d'où nous sommes partis quand il s'est agi de faire la même recherche à propos de la femme, c'est-à-dire au rôle joué dans le coït par chacun des deux sexes. L'homme, nous le savons, a un rôle actif ; c'est l'organe masculin qui s'introduit dans la cavité féminine. Mais pour que cette introduction soit possible, et surtout pour que l'organe en question puisse faire dans cette cavité un séjour assez prolongé et y lancer avec assez de force la liqueur séminale à laquelle il sert de canal, il faut qu'il ait un volume et une rigidité suffisants : le phénomène par lequel ce résultat est obtenu constitue l'*érection*, dont le mécanisme est le suivant.

Le tissu, dit *érectile*, dont est formé l'organe générateur mâle, se compose de travées fibreuses, limitant des mailles dans lesquelles le sang afflue et séjourne, contenu dans des vaisseaux tortueux, en tire-bouchons. Cet afflux de sang, qui donne à l'organe la turgescence nécessaire, est sous la dépendance du système nerveux : car c'est sous l'influence des filets nerveux qui règlent le resserrement et la dilatation des petits vaisseaux, que ceux-ci se laissent distendre et gorger par le liquide ; c'est sous l'influence des nerfs qui les animent que les muscles situés à la partie postérieure de l'organe se contractent pour empêcher le sang de s'échapper, et le forcent à rester là où il s'est porté ; les deux

ordres de nerfs ayant leur origine à la moelle épinière, celle-ci représente le centre nerveux de l'érection, ce qui explique les maladies dont elle peut
devenir le siège quand son fonctionnement est trop
souvent sollicité par des excès vénériens. D'autre
part, les impressions de tout ordre, physiques ou
morales, faites sur le cerveau, peuvent influencer
d'une façon toute particulière ce second centre
nerveux, qui alors, en raison de la continuité
du système nerveux entier, transmet l'impression
reçue à la moelle épinière, laquelle entre en action
comme précédemment : de là, les érections que
peuvent provoquer les pensées lascives et les rêves
de même nature.

En somme, intégrité anatomique et bonne conformation des organes génitaux, énergie normale
de ces organes, bon fonctionnement du système
nerveux, forces générales suffisantes pour que le
sang soit riche et distribué convenablement dans
toutes les parties de l'organisme : voilà les quatre
conditions dont la réunion est nécessaire pour assurer la régularité des érections ; le trouble d'une
seule d'entre elles suffit à déterminer l'impuissance
masculine.

Les limites de celles-ci sont bien difficiles à fixer.
D'abord la puissance virile varie avec l'âge ; comme
on l'a dit plaisamment, l'homme jeune a pour devise : Je fais quand je veux, mais l'homme mûr doit
se contenter de celle-ci : Je fais quand je peux. Je
laisserai donc de côté la prétendue impuissance sénile qui n'est qu'une déchéance naturelle chez les
vieillards, et qui n'a pas à être traitée : ceux qui y
voudraient remédier par des stimulants artificiels,
comme les aphrodisiaques, s'exposeraient sans
grandes chances de succès à des risques très sérieux pour leur santé et pour leur vie.

La vigueur génitale n'est pas non plus la même
chez tous les individus du même âge, ainsi que nous

l'avons vu dans un précédent chapitre. Mais enfin,
quand un homme de 20 à 40 ans n'a pas d'érection
toutes les fois qu'il est soumis à une excitation su-
fisante pour lui en donner, à n'importe quel moment, dans n'importe quelle situation; quand un
homme de 40 à 55 ans n'a plus d'érections du tout,
dans aucun cas, l'un et l'autre doivent se préoccuper de cet état pour peu qu'il se prolonge : ils sont
atteints d'impuissance. C'est à eux, et non aux
vieillards, que s'adressent les lignes suivantes.

Les considérations anatomiques et physiologiques
qui précèdent montrent assez que les causes de l'impuissance masculine peuvent être rangées en quatre
groupes, correspondant aux quatre sortes de conditions qui rendent les érections régulières, difficiles
ou impossibles : c'est cet ordre que nous allons
suivre.

Notre *première classe* comprend les *malformations
des organes génitaux*. Tantôt nous sommes dans
l'impossibilité complète de corriger ce que la nature a mal conformé dès la naissance : c'est ce qui
arrive quand l'organe copulateur, la verge, est absent, remplacé par une simple saillie mamelonnée,
percée d'un orifice pour le passage de l'urine ; ou
quand la verge est extrêmement petite, comme dans
le cas de cet étudiant chez lequel, au dire du
Dr Roubaud, elle ne dépassait pas les dimensions
d'un aiguillon de porc-épic ; bien rarement on
observe l'extrême contraire, un volume assez considérable pour empêcher le coït.

Tantôt la chirurgie peut intervenir efficacement
pour remédier à la mauvaise conformation génitale.
Ainsi lorsqu'à la suite d'une plaie ou d'une brûlure
la verge, par sa partie postérieure, est devenue
adhérente à la face antérieure des bourses, et ne
peut s'étendre convenablement, il est indiqué de
détruire par le bistouri ou la cautérisation ces brides
cicatricielles, et d'en empêcher la reproduction ul-

térieure. Une opération peut aussi être utile lorsque l'érection est rendue difficile ou douloureuse par une tumeur siégeant sur les testicules ou sur la verge, et empêchant la peau de celle-ci de s'allonger proportionnellement à l'accroissement de volume présenté par les parties sous-jacentes : ainsi en cas d'hydrocèle (amas de liquide dans l'enveloppe des testicules), de sarcocèle (tumeur syphilitique ou cancéreuse du testicule), de varicocèle (dilatation variqueuse des veines testiculaires), la verge peut être pour ainsi dire perdue dans la tuméfaction voisine et incapable de devenir grosse et dure.

Notre *seconde classe* est formée par les cas de *fonctionnement anormal des organes génitaux*. Quelquefois le sperme est sécrété en très petite quantité, et, comme cette sécrétion a des rapports très intimes avec la production des désirs vénériens, il peut y avoir une anaphrodisie passagère ou durable, suivant que la diminution de la quantité de sperme est elle-même temporaire ou définitive : mais il n'y a pas alors impuissance à proprement parler ; du reste, les affections des testicules produisent plutôt la stérilité.

La chasteté absolue ou une longue interruption dans l'exercice des organes génitaux peut conduire à l'impuissance. On se figure généralement le contraire ; on croit qu'après avoir épargné le précieux liquide et les forces génitales, on pourra se montrer d'une vaillance extraordinaire : bien souvent il n'en est rien, et le jeune époux qui longtemps avant le mariage a observé une continence absolue, le mari qui pendant un voyage est strictement resté chaste, peuvent apprendre à leur détriment que les organes génitaux, comme les autres, veulent être suffisamment exercés pour conserver un fonctionnement normal. Heureusement cette impuissance dure peu, disparaît d'elle-même peu de temps après que l'exercice conjugal est repris ; si par hasard elle se

prolongeait chez un homme jeune et bien constitué,
c'est alors que les aphrodisiaques conviendraient.

Mais l'homme pèche bien moins souvent par excès
de continence que par abus de plaisir, et cet abus
est peut-être la plus fréquente des causes de l'impuissance masculine. Tantôt c'est l'habitude de la
masturbation, ou du coït par des voies insolites, ou
d'artifices de la luxure, qui rend impossible le coït
naturel ; tantôt c'est l'abus de ce dernier qui conduit
à l'impuissance : toutefois dans ce second cas, l'impuissance est rarement absolue, la puissance est
seulement incomplète ou intermittente, il y a des
demi-érections, l'éjaculation a lieu avant l'introduction du membre viril ; mais le coït naturel ne pouvant être toujours pratiqué régulièrement, avec
toutes les phases successives dont il se compose,
nous sommes en droit de ranger parmi les impuissants ceux qui présentent ces anomalies, et nous
devons les traiter comme tels.

« L'impuissance, dit le Dr Bededikt, n'est parfois
que relative, le coït ne pouvant avoir lieu que d'une
manière non naturelle, ou ne pouvant pas s'accomplir avec toutes les femmes, mais seulement avec
certaines, et dans des états physiques spéciaux ou
avec des stimulants violents et surtout extraordinaires qui ne sont pas de nature purement physique.
La forme la plus commune de ce groupe d'impuis-
sances se présente chez les individus accoutumés
à pratiquer le coït d'une façon qui n'est pas
naturelle ou bien chez les masturbateurs. Chez
ces derniers l'impuissance existe parce que les
stimulants, comme on les entend généralement,
n'ont pas d'effet sur eux. S'ils ne présentent pas
de faiblesse pour le coït non naturel, ces malades
sont facilement guérissables. On les fait coucher la
nuit avec des femmes expertes, jusqu'à ce qu'ils
aient une érection naturelle. S'ils pratiquent plusieurs fois le coït naturel, ils ne tarderont pas à ap-

prendre que ceux qui le préfèrent ne sont pas stupides, et alors ils seront guéris. Il est fréquent de voir certains pères, qui eux aussi ont été autrefois au collège, offrir à leurs fils l'amour naturel, pour les délivrer de leurs mauvaises habitudes avant qu'il soit trop tard..... Chez les masturbateurs il est souvent nécessaire d'instituer un traitement lorsque pendant les tentatives onanistes il survient de fortes érections. Pour guérir l'onanisme, il n'y a pas de meilleur moyen que l'exercice fréquent du coït naturel. »

C'est aussi dans la gymnastique génitale que se trouve la meilleure conduite à suivre par ceux que l'abus des plaisirs vénériens, du coït naturel, a rendus impuissants ou demi-impuissants. Mais par gymnastique il ne faut pas entendre un exercice immodéré, ou du moins des essais sans cesse répétés et ne pouvant aboutir, plus nuisibles qu'utiles ; il faut comprendre, au contraire, une action raisonnée, prudente, rare. « Lorsque cette forme n'a qu'un faible degré, on la guérit souvent en réglant le coït et en enlevant au malade ce manque de confiance qu'il a de lui-même... Le jeune impuissant... ne doit pas rechercher les occasions de coït, mais il lui faut prendre ses dispositions pour profiter d'une érection directement naturelle. » En effet, après plusieurs tentatives infructueuses, dans lesquelles le coït n'a pu avoir l eu parce que, avec ou sans éjaculation, l'érection a cessé avant l'intromission du membre viril, le malade se désespère, et ce manque de confiance, abattant le système nerveux, augmente encore le mal. Plus il répète ses essais, moins il réussit. Il lui faut donc d'abord avoir le courage de garder pendant quelque temps une chasteté complète, de ne pas se laisser tenter par le voisinage de sa femme, ni tromper par les fausses érections que provoquent la chaleur du lit, la position horizontale, ou l'envie d'uriner. Pendant ce temps, il fera de l'hydrothérapie : chaque matin, au lever, douche d'eau froide, en jet, sur tout le corps (moins la tête), durant un quart de minute environ, et portant particulièrement sur la région des reins. Si au bout de quelques jours de cette conduite il remarque une érection qui, par les conditions dans lesquelles elle se produit, par sa persistance, par l'état de rigidité véritable de la verge dont elle s'accompagne, lui paraît naturelle, qu'il essaie de la mettre à profit, et, s'il réussit, qu'il se garde bien de recommencer la tentative de suite ni même le lendemain ; qu'il laisse encore passer quelques jours avant un nouvel essai, de façon à reposer complétement l'organe en cause ; s'il ne réussit pas, qu'il ne se déséspère pas, mais continue sans défaillance la même manière d'agir ; qu'il se rappelle surtout que la patience lui est absolument nécessaire, et que la guérison, lente à venir, mais extrêmement probable, est au bout de ce traitement, composé seulement de gymnastique génitale et d'hydrothérapie mêlées. Quant aux aphrodisiaques, je me propose d'en dire un mot plus loin ; je me borne à mettre dès maintenant en garde contre leur usage trop souvent intempestif.

Une deuxième forme d'impuissance par défaut de fonctionnement des organes génitaux se trouve dans une faiblesse congénitale de ces organes, que certains individus apportent en naissant, comme d'autres viennent au monde avec une inertie intellectuelle, un défaut de salive, etc. Souvent incurable, ce vice originel peut parfois être guéri par les mêmes moyens toniques qu'on emploie en cas de faiblesse générale.

Notre *troisième classe* se compose des cas dans lesquels l'impuissance résulte d'un *mauvais fonctionnement du système nerveux*. Tantôt il s'agit d'une lésion véritable, durable, de la mœlle épinière, et la plus fréquente de ces lésions est celle qui produit l'ensemble connu sous le nom d'ataxie locomotrice, et qui compte l'impossibilité du coït au nombre de ses symptômes : c'est la forme paralytique de l'impuissance, forme toujours grave, qu'on soigne, en plus du traitement de la maladie dont elle dépend, par l'électricité appliquée en certains points du corps (région des reins) et avec d'extrèmes précautions.

Tantôt il s'agit d'un simple trouble du système nerveux, trouble passager purement fonctionnel, indépendant de toute altération organique, dont l'origine est extrêmement variable. Lorsqu'un homme est depuis longtemps épris d'une femme et la désire ardemment, il n'est pas rare qu'il reste coi et qu'il en soit pour sa courte honte à l'instant où, vaincue et languissante, elle s'abandonne à lui avec l'espoir qu'il lui fera subir tous les outrages imaginables ; ici, c'est un désir trop vif ou trop prolongé qui a causé l'impuissance. Ailleurs c'est une répulsion déterminée par une impression physique faite sur la vue ou l'odorat ; on s'explique facilement qu'un homme, si passionné qu'il soit pour une femme qu'il n'a pas encore possédée, soit arrêté net dans ses entreprises amoureuses par l'aspect d'une lésion ulcéreuse ou cancéreuse au sein, d'une inflammation quelconque des organes génitaux externes, ou par l'odeur exhalée par les liquides qui s'écoulent de ces organes, de cet ulcère, etc.

Une émotion vive peut produire le même effet, et bien souvent le jeune époux, la première nuit de noces, ne se montre pas à la hauteur de sa tâche, tout simplement parce qu'il a surpris dans les yeux de sa femme une pointe de raillerie pour l'aspect tant soit peu ridicule qu'il a pu avoir en approchant de la couche nuptiale, ou parce qu'il est troublé par la seule pensée de l'acte qu'il va accomplir. Aussi l'épouse jeune ou plus âgée, mais véritablement aimante, devrait-elle avoir égard à cet état d'esprit très fréquent chez les maris, et, loin de se moquer d'un premier échec, devrait-elle être patiente et encourageante. C'est ce que Montaigne conseillait déjà, il y a plus de trois siècles, dans les termes suivants :

« Or, elles ont tort de nous recueillir de ces contenances mineuses, querelleuses et fuyardes, qui nous esteignent en nous allumant. La bru de Pythagoras disait que la femme qui se couche avecques un homme doibt, avecques sa cotte, laisser quand et quand la honte, et la reprendre avecques sa cotte. L'âme de l'assaillant, troublée de plusieurs diverses alarmes, se perd ayseement; et à qui l'imagination a faict une fois souffrir cette honte (et elle ne la faict souffrir qu'aux premières accointances d'autant qu'elles sont plus ardentes et aspres, et aussi qu'en cette première cognoissance qu'on donne de soy on craint beaucoup de faillir) ayant mal commencé, il entre en fiebvre et despit de cet accident, qui luy dure aux occasions suyvantes. Les mariez, le temps estant tout leur, ne doivent ny presser ny taster leur entreprinse, s'ils ne sont prests : et vault mieux faillir indecemment à estrener la couche nuptiale pleine d'agitation et de fiebvre, attendant une et une aultre commodité plus privée et moins alaracée, que de tumber en une perpétuelle misere pour s'estre estonné et désesperé du premier refus. »

L'influence de l'imagination, de la pensée, sur la vigueur génitale, est considérable, et, si les sorcières vendaient des philtres et des recettes qui conciliaient les bonnes grâces de la personne aimée, elles s'arrogeaient, par contre, le pouvoir de rendre un homme impuissant à l'aide de pratiques magiques. De ce nombre était la coutume de *nouer l'aiguillette* au jeune mari dont on voulait paralyser les forces génitales : pour cela, il suffisait de faire trois nœuds à un fil ou à un ruban noir, pendant la

cérémonie religieuse, en prononçant le nom des
conjoints et des paroles magiques ; telle était la ter-
reur inspirée par cette sotte pratique, que celui
contre qui elle était dirigée, s'il venait à l'apprendre,
était bel et bien rendu impropre à consommer l'acte
conjugal, bien entendu par la peur qu'il en ressen-
tait, à moins pourtant que, pour conjurer le sort qui
lui était jeté, il ne pissât à travers la bague de sa
femme. Il n'a pas fallu moins de trois arrêts du
Parlement, prononçant la peine de mort contre
ceux qui noueraient l'aiguillette, pour faire disparaître cet usage ridicule.

« L'acte de la copulation, dit Foderé, savant médecin français du commencement de ce siècle,
exige la confiance en ses propres forces, la complaisance de l'épouse, la tranquillité d'esprit, le
silence, la solitude, le secret. » Il est bien évident
que tout cela manquait dans le *congrès*, épreuve
judiciaire qui constatait, en présence des chirur-
giens et de matrones, la puissance ou l'impuissance des époux qui plaidaient la nullité de mariage. La résistance de la femme ou du moins son
manque de complaisance, le défaut de liberté
d'esprit du mari, la publicité de l'acte, tout s'accor-
dait à rendre presque impossible la consommation
de cet acte, de sorte que l'épreuve, outre qu'elle
était parfaitement immorale, ne prouvait absolument rien ; aussi fut-elle abolie en 1677, après avoir
été raillée par les vers satiriques de Boileau :

> Jamais la biche en rut n'a, pour fait d'impuissance,
> Traîné, du fond des bois, un cerf à l'audience ;
> Et jamais juge, entre eux ordonnant le congrès,
> De ce burlesque mot n'a sali ses arrêts.

Il n'est plus question d'aiguillettes ou de congrès
à notre époque. Mais l'imagination n'a pas cessé
d'agir puissamment sur l'énergie virile : la peur de

ne pas réussir suffit à causer un échec. Dans tous les cas où un trouble fonctionnel passager du système nerveux produit l'impuissance, aucun traitement médical n'est à employer : comme la lance d'Achille, le moral guérit le mal qu'il a fait ; il suffit d'appliquer sa volonté à vaincre l'émotion qui a momentanément anéanti toute virilité, ou d'attendre une occasion plus propice de mettre celle-ci en œuvre. La femme sera en pareil cas un aide précieux, si elle tient compte des conseils de Montaigne.

Dans notre *quatrième classe* enfin, l'impuissance masculine est causée par un *mauvais état général* qui a appauvri le sang et débilité l'économie entière. L'anémie, les maladies chroniques et affaiblissantes, comme la scrofule, la tuberculose, le cancer, la convalescence de maladies aiguës graves, telles que la fièvre typhoïde, la variole, le choléra, l'érysipèle, sont autant de conditions qui mènent à l'impuissance par ce mécanisme. On a accusé l'alcool, le café, le tabac de produire le même effet : il est certain que les alcooliques sont peu portés aux plaisirs de l'amour, soit parce que leur passsion artificielle prime chez eux le besoin sensuel, soit parce que l'alcool à haute dose détermine dans l'organisme entier une déchéance à laquelle participent les organes génitaux. Quant au café et au tabac, ils ne nuisent aux rapports conjugaux que s'il en est fait un grand abus : encore est-ce de l'anaphrodisie, une diminution de désirs vénériens, qu'ils provoquent, plutôt qu'une véritable impuissance.

Il est évident que, pour rétablir la régularité du coït, il faut, en cas d'excès alcooliques ou autres, commencer par renoncer à ces habitudes fâcheuses ; et qu'en cas d'impuissance consécutive à un état morbide, les toniques, les reconstituants, une bonne alimentation, des vins généreux, sont indiqués pour restaurer les forces générales et pour relever l'énergie génitale.

Ayant passé en revue toutes les causes d'impuissance, et mis en regard leur traitement, je pourrais m'arrêter là, si je n'entendais le lecteur s'étonner que je n'aie pas longuement parlé des *aphrodisiaques*, substances qui, pour porter aux plaisirs de l'amour, paraissent tout indiquées contre l'impuissance : je dois donc m'expliquer à ce sujet. Mais d'abord, dussé-je choquer bien des esprits prévenus, je suis obligé de dire qu'il n'y a pas à proprement parler d'aphrodisiaques, de médicaments dont l'action se porte exclusivement sur les organes génitaux : toutes les substances qui sont regardées comme telles sont des irritants ; elles stimulent plus ou moins vivement l'organisme entier, elles n'excitent pas spécialement ces organes. Ainsi les *cantharides*, qui, dans l'esprit public, sont le type des aphrodisiaques, qui selon toute vraisemblance formaient la base des fameuses pilules dont faisait usage le duc de Mora, un des héros du *Nabab*, ne produisent pas toujours sur l'appareil génital l'effet qu'on en attend : par contre c'est un agent très dangereux de la médication interne ; une lente intoxication, ou une mort rapide au milieu d'atroces souffrances, ont plusieurs fois été la conséquence de l'usage trop prolongé ou de l'absorption unique de trop fortes doses de préparations cantharidiennes.

Le *phosphore* a une action directe et incontestable sur les centres nerveux, dont il stimule le fonctionnement, mais son influence sur la fonction génitale est loin d'être prouvée ; de plus, c'est un poison si violent qu'il s'emploie à la dose minime de 1 à 2 milligrammes, et que les médecins osent à peine le prescrire dans les maladies du cerveau et de la moelle épinière. La *strychnine* a peut-être des effets plus sérieux sur l'impuissance, mais seulement sur l'impuissance paralytique, et non sur celle que cause une sensibilité exagérée : mais 5 centigrammes de cette substance suffisent à amener la mort avec d'horribles convulsions ; c'est dire combien elle est dangereuse.

Le musc, le safran, le hachisch, les baumes, les essences, les parfums et odeurs fortes, certains aromates et épices (vanille, cannelle, muscade, girofle, poivre, anis), quelques aliments (truffes, poissons de mer, huîtres, homards, champignons), sont regardés comme aphrodisiaques ; le sang menstruel lui-même, pris à l'intérieur, a été doué de cette propriété ! Ces substances, certes, sont moins dangereuses que les précédentes ; en revanche, elles sont encore moins propres à exciter les organes génitaux, et les truffes elles-mêmes, quoi qu'en dise Brillat-Savarin, ne valent que par les conditions... échauffantes dans lesquelles elles sont le plus souvent ingérées.

En somme, les vrais aphrodisiaques sont dangereux et d'une efficacité douteuse ; leur emploi n'est indiqué que dans des cas rares, dont l'appréciation doit être laissée au médecin. Celui-ci seul doit en prescrire l'usage, comme seul il est apte à conseiller et à appliquer l'électricité, comme seul le chirurgien peut pratiquer une opération en cas de nécessité. Tout ce qu'on peut faire quand on voit baisser sa puissance génitale, avant d'aller frapper à la porte de la Faculté, c'est de prendre des toniques et une nourriture reconstituante, de faire de l'hydrothérapie, de pratiquer une gymnastique génitale prudente : tout cela, vous pouvez le faire de votre propre chef, vous ne risquez pas de vous nuire en agissant ainsi. Si malgré cela votre virilité ne revient pas, ne perdez pas votre temps, votre argent, et peut-être votre santé, à absorber des pilules dont l'annonce s'étale à la quatrième page des journaux et à vous frotter d'onguents préparés dans l'arrière-boutique d'un marchand de vins ; allez bravement

consulter un médecin et contez-lui votre affaire,
vous ne regretterez pas votre visite.

Je ne puis terminer ce chapitre sans dire un mot
de la méthode imaginée par M. Brown-Séquard pour
remédier à la faiblesse des vieillards et des débilités.
C'est le 21 juin 1889 que ce savant a ...il à la Société
de biologie de Paris sa première communication
sur ce sujet. Partant de ce fait que la castration,
l'abus du coït et la masturbation, produisent chez
l'homme un grand affaiblissement de l'activité
physique et intellectuelle, et qu'au contraire la
continence exagérée détermine une excitation générale très prononcée, il pensa que les testicules
fournissent au sang des principes qui stimulent le
système nerveux, et que la faiblesse habituelle aux
vieillards est en grande partie due à l'absence de
cette stimulation des centres nerveux par le produit
de sécrétion des testicules, ces organes perdant dans
la vieillesse la plus grande partie de leur activité.
Il eut donc l'idée d'introduire directement dans
l'organisme des vieillards le liquide testiculaire qui
manque, et, après s'être assuré sur des animaux
que cette introduction n'est aucunement nocive, il
se prit lui même (M. Brown-Séquard a 72 ans),
pour sujet de ses premières expériences, en s'injec-
tant sous la peau un liquide obtenu par trituration
dans l'eau distillée du testicule d'un animal. Il se fit
une injection par jour les 14, 15, 16, 17, 24, 29 et
30 mai, et deux injections le 4 juin. Dès le troisième
jour, le travail intellectuel lui devint plus facile,
ainsi que l'exercice physique ; il put, pendant des
heures entières, travailler sans fatigue à son laboratoire, monter en courant ses escaliers ; les fonctions de la vessie et du gros intestin, qui laissaient
beaucoup à désirer, revinrent à l'état normal ; enfin
« d'autres forces qui n'étaient pas perdues, mais
étaient diminuées, se sont notablement améliorées. »
Un an après, le 14 juin 1890, rendant compte à la

même société de ses nouvelles recherches, il terminait ainsi sa nouvelle communication : « Ma conclusion sera donc aujourd'hui la même qu'il y a un an : le liquide testiculaire a sur le système nerveux une puissance tonique évidente et des plus considérables. »

Remarquez que M. Brown-Séquard insiste surtout sur la régularisation des garde-robes, sur l'augmentation de la puissance du jet d'urine, sur l'accroissement de la force musculaire, sur la plus grande facilité du travail intellectuel, et qu'il fait une simple allusion discrète aux « autres forces » qui se sont améliorées. C'est cependant sur ce dernier point qu'ont porté les railleries et les attaques de ceux qui, ne pouvant ou ne voulant pas comprendre les conclusions de l'auteur, se sont escrimés dans les journaux et dans les revues de fin d'année à le cribler d'épigrammes. A les entendre, le coq et le lapin seraient les animaux employés de préférence pour la préparation du liquide testiculaire ; de là, une foule de traits d'esprit qui tombent à faux, le liquide étant plus souvent emprunté au chien et au cobaye. D'après ces satiriques, ledit liquide servirait d'eau de Jouvence seulement aux organes d'où il est tiré, alors que c'est là le dernier souci de l'innovateur et de ceux qui l'ont imité.

Ce qui est vrai, c'est que les résultats obtenus jusqu'ici sont contradictoires, peut-être à cause des tâtonnements qu'il y a encore dans la méthode, au point de vue des cas où elle est indiquée et du manuel opératoire ; c'est que cette méthode a beaucoup moins la prétention de combattre l'impuissance que de donner à l'activité générale un surcroît d'énergie ; c'est qu'enfin, bien que n'étant pas dangereuse en elle-même, elle demande à être maniée par une main experte, des accidents pouvant résulter de la négligence de certaines précautions nécessaires.

XVI

STÉRILITÉ DANS LES DEUX SEXES

Stérilité relative. — Monorchides et cryptorchides. — Atrophie et tumeurs du testicule. — Vices de conformation et rétrécissements de l'urètre. — Stérilité temporaire et sénile. — Stérilité féminine. — Lésions de l'ovaire. — Maladies et déviations de l'utérus. — Fécondation artificielle. — Hermaphrodisme.

Au début du précédent chapitre, nous avons différencié l'impuissance et l'anaphrodisie de la stérilité, et nous avons défini celle-ci : l'état d'une femme qui, pour une cause quelconque, ne conçoit pas, ou d'un homme qui, n'émettant pas de sperme ou émettant un sperme dépourvu de spermatozoïdes, ne féconde pas.

Ainsi dans un mariage stérile, les deux époux sont aptes au coït ; ce qui leur manque, ou au moins à l'un d'eux, c'est l'élément dont la présence est nécessaire à la fécondation (spermatozoïde ou ovule), ou la possibilité de mettre en contact les éléments mâle et femelle. De tout temps, dans tous les pays, la fécondité a été en honneur : dans l'ancienne Rome, les licteurs qui précédaient les magistrats sur la voie publique s'arrêtaient lorsque le cortège rencontrait une femme enceinte, et lui cédaient le pas. Par contre, la stérilité était regardée comme une honte, une malédiction céleste, une punition de la divinité ; c'était une raison suffisante de divorce, lequel était même prescrit en pareil cas par les peuples qui, comme les Spartiates, ne voyaient dans les enfants que de futurs défenseurs qu'il était du devoir des citoyens de fournir à l'État. Plus humain, notre grand poète s'est fait l'écho de la pitié qu'inspirent les époux inféconds.

> Seigneur, préservez-moi, préservez ceux que j'aime,
> Parents, famille, amis, et mes ennemis même,
>   Dans le mal triomphants,
> De jamais voir, Seigneur, l'été sans fleurs vermeilles,
> La cage sans oiseaux, la ruche sans abeilles,
>   La maison sans enfants !

« Il arrive souvent, dit Aristote, qu'une femme et un homme qui, unis entre eux, n'ont pu avoir d'enfants, le peuvent lorsqu'après leur séparation ils se sont unis à d'autres. » L'illustre Boerhaave parle d'un gentilhomme français qui, après avoir longtemps vécu avec une épouse parfaite de tout point sans qu'elle lui eût donné d'héritier, obtint de la Curie romaine l'annulation de son mariage, et se remaria avec une autre femme, tandis que sa première convolait également en secondes noces : or celle-ci et lui-même eurent des enfants de leurs nouvelles unions. On nomme *stérilité relative* ce fait de deux époux stériles entre eux, féconds avec d'autres conjoints. L'exemple le plus célèbre est celui de Napoléon Ier et de Joséphine : d'un premier mariage avec le vicomte de Beauharnais, Joséphine avait eu Eugène et Hortense, mais ne donna pas d'enfants à son impérial époux, qui, remarié avec Marie-Louise, en eut un fils.

On a expliqué ce phénomène bizarre par l'existence chez l'un des conjoints d'un défaut caché que l'autre aggravait dans la première union, corrigeait dans la seconde, peut-être par un changement de position dans les rapports sexuels. On a parlé d'une différence dans l'affection réciproque des époux : mais nous savons que cette affection n'a aucune influence sur la fécondation, et les habitués de la cour impériale témoignent unanimement que Napoléon aimait beaucoup plus Joséphine que Marie-Louise. On a invoqué une affinité chimique qui ferait que l'imprégnation de l'ovule par les spermatozoïdes serait plus facile dans certains cas que dans d'autres. Mais toutes ces explications sont bien hypothétiques, et la vérité est qu'on ne peut encore donner une raison suffisante de la stérilité relative, qui d'ailleurs est exceptionnelle. Le plus souvent nous pouvons mettre le doigt sur la cause de l'infécondité du mariage : cette cause, nous la trouvons dans un vice organique ou fonctionnel de l'un des époux, et, disons-le de suite, elle se rencontre plus souvent chez la femme que chez l'homme ; toutefois ce dernier est plus fréquemment qu'on ne pense responsable de la stérilité conjugale.

Comment l'homme est-il ou devient-il stérile ? Par suite de troubles dans la sécrétion ou dans l'émission du sperme. C'est dans ce liquide, nous le savons, qu'est contenu l'élément reproducteur mâle, le spermatozoïde : si celui-ci n'arrive pas au contact de l'élément reproducteur femelle, de l'ovule, soit parce qu'il n'existe pas, soit parce qu'il s'arrête en chemin, la stérilité du mariage, du fait de l'homme, est certaine, alors même que les désirs vénériens sont suffisants, que leur satisfaction est régulière et complète : de là vient qu'un homme peut être très puissant, très apte au coït, et pourtant absolument stérile, incapable de féconder.

Au premier rang des causes de la stérilité chez l'homme figurent certaines anomalies de situation et plusieurs altérations morbides de l'organe qui sécrète le sperme, du testicule.

Au moment de la naissance, les testicules ne sont pas toujours descendus au fond des bourses : il n'est pas rare de les voir encore arrêtés au niveau du pli de l'aine, qu'ils quittent dans les premiers jours de l'existence pour gagner leur place habituelle. Ce retard n'a rien d'anormal et n'a aucune influence sur la stérilité. Mais parfois l'arrêt est définitif : un seul testicule descend dans les bourses, celui du côté opposé restant fixé à un niveau plus ou moins élevé, c'est la *monorchidie;* ou bien les bourses sont complètement vides, les deux testicules étant retenus plus ou moins haut et n'ayant pas effectué leur descente, c'est la *cryptorchidie.* Enfin, on cite quelques cas avérés d'individus qui, tout en ayant le reste de l'appareil génital mâle parfaitement développé, ne présentaient aucune trace de testicules, ni d'un côté ni de l'autre : on donne à cet état le nom d'*anorchidie.*

Les anorchides sont forcément stériles, puisque l'organe qui produit le sperme fait complètement défaut. Les cryptorchides le sont aussi : chez eux, il est vrai, les testicules existent, mais sont retenus dans le ventre, à la partie supérieure de la cuisse, au périnée, et cette erreur de place entraîne une dégénérescence organique et un vice fonctionnel; ils deviennent mous, flasques. graisseux, les canaux qui les forment à l'état normal se changent en minces ligaments fibreux, le liquide qu'ils produisent encore est complètement dépourvu de spermatozoïdes et impropre à toute fécondation. Quant aux monorchides, ils sont tantôt stériles, tantôt féconds, suivant l'état dans lequel se trouvent les testicules: si ces deux organes sont malades, aussi bien celui qui est descendu dans les bourses que celui qui est arrêté dans son évolution, la stérilité existe ; mais si tous deux sont sains, ou si, ce qui est encore plus fréquent, le testicule non descendu est seul atteint de dégénérescence graisseuse ou fibreuse, l'autre étant normal et ayant un volume suffisant pour faire double besogne, le coït sera fécondant. Tels sont les faits signalés par les Drs Curling en Angleterre, Follin, Goubaux, Godard en France. Les anomalies dont il s'agit sont constatables peu de temps après la naissance, lorsque quelques jours se sont écoulés sans que la migration des testicules soit achevée. Elles sont pour la plupart incurables : en cas de monorchidie, quand le testicule non descendu est arrêté à une très petite distance au-dessus des bourses, on a proposé de chercher à le faire parvenir dans sa position habituelle par des pressions de haut en bas, et de l'y maintenir par un bandage ; cette manœuvre n'est pas sans danger et ne doit jamais être exécutée que par des mains expérimentées.

Les deux testicules, tout en occupant leur place normale, peuvent être altérés dans leur structure. Si l'un d'eux seulement est altéré, et que l'autre fonctionne encore bien, le premier peut être perdu pour la fécondité des rapports sexuels, mais la stérilité n'existe pas : celle-ci est inévitable quand l'altération a envahi les deux testicules. L'absence de sécrétion du sperme peut résulter d'une atrophie testiculaire, qui est souvent congénitale, le développement régulier de l'organe subissant avant la naissance un arrêt dont la cause nous échappe ; le testicule a alors des dimensions si exiguës que son fonctionnement est absolument nul. Dans d'autres cas, le testicule est bien conformé au moment de la venue au monde, il se développe régulièrement ; mais au bout d'un temps variable, parfois dans l'âge adulte seulement, il se fait dans la membrane qui l'enveloppe une accumulation de liquide filant (hydrocèle), qui, le comprimant de toutes parts, diminue son volume, le désorganise, au point que, comme précédemment, sa sécrétion est complètement perdue. L'atrophie congénitale est incurable ; celle qu'amène l'hydrocèle peut être prévenue, ainsi que la stérilité qui en résulte, par une ponction qui évacue le liquide au dehors : mais il faut que cette ponction soit faite d'assez bonne heure, avant que la compression ait eu le temps de faire son œuvre de désorganisation.

Les autres lésions du testicule en augmentent le volume, au lieu de le diminuer, mais ont le même résultat au point de vue de la sécrétion spermatique. Ainsi le cancer de cet organe l'empêche absolument de remplir ses usages, qui sont perdus d'une façon irrémédiable : tout ce qu'on peut faire en pareil cas, c'est la castration, qui sauve parfois la vie, mais naturellement ne fait que rendre plus certaine la stérilité. Les tubercules se portent bien plus souvent sur les poumons que sur le testicule ; mais enfin celui-ci peut être atteint de tuberculose : cette lésion peut guérir dans les deux organes, à condition qu'un traitement approprié soit commencé de bonne heure et très régulièrement suivi ; alors il peut se faire que la fécondité reparaisse si le testicule n'est pas envahi dans toutes ses parties ; sans quoi, la stérilité est inévitable. Il en est de même pour la syphilis, qui, nous l'avons dit précédemment, est une cause très fréquente d'infécondité : la syphilis, en effet, peut atteindre tous les organes, le testicule comme les autres, et produire l'arrêt de sécrétion du sperme ; nous avons, il est vrai, dans l'iodure de potassium, un médicament antisyphilitique puissant ; mais il faut qu'il soit donné en temps utile, à bon escient, et en quantité convenable, c'est-à-dire sous la direction d'un médecin, les trop fortes doses d'iodure pouvant avoir des effets nuisibles. Enfin, les oreillons, cette maladie si bénigne en général, peuvent, par un mécanisme bizarre, sauter pour ainsi dire de la région qu'ils occupent habituellement sur les testicules qui s'enflamment et se gonflent : non ou mal traitée, cette inflammation peut amener la disparition de la sécrétion spermatique.

Tout ce qui précède concerne la stérilité masculine par défaut de sécrétion du sperme. Mais ce liquide peut être normal, de bonne qualité, riche en spermatozoïdes vivaces, et malgré cela la fécondation n'a pas lieu : c'est qu'alors il n'arrive pas là où il doit aller, par suite d'une lésion d'un des points du trajet qu'il a à parcourir pour arriver dans l'organe féminin. Au sortir du testicule, le sperme passe d'abord dans un conduit qui est formé d'un grand nombre de tubes très repliés sur eux-mêmes, et qu'on nomme *épididyme ;* or, dans la blennorrhagie, le conduit s'enflamme très fréquemment, plus souvent même et plus gravement que le testicule, bien qu'on donne à cette complication le nom d'orchite, qui signifie inflammation du testicule. Enflammé, l'épididyme se transforme en un cordon plein qui ne donne plus passage au sperme, de sorte que, si la lésion est double, la stérilité s'ensuit. Quand la blennorrhagie et l'épididymite sont convenablement traitées, le conduit recouvre sa perméabilité, la fécondité renaît, à moins que, le testicule lui-même ayant été fortement atteint, les spermatozoïdes ne reparaissent plus dans le liquide aqueux qui est encore sécrété ; si le traitement a été mal suivi ou arrêté trop tôt, la stérilité peut être définitive.

De l'épididyme, le sperme passe dans deux poches qu'on nomme *vésicules séminales,* et dont les lésions peuvent sans doute nuire à la propagation du sperme et par suite produire la stérilité ; mais ces lésions sont fort mal connues. Ce qu'on connaît beaucoup mieux, ce sont les altérations du *canal de l'urètre,* dernière étape du sperme avant son arrivée au dehors. Quelquefois le prolongement membraneux qui recouvre le gland, et qu'on nomme *prépuce,* ne présente pas l'ouverture circulaire qu'il offre habituellement, ou cette ouverture est si étroite que la sortie du sperme, comme celle de l'urine, par l'orifice de l'urètre, s'en trouve gênée; on remédie à cette anomalie, appelée *phimosis,* par une opération analogue à la circoncision que les Juifs pratiquent dans une idée religieuse.

Dans certains cas l'orifice extérieur de l'urètre, au lieu d'être situé à l'extrémité du canal, est porté plus ou moins en arrière : tantôt il siége sur la face supérieure de la verge, c'est l'*épispadias ;* tantôt sur la face inférieure, c'est l'*hypospadias*, plus fréquent que le premier. La verge étant en même témps incurvée en haut ou en bas par une sorte de bride qui met obstacle à l'érection et à l'intromission du membre viril, et le sperme comme l'urine s'échappant par l'orifice anormal, c'est-à-dire hors du vagin, la fécondation ne peut avoir lieu ; cependant il peut se faire que l'orifice soit assez rapproché de la partie antérieure de la verge, c'est-à-dire du point qu'il occupe normalement, pour qu'une partie du moins de la liqueur spermatique soit portée dans l'organe féminin et que le coït soit fécondant ; cela s'observe surtout chez les hypospades. En tout cas, il est facile de comprendre qu'il y a grand intérêt à faire disparaître ces deux vices de conformation, et, comme la chirurgie possède le moyen d'y remédier, il est bon d'en débarrasser les enfants, dès que ceux-ci en sont reconnus atteints.

Les *rétrécissements de l'urètre* peuvent aussi causer la stérilité. Dans le cours de la blennorrhagie, surtout quand elle est passée à l'état chronique, et plus souvent encore par le fait des injections astringentes ou caustiques qui ont été imprudemment employées pour la traiter, la membrane muqueuse, souple, qui tapisse l'intérieur du canal, s'enflamme, devient dure et fibreuse, s'épaissit, perd sa souplesse ; il en résulte que le canal est moins large, que ses parois sont moins extensibles, et que les liquides, urine ou sperme, qui arrivent, trouvant au niveau du point rétréci un obstacle permanent plus ou moins considérable, ne s'écoulent pas avec force au dehors comme ils le font d'habitude. Le sperme en particulier, puisque c'est ce liquide qui nous intéresse en ce moment, s'accumule en arrière de l'obstacle ; puis il s'écoule plus tard avec lenteur, goutte à goutte, en bavant, suivant l'expression consacrée, sans être projeté comme il le faudrait au fond du vagin, parfois même trop tard, lorsque l'union sexuelle a déjà cessé. De là, une stérilité d'autant plus fâcheuse que les intéressés, n'en soupçonnant pas la cause, négligent de se confier aux mains d'un adroit opérateur qui les débarrasserait de leur infirmité.

Enfin à la partie postérieure de l'urètre est annexée une glande en forme de châtaigne, la *prostate*, dont la fonction est de sécréter un liquide particulier, qui se mélange au sperme, le dilue, le rend plus fluide et plus propre à être lancé avec force au moment de l'éjaculation. Elle s'enflamme assez souvent dans le cours de la blennorrhagie et à la suite d'excès vénériens. Cette inflammation, et les autres affections de la prostate, peuvent, si elles deviennent chroniques, empêcher le coït et nuire à la fécondité de celui qui en est atteint.

On a décrit une stérilité temporaire, dépendant de ce que les testicules, pour une raison quelconque, cessent momentanément de sécréter du sperme, ou du moins de produire les spermatozoïdes, élément essentiel de ce liquide : l'existence de cette stérilité est au moins douteuse. Quant à la stérilité sénile, son apparition varie beaucoup d'un individu à l'autre, et peut n'arriver que très tardivement, puisque sur 51 vieillards de 60 à 86 ans, le professeur Duplay en trouva 37 dont les testicules contenaient du sperme pourvu de spermatozoïdes : on peut en conclure que, si les vieillards ont rarement des enfants, cela tient à l'imperfection de leurs érections plus qu'à la composition de leur liqueur séminale.

Arrivons maintenant à la stérilité de la femme, plus fréquente, je l'ai dit, que celle dont l'homme est responsable, mais dans de moindres proportions

qu'on le croit communément. Les causes de la stérilité féminine doivent aussi être cherchées, d'une
part dans les anomalies ou maladies de l'organe profond, producteur de l'élément femelle ou ovule, autrement dit de l'ovaire; d'autre part dans les malformations de l'appareil récepteur du sperme, c'est-
à-dire du vagin et de l'utérus.

L'ovaire peut manquer, ou être atteint de tumeurs
dont les plus fréquentes sont les kystes, poches à
une ou plusieurs loges, isolées ou communiquant
entre elles, renfermant un liquide plus ou moins
épais et coloré, auquel se mêlent souvent des masses
solides, charnues et même osseuses. De l'absence
congénitale de l'ovaire, nous n'avons que peu de
chose à dire : si l'anomalie existe d'un seul côté,
la conception peut avoir lieu à condition que l'organe qui existe soit parfaitement sain ; si l'absence
est bilatérale, la stérilité est inévitable ; dans tous
les cas, la chirurgie est désarmée.

Il n'en est pas de même pour les kystes ovariques,
dont la guérison est une des plus belles conquêtes
de la chirurgie moderne. Le praticien seul peut
s'assurer de l'existence, de l'étendue, de la nature
de ces tumeurs : mais la femme qui en est atteinte
peut déjà s'en douter lorsqu'en même temps qu'un
embonpoint exagéré et limité au ventre, souvent
même à un seul côté du ventre (du moins au début),
se joignent des troubles de la menstruation, soit que
les règles s'accompagnent de grandes douleurs, soit
qu'elles manquent pendant plusieurs mois de suite,
soit qu'au contraire elles présentent une abondance
exagérée. Ces troubles menstruels s'expliquent facilement en pareils cas : l'écoulement sanguin qui
doit avoir lieu chaque mois étant, comme nous
l'avons vu, sous la dépendance de la ponte de l'œuf,
c'est-à-dire de l'issue de cet œuf hors de l'ovaire,
les lésions de celui-ci doivent s'accompagner d'irrégularités dans l'écoulement.

Ainsi une femme qui présente ces irrégularités et un accroissement anormal du ventre doit consulter un chirurgien. Elle doit, de plus, si celui-ci lui propose une intervention à main armée, y consentir. L'opération en question, qu'on nomme *ovariotomie*, et qui consiste à extirper l'ovaire et la tumeur qu'il porte, paraît avoir été pratiquée pour la première fois à Rouen, en 1781, par Laumonnier; abandonnée depuis, reprise plusieurs fois avec une faveur de courte durée en Amérique et en Angleterre, elle a définitivement pris, depuis une quinzaine d'années, droit de cité en France et dans tous les pays d'Europe, et, tout en restant une des opérations les plus longues et les plus effrayantes qu'on connaisse, elle donne de nos jours de si merveilleux résultats qu'on doit l'accepter sans hésitation. Non seulement le manuel opératoire est si perfectionné que la vie n'est plus pour ainsi dire mise en question, alors qu'elle est très sérieusement compromise par les progrès de la tumeur elle-même ; mais encore la stérilité elle-même peut disparaître si la malade est opérée à temps, alors qu'un seul ovaire est pris, et si le chirurgien peut laisser en place l'ovaire intact, qui, n'étant plus comprimé par son dangereux voisin, pourra recommencer à fonctionner normalement.

Les maladies de la *trompe de Fallope*, ce long conduit membraneux qui relie l'ovaire à la matrice, ont une grande importance pour la stérilité. Car c'est ce conduit que parcourent en sens contraire l'ovule et le sperme; c'est dans son intérieur qu'a lieu le plus souvent la rencontre de ces deux éléments, d'où résulte la fécondation. Celle-ci sera donc entravée par les inflammations, abcès, hémorragies, tumeurs, etc., dont la trompe sera le siège. Mais les signes auxquels on peut reconnaître ces lésions sont très obscurs, sinon pour le médecin ; je n'ai donc pas à les indiquer ici. Je me bornerai à mettre mes lectrices en garde contre les douleurs localisées en un point du ventre, toujours le même : en pareil cas, qu'elles ne tardent pas à se soumettre à un examen médical complet ; ce n'est certes pas le moment d'obéir à un sentiment de pudeur mal placée et exagérée ; car il y va souvent de la fécondité du ménage, quelquefois de la santé et même de la vie.

L'utérus, comme l'ovaire, peut manquer, et cette anomalie congénitale est, on le comprend, au-dessus des ressources thérapeutiques, aussi bien que la stérilité qu'elle entraîne. Au contraire, les maladies internes développées après la naissance peuvent en général être traitées et guéries. Ainsi les *ulcères*, les *inflammations* du col de la matrice, partie de cet organe qui fait saillie au fond du vagin, amènent souvent la production d'une sorte de bouchon muqueux qui ferme l'orifice externe de ce col, et empêche par conséquent le sperme de pénétrer dans la matrice : il en résulte une stérilité qui cessera lorsque des soins attentifs auront fait disparaître ulcère ou inflammation.

Les *fleurs blanches* peuvent empêcher la fécondation parce que le liquide qui les constitue a, suivant son origine, un excès d'acidité ou d'alcalinité fâcheux pour la vitalité et les mouvements des spermatozoïdes, de sorte que ceux-ci sont tués avant d'arriver à destination. Cet écoulement a des causes variables, dont nous dirons un mot dans le prochain chapitre : il nous suffit de savoir qu'un traitement approprié peut faire cesser ces causes et reparaître la fécondité.

Les *déviations de l'utérus* sont une cause très fréquente de stérilité. Normalement le col de l'utérus est disposé de telle sorte que, dans le coït, son orifice extérieur est en regard de l'organe viril introduit dans le vagin, et que le sperme, lancé par la verge en érection, pénètre facilement dans la matrice. Il n'en est plus de même dans les déviations utérines, qu'on distingue en *versions* et en *flexions*, suivant que l'utérus entier est dévié par rapport aux parties voisines, ou que les deux portions qui le forment, fond et col, ont leur direction modifiée, l'une par rapport à l'autre. Ainsi, dans l'*antéversion*, la plus commune de ces déviations, le fond de l'utérus est porté en avant, contre la vessie, tandis que le col est porté en arrière, contre le rectum ; dans la *rétroversion*, plus rare, mais plus grave que la précédente, le fond de l'utérus repose en arrière, sur le rectum, le col est très en avant ; dans les *latéroversions*, assez communes, surtout à droite, le fond est porté d'un côté, le col de l'autre. Dans les flexions, le corps ou fond de l'utérus s'incurve sur le col, de façon à toucher la face postérieure de la vessie dans l'*antéflexion*, la face antérieure du rectum dans la *rétroflexion ;* rarement l'incurvation est latérale, c'est la *latéroflexion.*

Quels que soient le sens et la nature de la déviation utérine, celle-ci a bien des chances de produire la stérilité, parce que le sperme, n'arrivant plus sur l'orifice du col, mais sur le pourtour de cet orifice, reste dans le vagin et ne parvient pas à l'endroit voulu. Des troubles dans les règles, des douleurs dans le ventre ou dans les reins, peuvent faire croire à une déviation de l'utérus ; mais son existence ne peut être affirmée qu'après un examen direct, pratiqué par le médecin. C'est également à celui-ci qu'il faut s'en remettre des soins à prendre, tels que pessaires, éponges ou tampons vaginaux, ceinture sur le bas-ventre, douches locales, etc., soins qui, continués assez longtemps, peuvent remettre les choses en place et donner l'espoir d'une future grossesse.

Il est à peine besoin de dire que l'imperforation de la vulve et du vagin produit la stérilité aussi bien que l'impuissance : il me suffit de prier le lecteur de se reporter au précédent chapitre, où il a été question de cette anomalie.

Ainsi, la stérilité, comme l'impuissance, a des causes très variées dans les deux sexes. Chez l'homme, elle peut être prévenue si on a soin de faire le nécessaire pour prévenir les excès vénériens, la blennorrhagie et la syphilis qui l'engendrent souvent ; dans les autres cas elle peut être guérie, excepté lorsqu'elle est causée par une anomalie congénitale irrémédiable, comme l'absence de la verge ou des testicules, ou par une lésion qui, comme le cancer, nécessite l'ablation du testicule lui-même. Chez la femme, la guérison peut aussi être obtenue lorsque le mal est pris à temps ; mais il faut que l'épouse inféconde ne perde pas son temps à faire des pèlerinages et à écouter des commérages de toute sorte ; le moindre conseil médical fera bien mieux son affaire.

Un moyen de traitement de la stérilité féminine qui a subi des vicissitudes diverses, qui a été apprécié de façons souvent opposées, c'est la *fécondation artificielle*. L'origine s'en trouve dans ce fait qu'en chassant par pression le sperme des poissons et des batraciens, et l'agitant dans un vase qui contient les œufs des femelles des mêmes espèces, on obtient des jeunes comme si la fécondation avait été faite par les procédés naturels. Essayée en 1780 par Spallanzani sur une chienne, sur la vulve de laquelle le sperme avait été déposé sans qu'aucune copulation eût lieu, elle a été pratiquée pour la première fois chez la femme par Hunter en 1799 ; elle a été réalisée de nouveau en 1837 par Girault (de Paris), et plus récemment par Marion Sims, Gigon (d'Angouterre), Courty, Pajot et autres savants français et étrangers. Avant l'opération, on examine au microscope le sperme du mari, pour voir si des spermatozoïdes y existent avec une vitalité suffisante : il est évident que, si cette condition n'était pas réalisée, aucune tentative ne devrait être faite. Ensuite, immédiatement après le coït, on puise le sperme, soit dans un condom dont le membre viril a été enveloppé, soit dans le vagin lui-même à l'aide d'un instrument spécial, seringue de verre ou tube de caoutchouc, dont l'extrémité, appliquée sur l'orifice même de la matrice, chasse dans cet organe le liquide maintenu à une température de 38° ou 40°. Appliqué au cas de petitesse extrême de la verge, d'obésité extrême ou d'énorme hernie empêchant le coït régulier, de déviations utérines, de vaginisme, de vices de conformation de la vulve et du vagin, la fécondation artificielle a déjà donné, dans une vingtaine de cas bien avérés, des résultats complets, c'est-à-dire qu'au bout de neuf mois elle a été suivie de la naissance d'enfants vivants et bien conformés.

Tels sont les manœuvres, indications et succès de cette opération. Reste à savoir si elle doit être approuvée par la morale, et c'est là que se sont rencontrées des opinions contradictoires. Je laisse à d'autres le soin de discuter cette question avec tous les développements dont elle est susceptible. Pour ma part, je comprends très bien qu'à un problème aussi délicat chacun apporte la solution qui lui est inspirée par son tempérament propre plus encore que par la froide raison. Mais celle-ci indique clairement à tout esprit désintéressé la conduite à tenir : étant donné qu'il n'est pas question d'emprunter le liquide fécondant à un autre qu'au mari, que dans le sperme de celui-ci a été nettement constatée la présence de spermatozoïdes, que la stérilité dépend d'un vice de conformation ou d'une difformité des organes génitaux qu'on ne peut faire disparaître, que les époux désirent vivement avoir un enfant, que la fécondation artificielle a de grandes chances de le leur donner, que l'opération sera pratiquée par un médecin, l'homme du monde le plus engagé au secret professionnel par la loi et par sa conscience, étant données, dis-je, toutes ces conditions réunies, ladite opération ne me semble pas plus immorale, au vrai sens du mot, que toute autre intervention chirurgicale portant sur les organes génitaux. Qu'on parle de scrupules de pudeur, qu'on les trouve plus ou moins légitimes, passe encore ; mais la morale elle-même ne me paraît pas intéressée en cette affaire plus que dans la transfusion du sang par exemple. Il me semble donc que le problème se réduit à savoir si le besoin et le désir qu'éprouvent les époux de posséder un héritier sont ou non supérieurs à l'ennui momentané que peut leur causer le moyen proposé : voilà tout.

Les causes de stérilité que nous avons vues jusqu'ici se trouvaient dans les organes génitaux de l'un ou de l'autre sexe. Je dois, en terminant ce chapitre, dire un mot de l'infécondité due à la réunion des organes des deux sexes chez un même individu, à l'*hermaphrodisme*. L'hermaphrodisme qu'on nomme *absolu*, et dans lequel un individu, pourvu à la fois d'organes génitaux mâles et femelles *complets*, peut accomplir les fonctions dévolues à l'un et à l'autre sexe, est l'état normal de la grande majorité des végétaux, des sangsues, etc., mais ne se trouve jamais chez l'homme ni chez aucun vertébré. Par contre, on rencontre parfois dans l'espèce humaine des individus qui présentent simultanément quelques-uns des caractères des deux sexes, mais chez lesquels les appareils génitaux, *incomplets*, ne peuvent remplir les fonctions d'aucun d'eux. Étudié chez l'homme, l'hermaphrodisme peut être divisé en *apparent*, dans lequel le segment externe de l'appareil génital (verge et bourses, ou vagin) est mal conformé ; et en *vrai*, dans lequel le mélange des deux sexes porte aussi bien sur les segments moyens et profonds (vésicules séminales et testicules, ou utérus et ovaire) que sur le segment

externe. La confusion des sexes a été souvent commise, et a nécessité plus tard l'annulation d'un mariage ou une rectification d'état civil : mais ceci
est hors de notre sujet; le seul point qui nous intéresse, c'est que, apparent ou vrai, l'hermaphrodisme
entraîne toujours la stérilité et que celle-ci est irrémédiable, quelle que soit la variété du mélange
sexuel.

XVII

MYSTÈRES ET MISÈRES DE L'ALCOVE

Fraudes conjugales. — Malthus et sa doctrine. — Pratiques malthusiennes. — Leurs dangers économiques et hygiéniques. — Stérilité
volontaire. — Raffinements de volupté. — Amour buccal et lesbien.
— Fleurs blanches. — Urétrite.

Est-ce bien « de l'alcôve » qu'il faut dire? Non,
puisqu'en parlant du mobilier de la chambre à coucher nous sommes convenus que jamais le lit conjugal ne serait renfermé dans cette sorte de boîte
que les Bretons ont le tort d'affectionner et de conserver pieusement. Mais passons : qu'il ait lieu dans
le fond d'une alcôve ou dans un superbe lit de milieu, plus même dans ce dernier cas que dans l'autre,
l'acte physique du mariage est sujet à des écarts
volontaires, prémédités, et à des misères imprévues,
que l'hygiène a le devoir de signaler et de chercher
à faire disparaître.

« C'est une religieuse liaison et dévote que le
mariage, dit Montaigne; voylà pourquoi le plaisir
qu'on en tire ce doibt être un plaisir retenu, sérieux
et mêlé à quelque austérité. » Bien peu d'époux,
par le temps qui court, mêlent « quelque austérité »
au doux déduit du soir, et franchement on n'en
saurait vouloir à ceux qui, suivant l'expression de
Ronsard,

> Pratiquent folastrement
> Sous les draps cent mignardises.

Car justement la bonne nature, avec une prudence dont il faut lui savoir gré, a rendu agréable l'accomplissement du devoir marital afin d'assurer la conservation de l'espèce.

Malheureusement beaucoup de couples goûtent le plaisir, sérieux ou non, qui leur est offert, mais font tout ce qu'ils peuvent pour échapper aux charges consécutives, ou du moins à ce qu'ils regardent comme une charge, à la procréation d'enfants. Ils imitent Onan, ce triste personnage qui n'a peut-être jamais existé, mais que la Bible donne comme un exemple à ne pas suivre par ceux qui redoutent la colère du Seigneur : « Semen fundebat in terram, ne liberi nascerentur, et idcirco percussit eum Dominus quod rem delestabilem faceret. » Les onanistes contemporains ne répandent peut-être pas leur semence par terre ; mais ils s'arrangent de façon à ce qu'elle ne parvienne pas à son adresse : ils l'épanchent dans le lit en quittant le temple au moment où l'approche des derniers spasmes voluptueux annonce que le flot liquide va bientôt s'y précipiter ; ils placent au fond de ce temple une éponge chargée de recueillir jusqu'à la dernière goutte de la liqueur, qui est ensuite évacuée au dehors ; ils enveloppent l'organe masculin d'une de ces pellicules de baudruche, empruntées à l'intestin du bœuf ou du mouton, dont le D\u02b3 Condom conseillait l'emploi comme préservatif du virus syphilitique et de l'humeur blennorrhagique, et auxquelles, je ne sais pourquoi, on donne vulgairement le même nom qu'aux vêtements en usage chez les soldats d'une nation aussi égoïste que pratique. Pour n'être pas en reste avec son compagnon, l'épouse chasse à grand renfort d'eau froide le liquide fécondant qui a pu pénétrer dans ses organes externes et, pour plus de sûreté, pour tuer plus certainement les téméraires spermatozoïdes qui ont pu s'y faufiler, elle les inonde d'un vinaigre de toilette dont l'acidité paralyse et tue ces filaments microscopiques.

Toutes ces manœuvres, que j'ose à peine qualifier de mystérieuses tant elles sont usitées, connues de tous, ont pour but la stérilité volontaire, l'exemption des charges du mariage : elles constituent le *moral restreint* de Malthus.

Connaissez-vous Malthus? D'après l'opinion souvent erronée qu'on se fait de ses idées sur les résultats du mariage, vous le prenez sans doute pour un affreux égoïste, un célibataire endurci : il n'en est rien. Sa théorie est aussi fausse que dangereuse, mais sa vie est celle d'un bon père de famille. Né en 1766 dans une petite ville du comté de Surrey, en Angleterre, Malthus entra dans les ordres en 1789 et exerça son ministère ecclésiastique aux environs de Cambridge. Marié en 1805, il eut un fils et une fille, donnant ainsi un démenti à ceux qui seraient tentés de croire qu'il a préconisé une stérilité absolue et qu'il a prêché d'exemple. Il est mort à 68 ans, après avoir mené une existence tout à fait bourgeoise, studieuse et très calme, interrompue seulement par les voyages qu'il fit en divers pays d'Europe pour vérifier l'exactitude de sa théorie.

C'est en 1798 que Malthus donna un premier aperçu de sa doctrine, dans son *Essai sur les principes de la population*, publié à Londres en réponse à un article contre l'avarice et les prodigalités qu'avait fait paraître dans l'*Inquirer* William Godwin, le plus célèbre et le plus acharné de ses adversaires de l'époque. En 1803, à son retour de sa tournée en Danemarck, Suède, Russie, etc., où il avait approfondi ses recherches, il donna une nouvelle édition, remaniée et augmentée, de son premier ouvrage, dont le titre fut celui-ci : *Essai sur les principes de la population, ou Exposé des efforts passés et présents de l'action de cette cause sur le bonheur du genre humain, suivi de quelques recherches relatives à l'espérance de guérir ou adoucir les maux qu'elle entraîne.* On ne saurait se montrer plus philanthrope... d'intention ; mais les moyens proposés pour atteindre le but visé témoignent-ils d'une entente bien raisonnable des véritables besoins de l'humanité ? C'est ce que nous allons voir.

D'après Malthus, les maux dont souffre la société, surtout dans les classes pauvres, ne dépendent pas des vices des gouvernements, mais des vices inhérents à la nature humaine, qui font que l'accroissement de la population n'est pas subordonné, comme il devrait l'être, à l'accroissement des moyens de subsistance.

L'économiste anglais prétend que la race humaine croît suivant une proportion géométrique (1, 2, 4, 8, 16, 32, 64, 128, etc.), tandis que les subsistances croissent seulement en proportion arithmétique (1, 2, 3, 4, 5, 6, 7, 8, etc.) ; il en résulte qu'au bout de deux siècles la population serait aux moyens de subsistance dans le rapport de 256/9, au bout de trois siècles dans le rapport de 4096/13, etc. Une misère noire ne tarderait donc pas à s'abattre sur les humains, en frappant d'abord ceux que leur position sociale empêche de se procurer des subsistances à prix d'or, si des obstacles à l'accroissement de la population ne venaient rétablir la proportion désirable. Ces obstacles, selon Malthus, sont de deux ordres : *privatifs* ou *destructifs*.

Il nomme *obstacles destructifs* toutes les causes qui tendent à abréger la durée naturelle de la vie humaine : les travaux qui nuisent à la santé par leur rudesse, leur nature, leur durée, l'extrême pauvreté, la mauvaise nourriture, la guerre, les maladies, les épidémies, la peste, la famine rentrent dans la catégorie des obstacles destructifs. Mais telle est la vertu prolifique des hommes, semblables en cela aux lapins d'Australie, que leur race croîtrait encore avec beaucoup trop d'intensité,

malgré les malheurs publics et privés qui tendent à
à en arrêter l'expansion, si l'on n'avait la précau-
tion d'y joindre les *obstacles privatifs* ; et par là il
faut entendre l'interdiction des mariages précoces,
le conseil de s'abtenir du mariage, la contrainte
morale (*moral restreint*), les passions contraires à
l'ordre naturel, les manœuvres destinées à empêcher les conséquences de liaisons illégitimes. Pous-
sant à l'extrême les conséquences de ces principes,
Malthus s'élève contre les distributions de secours
faites aux indigents, parce que ceux-ci, délivrés de
leurs inquiétudes grâce à l'assistance qui leur est
fournie, perdent toute prévoyance et se multiplient
à l'excès. « Un homme qui naît dans un monde déjà
occupé, si sa famille ne peut plus le nourrir ou si
la société n'a plus besoin de son travail, cet homme
n'a pas le moindre droit à réclamer une portion
quelconque de nourriture, et il est réellement de
trop sur la terre ; au grand banquet de la vie il n'y a
pas de couvert mis pour lui. La nature lui commande de s'en aller, et elle ne tarde pas à mettre
elle-même sa menace à exécution. » Quel abîme
entre cet abominable égoïsme et la fraternelle
pensée des membres de la Convention Nationale,
qui estimaient que « les père et mère n'ayant pour
toute ressource que le produit de leurs travaux
avaient droit au secours de la Nation toutes les fois
que le produit de leur travail n'était plus en rapport avec les besoins de leur famille ! »

Appelant sur la race humaine toutes les calamités
publiques qui peuvent en diminuer les membres,
dur envers les classes pauvres auxquelles il refuse
les jouissances de l'amour aussi bien que les secours matériels, Malthus, de son vivant comme
après sa mort, a eu beaucoup plus d'adversaires que
d'admirateurs. Ceux-ci prétendent, pour légitimer
les pratiques malthusiennes, que moins on a d'enfants, plus on assure de bonheur aux enfants que

l'on a; et qu'il vaut mieux « donner à la patrie des citoyens instruits et robustes en petit nombre, que de peupler les hôpitaux d'hommes qui maudiront la vie et ceux qui la leur ont donnée. »

L'argument du bonheur à donner aux enfants serait profondément égoïste s'il était fondé, mais de plus il ne repose sur aucune base sérieuse : car d'une part c'est bien moins le nécessaire que le superflu que veulent s'assurer pour eux et pour leur progéniture ceux qui se livrent aux susdites pratiques ; d'autre part, ce n'est pas au moment où l'Europe est un vaste camp retranché dans lequel la suprématie appartiendra au peuple le plus fort, c'est-à-dire leplus nombreux, qu'il convient de diminuer la quantité des défenseurs à donner à la patrie. Et, du reste les intérêts mêmes des enfants, qu'on a en vue de protéger, exigent que les naissances soient en assez grand nombre dans un pays pour que la population de celui-ci aille toujours en s'accroissant : sans quoi, ce pays est exposé à la conquête brutale ou à l'infiltration lente des étrangers, danger dont nous avons parlé dans notre premier chapitre.

On pourrait cependant hésiter à se prononcer si le principe qui forme la base essentielle de Malthus était exact, s'il était prouvé que les moyens de subsistance augmentent dans une proportion infiniment moindre que les populations auxquelles ils sont destinés : mais cela même n'est nullement démontré. « Je suppose, dit Proudhon, que deux hommes isolés, sans instruments, disputant aux bêtes leur chétive nourriture, rendent une valeur égale à deux. Que ces deux misérables changent de régime et unissent leurs efforts : par la division du travail et par l'émulation qui vient à la suite, leur produit ne sera plus comme deux, il sera comme quatre, puisque chacun ne produit pas seulement pour lui, mais aussi pour son compagnon. Si le nombre des tra-

vailleurs est doublé, la division devenant en raison
de ce doublement plus profonde qu'auparavant, les
machines plus puissantes, la concurrence plus active, ils produisent 16 ; si le nombre est quadru-
plé, 64. Le produit est donc nécessairement en raison de la population, laquelle détermine à son tour
le degré de division, la force des machines, l'activité de la circulation : ce que la science reconnaît
et démontre, c'est que, si l'accroissement de la population est double, l'accroissement de la consommation est quadruple, et quadruple l'accroissement
de la production. » Il suit de là que si la population
s'accroît, ainsi que l'a indiqué Malthus, comme 1,
2, 4, 8, 16, 32, etc., la production croît comme 1, 4,
16, 64, 256, 1,024, etc., et qu'au bout de deux siècles
le rapport de la population aux subsistances, loin
d'être 256/9, devient 256/4,096 : autrement dit, les
subsistances s'accroissent comme le carré du nombre des habitants.

Ajoutez à cela qu'il reste encore sur la terre de
vastes espaces inhabités et incultes, vers lesquels
se portent naturellement ceux qui sont obligés de
quitter les pays où la population est déjà trop dense;
qu'il se fait ainsi à la longue un équilibre entre les
populations des diverses contrées du globe ; que les
améliorations apportées à la culture du sol et l'augmentation de la puissance des forces industrielles,
qui sont loin d'avoir dit leur dernier mot, augmentent chaque jour la production : et vous comprendrez que les économistes ne soient nullement
effrayés des sombres prévisions de leur confrère
anglais.

D'un autre côté, le malthusianisme va à l'encontre de toutes les idées morales qui sont à bon droit
adoptées par les sociétés civilisées. Car il excuse,
il conseille même l'onanisme sous toutes ses formes ; au mariage il préfère même la prostitution et
le concubinat, parce que ceux qui recourent à ces

deux dernières formes de rapprochements sexuels évitent avec soin qu'une naissance en soit la conséquence; il engage les époux à se conduire de même et à esquiver une postérité trop nombreuse. De plus, il fait de l'amour un véritable monopole, permis aux riches, interdit aux pauvres : ce précepte a été trop scrupuleusement suivi dans certains pays d'Allemagne, comme la Bavière, la Saxe et le Wurtemberg, où le mariage était défendu à tout individu qui n'était pas en état de prouver que ses ressources personnelles ou celles qu'il tirait de sa profession le mettaient à même de subvenir aux besoins d'une femme et d'enfants. Nulle part aujourd'hui pareille formalité n'est requise, et Malthus lui-même, il faut le reconnaître, ne demandait pas que la loi intervînt pour donner à son système une sanction pénale. Mais quelle idée généreuse que celle de réserver au capital la satisfaction d'un instinct aussi naturel que celui-là, et qu'on reconnaît bien là l'influence de cette intolérante aristocratie anglaise que quelques Français n'ont pas honte de prendre pour modèle !

Enfin, au point de vue de la santé, les pratiques ayant pour but d'amener la stérilité volontaire ne sont pas complètement innocentes. Certes, il ne faut pas plus exagérer leurs conséquences morbides que celles de la masturbation : il ne faut pas leur attribuer l'apparition de cancers, polypes et autres tumeurs de l'utérus qu'elles n'ont jamais produits. Mais il est hors de doute qu'une interruption brusquement apportée à l'acte conjugal, au moment où toutes les forces vitales sont tendues vers un but qui échappe à l'instant même où il allait être atteint, n'est pas sans action sur l'organisme des deux époux, principalement sur celui de la femme. L'homme qui tient à se retirer précipitamment, avant que sa volonté soit impuissante à dériver le flot fécondant, en est quitte pour la fatigue occasionnée par l'attention dont il ne doit pas se départir, et par la contraction musculaire qu'il est obligé de faire pour endiguer jusqu'au bout le liquide qu'il sent monter. Mais l'épouse, qui ne reçoit pas la douche dont l'arrivée doit porter au maximum et contenter en même temps son désir voluptueux, éprouve, par le fait de cette interruption dans la satisfaction de son appétit sexuel, une secousse nerveuse qui, souven répétée, peut provoquer l'apparition d'un état névrosique, voisin de l'hystérie. De plus, la compression produite par l'éponge placée au fond du vagin, les frottements exercés par la baudruche qui enveloppe le membre viril, peuvent produire sur le col de l'utérus ou sur les organes génitaux externes de la femme une irritation qui les rend douloureux, rouges et tuméfiés.

Ainsi l'économie politique, la morale et l'hygiène s'accordent à réprouver les pratiques malthusiennes. Il ne faudrait pas croire cependant qu'elles ne sont usitées que dans le milieu raffiné et « fin du siècle » dans lequel nous vivons : les explorateurs les ont observées dans des pays fort éloignés du boulevard des Italiens. Sans parler des Skopzis, fanatiques russes qui, poussés par une véritable folie religieuse, se mutilent abominablement, châtrent les garçons, coupent les seins des petites filles, etc., un grand nombre d'Australiens présentent, paraît-il, sur la partie supérieure de la verge, une fente pratiquée à l'aide d'une pierre aiguisée, et qui, communiquant avec le canal de l'urètre, donne passage au sperme, de sorte que celui-ci, dans le coït, n'arrive pas à destination. C'est un hypospadias, mais artificiel, au lieu d'être naturel et congénital comme on l'observe parfois chez nous. Ce comble du malthusianisme est aussi le comble de la logique. Nous autres, au contraire, gens civilisés, nous sommes hypocrites : nos paroles et nos manières en public sont distinguées, « comme il faut »; mais si les murs de la chambre conjugale pouvaient parler, ils diraient bien souvent qu'il n'est pas besoin de s'inciser la verge comme les Australiens pour limiter sa postérité, et que, en apparence pleins d'horreur pour Malthus, beaucoup d'Européens sont en secret et en fait ses fidèles disciples. Et, encore une fois, dans quel but agissent-ils ainsi? Est-ce pour assurer à leurs enfants ce qui est strictement indispensable à l'existence? Est-ce pour ne pas les mettre au monde chétifs et malingres? Ah! vraiment, ils se soucient bien de cela! S'ils s'arrêtent dans leurs velléités procréatrices après la naissance d'un enfant, de deux au plus, c'est pour assurer à ceux-là le confort, le luxe même que donne la richesse; c'est pour leur permettre parfois de vivre dans une oisiveté qui en fait autant de valeurs perdues pour la société. Car c'est dans la classe moyenne, bourgeoise, que le fait s'observe principalement. Les nombreuses familles se trouvent surtout dans les classes nobles, dont les membres ont conservé quelques idées religieuses, et dans les classes pauvres qui, n'ayant guère de raison de se montrer prévoyantes à l'égard de leurs enfants, en augmentent incessamment le nombre, sans voir dans cet accroissement autre chose que le plaisir que cause l'acte conjugal; tandis que la bourgeoisie, qui est partout égoïste, et qui partout a fait de l'argent son unique dieu, bien qu'en tout pays elle représente la partie intelligente, instruite, active, de la société, limite le plus qu'elle peut le nombre de ses enfants.

La loi ne peut ni ne doit intervenir en ces sortes de choses. L'enseignement religieux n'est plus écouté que par d'assez rares fidèles; il a fait son temps, comme les données hypothétiques sur lesquelles il s'appuie. C'est donc en se basant sur les notions beaucoup plus réelles fournies par l'économie sociale et l'hygiène qu'il faut anathématiser Malthus et ses doctrines. Il est cependant certaines conditions dans lesquelles le moraliste le plus farouche ne peut trouver mauvais que le *moral restreint* soit mis en pratique : c'est le cas où celui-ci est employé pour raison de santé. Si, par exemple, plusieurs accouchements successifs ont altéré la santé de la mère au point qu'il y aurait lieu de redouter l'éclosion d'une anémie grave, d'une maladie de poitrine, ou de toute autre affection chronique et sérieuse, à une nouvelle grossesse, si les premiers-nés ont tous présenté une même tare organique due à l'hérédité et de nature à faire craindre que les enfants à naître n'en soient aussi atteints, c'est presque un devoir pour les deux époux de s'assurer les bénéfices de la stérilité volontaire. La même conduite ne saurait non plus être blâmée chez ceux qui, après avoir eu quatre ou cinq enfants, c'est-à-dire plus que la moyenne que l'État réclame de chaque ménage, se voient, par suite de leur fécondité, menacés d'avoir une interminable postérité aux besoins de laquelle leurs ressources ne sauraient suffire. En pareils cas, il ne s'agit pas d'accumuler sur une seule tête la plus grande fortune possible et de nombreux héritages, et c'est cela seul, ce besoin d'amasser des gros sous dans le bas d'un enfant unique, qui est blâmable.

Les pratiques malthusiennes sont donc doublement dangereuses : elles sont contraires aux principes de l'économie sociale comme à ceux de l'hygiène, elles sont fâcheuses pour la société tout entière et pour chacun de ses membres en particulier. Il est d'autres habitudes conjugales, tout aussi répandues, un peu moins dangereuses peut-être, qui, sans atteindre la collectivité, bornent leurs effets aux individus eux-mêmes, ce qui est déjà trop : je veux parler de certaines recherches de volupté, de certains artifices lascifs, fort en usage entre époux. Les Français n'ont pas recours à l'*ampallang*, baguette de bois ou de métal que les indigènes des îles de la Sonde introduisent à l'intérieur de l'organe viril, pour en accroître le volume et la rigidité ; ni au *hérisson* chinois, fait de barbes de plumes d'oie, dont on enveloppe la verge, ni aux grelots que les vieilles femmes de Java et de Pegu introduisent sous la peau du même organe des jeunes hommes : tous engins destinés à augmenter la volupté de la femme. Mais ils ne se font pas faute de prolonger artificiellement l'acte conjugal grâce à une rétention volontaire du liquide fécondant ; d'interrompre cet acte plusieurs fois avant de lui donner sa conclusion naturelle ; de le répéter chaque jour ou à peu près, mais en se gardant bien d'aboutir plus d'une fois ou deux par semaine. Je ne puis décrire toutes les caresses lascives, tous les raffinements qu'un homme et une femme qui s'aiment, et qui sont sensuels, se prodiguent tous les soirs : la liste en est interminable, chaque couple ayant ses petites habitudes et ses inventions. Les époux les plus circonspects croient qu'ils peuvent sans danger pratiquer ces fraudes, qui ne nuisent en apparence à personne. Eh bien ! c'est un tort : on ne triche pas impunément la nature. Je l'ai dit, mais je tiens à le répéter, parce que c'est un des principes essentiels de l'hygiène matrimoniale : ce n'est pas la petite quantité de sperme perdue au moment du coït qui cause la fatigue que cet acte laisse souvent après lui ; la preuve, c'est que la femme, qui ne perd pour ainsi dire pas de liquide, est fatiguée par des épreuves de ce genre souvent répétées dans un temps restreint. Ce qui amène la lassitude, c'est l'ébranlement du système nerveux que détermine cette répétition, même lorsque l'acte est interrompu, même lorsqu'il est incomplet ; c'est la dépense de ce fluide nerveux, peu connu dans sa nature, mais dont les manifestations normales et morbides sont bien établies. La secousse est surtout supportée par la moelle épinière, et comme la moelle est préposée à la direction des actes de la vie végétative (nutrition, reproduction, etc.), contrairement au cerveau qui régit la vie animale par l'exercice des sens, la parole, le mouvement, etc., les fonctions organiques peuvent être troublées, affaiblies, entravées par les tricheries dont il s'agit tout aussi bien que par les excès vénériens loyalement accomplis. Donc, sous peine d'épuisement prématuré, le mari ne doit pas rechercher de pareils raffinements ; l'épouse, loin de les solliciter, doit refuser de s'y prêter.

Un danger du même genre est inhérent aux lectures, pensées et conversations érotiques lorsqu'elles sont fréquemment renouvelées, et à ce point de vue la littérature naturaliste, fort en vogue depuis quelques années, n'a peut-être pas été sans influence sur le détraquement névrosique de notre temps.

Sans vouloir citer aucun nom parmi les maîtres ni parmi les adeptes de cette école, je constate qu'ils appartiennent à deux catégories différentes : les uns, séduits par les avantages de renom et d'argent qu'ont vite obtenus les auteurs de certains ouvrages placés aux confins de la pornographie, n'ont pas eu le courage de résister à la tentation de ce facile succès, et, pour faire monter le nombre des éditions, ont tout sacrifié à la hardiesse des mots et des situations ; les autres ont conservé le culte de l'idée ; mais poussés par leur recherche du réalisme, qui fait à bon droit poursuivre la vérité dans l'expression et dans l'action, ils se sont crus obligés d'être dans la forme d'une audace excessive. Les esprits superficiels ont confondu les ouvrages des deux sortes, et, sans chercher s'il s'en dégageait ou non une pensée humaine, utile, suggestive, n'ont vu partout qu'une lecture lascive, propre à exciter les sens. Cette excitation existe en effet ; elle peut même être assez forte pour tenir le système nerveux dans un état de tension continuelle qui n'est pas sans danger pour l'organisme, ce système, comme beaucoup d'autres parties du corps, ayant un besoin d'activité et de repos alternatifs, sans lesquels la fatigue, puis l'épuisement surviennent. Je sais bien qu'un auteur sérieux, qui a une pensée en tête et qui veut la développer, n'a aucunement à se préoccuper du défaut de discernement des esprits ignares pour lesquels la forme est tout dans un ouvrage, et qu'il n'a pas à chercher en quelles mains tombera son œuvre. Mais je m'adresse aux époux intelligents, soucieux de leur santé, et je leur dis : Ne cherchez pas le « vice suprême », pas plus à deux que dans la solitude ; laissez les lectures dans lesquelles les sens seuls trouvent une satisfaction malsaine sans qu'une pensée élevée vous en reste ; dans les ouvrages que vous lisez, réalistes ou naturalistes, ou autres, ne vous attachez pas au côté grossier, érotique, qu'un auteur sérieux ne peut toujours éviter, mais qui ne doit en être qu'une partie, et non la plus importante ; que vos amours soient naturelles, et non accrues par un piment artificiel : celui-ci émousserait aussi rapidement votre plaisir qu'il altérerait votre santé.

Je ne parlerai que pour mémoire de la pédérastie exercée entre conjoints : ce vice infâme, dans lequel il y a erreur volontaire de lieu, est particulièrement terrible pour la femme, qui y trouve beaucoup moins de jouissance que de douleur, pour laquelle c'est une source d'infirmités répugnantes, et qui s'y résigne de gré ou de force, souvent après une lutte prolongée. La loi ne l'atteint pas directement, mais c'est une cause suffisante de divorce, quand la preuve en est faite.

Plus innocent est l'amour buccal, autre tricherie dans laquelle les caresses exercées par la langue viennent de l'homme, qui le plus souvent est un vieux libertin, ou de la femme qui, à tout âge, soit par désir de stérilité, soit par raffinement de volupté, consent à cette marque d'amour. Il en est de celle-là comme de celles dont nous avons parlé plus haut, comme de la masturbation inévitable qui, pour les mêmes raisons, n'est pas très rare entre époux : tout cela est dangereux pour un double motif, à cause de la fatigue que ces pratiques amènent, et parce qu'elles éloignent du coït fécondant, but naturel de l'union conjugale.

Ce qui éloigne également des rapports physiques entre époux, ce sont les habitudes honteuses qu'on nomme amour lesbien ou tribadisme, et dont l'île de Lesbos n'a jamais eu le monopole. Cet amour entre femmes, qui leur ôte tout plaisir dans les rapprochements des deux sexes, est souvent la suite d'une amitié de couvent ou de pension ; il n'est pas plus fréquent à Paris qu'ailleurs, quoi qu'en aient dit de bons apôtres intéressés à représenter la « Babylone moderne » comme le lieu d'éclosion de tous les vices ; il semble même, autant qu'on en peut juger par les confidences faites dans le cabinet médical, qu'on le rencontre moins de nos jours que dans l'antiquité. Il existe pourtant, c'est incontestable ; mais comme il regarde plus le moraliste que l'hygiéniste, je renvoie ceux que ces traits de mœurs intéressent à *Mademoiselle Giraut, ma femme, les Deux amies*, et autres œuvres, dans lesquelles, avec des talents inégaux, ils sont décrits.

Les pièces qui se jouent, sans spectateurs, dans le lit conjugal, sont ordinairement fort agréables aux deux acteurs qui les interprètent ; leur genre est mal défini : ce ne sont pas des comédies, puisque le rire n'y éclate que dans le prologue, et jamais au dénouement ; ce ne sont pas des tragédies, puisque les larmes qui se répandent parfois sont arrachées par le bonheur. Mais quelquefois tout change : le théâtre des amours devient celui des misères et des douleurs physiques : la volupté fait place à la souffrance. Il est bien clair que les époux, jeunes et vieux, peuvent être atteints par toutes les maladies qui frappent les veufs, les célibataires, tous ceux enfin que n'unissent pas les liens conjugaux : ces maladies sont peut-être, comme nous l'avons dit, moins fréquentes, moins graves chez les mariés que chez les autres ; mais enfin elles ne les épargnent pas complétement, de sorte que, s'il me fallait faire la pathologie du mariage, c'est un traité complet de médecine que j'aurais à écrire. Telle n'est pas mon intention. Mais il est trois états morbides, pénibles, dont je dois dire un mot, à cause des rapports étroits qu'ils ont avec les rapports conjugaux : ce sont le vaginisme et la leucorrhée chez la femme ; l'urétrite dans les deux sexes, particulièrement chez l'homme.

Du *vaginisme* il a été assez parlé précédemment, à propos de l'impuissance qu'il cause parfois, pour que je n'aie pas à y revenir : je me contente de renvoyer le lecteur au chapitre où il est parlé de l'impuissance.

Par le nom scientifique de *leucorrhée* (tiré des deux mots grecs *leucos*, blanc, et *rheïn*, couler), ou par le nom plus vulgaire de *flueurs blanches* (dont, par corruption, on a fait *fleurs blanches*), on désigne un écoulement, par les organes génitaux de la femme, d'un liquide quelconque autre que le sang, qui, loin d'être toujours blanc comme semblerait l'indiquer le nom dont on le décore, est singulièrement variable par la couleur. Tantôt il résulte de l'irritation engendrée par la présence d'un polype, d'un cancer, ou de toute autre tumeur, dans l'utérus ; tantôt il résulte de l'altération ou de la surabondance morbide des liquides que sécrètent normalement, en petite quantité, les organes féminins, vulve, vagin, utérus : alors, ou bien il est dû à une débilité générale de l'économie et affecte particulièrement les femmes d'une constitution faible et lymphathique, qui habitent les grandes villes ou les lieux froids et humides, qui font un usage trop fréquent des bains, qui ont un régime débilitant (c'est dans ce sens qu'il faut entendre l'influence du café au lait sur les flueurs blanches); ou bien l'écoulement affecte surtout les jeunes filles ou les jeunes femmes de constitution dartreuse ou rhumatismale, et est engendré par l'inflammation catarrhale des muqueuses, vulvaire, vaginale ou utérine. Le plus souvent, la leucorrhée s'établit insensiblement, sans douleur : son symptôme caractéristique, le seul même qui existe alors, est l'écoulement, par les parties génitales, d'un liquide blanc, jaunâtre ou verdâtre, visqueux ou filant, acide ou alcalin, suivant son origine et suivant les altérations qu'il a pu subir avant d'arriver au dehors. C'est à ces altérations du liquide qu'est due l'irritation des parties par lesquelles il s'écoule, irritation qui détermine consécutivement de la chaleur, des démangeaisons, de la douleur même de ces parties. Plus tard encore surviennent de la langueur, de la pâleur de la face, des tiraillements d'estomac, etc.

Le traitement local consiste surtout dans les injections au tanin, à la feuille de noyer, à l'eau blanche, etc., et dans les applications de tampons saupoudrés de tanin, d'iodoforme, de bismuth, etc. Mais cela ne fait disparaître que momentanément les flueurs blanches, si on n'a pas soin de changer sa manière de vivre, de bien régler son exercice et son alimentation, d'avoir une habitation salubre, de faire de l'hydrothérapie, de suivre une médication tonique, antidartreuse ou antiscrofuleuse suivant le cas, de se conformer en un mot à tous les préceptes de l'hygiène. Si, malgré ces soins à la portée de tout le monde, l'écoulement persiste, il faut absolument consulter un médecin, cette persistance pouvant être due à une lésion plus sérieuse, telle que tumeur utérine, et nécessiter un traitement plus actif.

En tout cas, une femme atteinte de leucorrhée doit se soigner attentivement et patiemment, et il y a à cela plusieurs raisons. D'abord cet écoulement est débilitant et peut altérer la santé générale s'il n'y est pas coupé court. Ensuite il devient irritant pour les parties qu'il traverse, et on amène l'inflammation. Puis il peut être une cause de stérilité, si son acuité ou son alcalinité atteint un degré tel qu'il tue les spermatozoïdes. Enfin, non seulement il a quelque chose de répugnant qui est loin d'attirer le mari, mais il peut, chose encore plus fâcheuse, provoquer chez lui l'apparition d'une urétrite.

L'*urétrite* ou inflammation du canal de l'urètre, beaucoup plus fréquente chez l'homme que chez la femme, est si souvent due au contact du pus blennorrhagique avec la muqueuse du canal, que dans le langage courant blennorrhagie et urétrite sont synonymes. C'est là une confusion qui peut avoir de déplorables conséquences. Supposez qu'un beau matin monsieur se réveille avec une sensation de chatouillement ou de constriction au bout de la verge, qui se change bientôt en cuisson incommode, qu'il ait un fréquent besoin d'uriner, dont la satisfaction s'accompagne d'une douleur vive et quelquefois brûlante (d'où le nom vulgaire de *chaudepisse*), qu'il voie suinter de l'intérieur du canal quelques gouttes d'un liquide collant, qui, les jours suivants, devient plus abondant. s'épaissit, est opaque comme du lait, puis se colore en jaune ou en vert; si monsieur est sûr de lui-même, s'il n'a pas sacrifié à Vénus errante et salariée, il accusera immédiatement madame de lui avoir communiqué cette fâcheuse maladie, et, s'il croit que celle-ci ne peut être que de nature blennorrhagique, contractée par un contact impur, vous voyez d'ici les déductions qui se feront dans son esprit, les craintes de coiffure jaune et de bois rameux pour sa pauvre tête, les scènes qu'il ne manquera pas de faire à sa moitié. Et pourtant celle-ci a peut-être la conscience aussi tranquille que l'enfant qui vient de naître : or l'urétrite, tout en ayant des symptômes presqu'identiques à ceux de la vraie chaudepisse, est souvent causée par les flueurs blanches ou le sang menstruel, la muqueuse urétrale ayant une sensibilité telle que quelques gouttes de ces liquides, blancs ou rouges, toujours irritants, ne peuvent venir à son contact sans l'enflammer; aussi le coït avec une femme atteinte de leucorrhée, ou dans la période menstruelle, est-il l'origine fréquente de ces douleurs, de ces pleurs cuisants dont l'homme a à se plaindre. Voilà pourquoi, dans un ménage, les époux les plus irréprochables dans leurs mœurs sont parfois aussi malheureux que les coureurs de guilledou, et pourquoi quelques notions de médecine sont parfois bien utiles, même à ceux qui peuvent n'avoir jamais à s'en servir.

Vous attendez peut-être que je vous donne les moyens de guérir l'urétrite, blennorrhagique ou non. Eh bien! non, je ne vous rendrai pas l'apparent service de vous indiquer le nombre de capsules de copahu qu'il faut absorber, ni la nature des injections qu'il faut prendre; je m'intéresse trop à la santé de mes lecteurs pour les exposer aux dangers d'une prescription faite au hasard et mal à propos. La liste des médicaments qu'on peut employer en pareil cas est interminable. Pourquoi? Parce que chaque individu présente sa réaction propre à l'égard de ces médicaments; que ce qui est utile à l'un est dangereux à l'autre, et que, si on perd son temps en tâtonnements, on risque de voir éterniser une maladie dont la stérilité et les rétrécissements de l'urètre sont alors les conséquences. Les conseils et la surveillance de l'homme de l'art sont donc indispensables à ceux qui pleurent toutes les larmes de leur... verge, et le seul avis que je puisse leur donner, c'est de prévenir pareil accident, en s'abstenant de tout rapport sexuel dans les moments critiques.

XVIII

LE MARIAGE TEL QU'IL DEVRAIT ÊTRE

Le mariage tel qu'il est. — On se marie au hasard. — Désillusion tardive. — Guerre à la routine. — Nécessité d'expliquer leurs devoirs aux jeunes époux. — Il faut des époux assortis.

Nous voici, ami lecteur, arrivés de conserve au terme de notre étude sur le mariage. Nous avons, chemin faisant, et un peu au hasard des rencontres, signalé ses avantages et ses inconvénients ; nous avons trouvé que les premiers étaient, somme toute, beaucoup plus nombreux et plus importants que les seconds. Au point de vue des rapports sexuels, nous avons dit que l'union conjugale, légitimement prononcée par M. le Maire, était encore ce qu'on a inventé de mieux. Il n'y a pas de comparaison à faire entre elle et l'adultère ou la prostitution, qui vont précisément à l'encontre du but cherché, la conservation de l'espèce ; elle est infiniment supérieure à l'union libre, au concubinat, en raison de l'imperfection humaine, qui fait que l'homme a besoin d'être retenu, défendu contre lui-même par autre chose que par sa conscience, par la loi écrite : Il faut le prendre tel qu'il est.

Pourtant de tout temps on a médit du mariage, on a même traité de fous ceux qui se laissaient enchaîner en ses liens. C'est ainsi qu'Aristophane,

apprenant le mariage d'un de ses amis, s'écria :
« Marié, lui ! Moi qui l'avais laissé si bien portant ! » et que le bon La Fontaine, aussi sévère dans
son appréciation, fit le quatrain suivant :

> Homme qui femme prend se met en un état
> Que de tous, à tout droit, on doit nommer le pire.
> Fol était le second qui fit un tel contrat ;
> A l'égard du premier je n'ai rien à lui dire.

C'est que le mariage a toujours été fort éloigné
de la perfection, et il ne paraît pas que nos mœurs
contemporaines tendent à s'en rapprocher beaucoup. Sans doute le christianisme, avec l'aide de
ces affreux philosophes, a puissamment contribué
à relever la situation sociale de la femme en pro-
clamant la nécessité de la monogamie et de la fidélité conjugale : c'est bien, mais ce n'est pas assez.
Il y a mieux à faire pour les deux sexes, ou plutôt
de la part des deux sexes : nous avons cherché dans
tous les chapitres qui précèdent à fixer les principes
de cette science du mariage ; nous n'avons donc
plus qu'à les résumer, et à essayer de donner en
quelques lignes notre conclusion sur ce que devrait
être le mariage.

La base de notre mariage civil, français, est ce
qu'elle était dans l'ancienne Rome : c'est le consentement mutuel. Mais le « oui » sans lequel le magistrat municipal ne peut procéder à l'union légale,
est-il si librement prononcé qu'il en a l'air ? Peut-
être pas. Pour qu'il y ait libre consentement, il faut
qu'il y ait choix, et choix raisonné, discernement
réfléchi. Or, sur quoi les jeunes gens qui se marient
de nos jours basent-ils le parti qu'ils prennent dans
une circonstance aussi grave que celle qui enchaîne
leur existence : la raison indique que ce devrait
être sur une connaissance approfondie ou au moins
sur une étude suffisante des goûts, des sentiments,
des penchants, de l'état physique et moral de

chacun. Le jeune homme aurait à chercher si la jeune fille qu'on lui présente est coquette, si elle est bonne, si elle est intelligente, si en un mot elle est faite pour le rendre heureux et être heureuse avec lui, et pour élever convenablement les enfants à venir. Est-ce ainsi qu'il procède? Non, il s'informe de la dot et des « espérances » toujours, de la beauté parfois, du caractère rarement, de la santé jamais.

Inversement la jeune fille devrait avoir voix au chapitre. Si on lui refuse le droit de faire les premiers pas, d'offrir franchement sa main à celui qui lui plaît, au moins devrait-elle pouvoir indiquer à ses parents qu'elle a remarqué tel jeune homme, non à cause de ses nœuds de cravate ou de sa façon de saluer en entrant dans un salon, mais parce que sa conversation dénote des idées conformes aux siennes propres, un caractère élevé, etc. Le rôle des parents consisterait alors à rechercher si les antécédents de l'heureux élu permettent de compter sur sa santé, sur son avenir social, pour faire un mari capable de faire face à ses devoirs. Ce serait, il me semble, mettre la charrue derrière les bœufs, et non devant, et l'ethnographie constate que les jeunes filles américaines, qui souvent ont cette liberté grande de choisir leur mari, ne font pas de mauvaises épouses, au contraire. Est-ce ainsi que les choses se passent chez nous? Presque jamais; ce qui devrait être la règle est l'exception. La jeune fille française n'a pas le droit d'indiquer celui qu'elle a choisi d'elle-même; si son cœur bat plus vite à l'approche d'un des jeunes gens qu'elle rencontre dans le monde, elle doit, comme le soldat de Scribe, se taire sans murmurer. Elle peut, bien juste, choisir entre ceux qui lui sont présentés : mais si parmi ceux-là ne se trouve pas celui qu'elle aime en secret, ou si, n'aimant personne, elle n'a de sympathie pour aucun des soupirants qu'on fait défiler devant elle, personne ne s'en inquiète. C'est dans ce lot qu'elle doit faire son choix, qu'elle le fasse. Voilà donc une première hypocrisie : celle du consentement mutuel.

Ce n'est pas la seule. Une seconde hypocrisie est celle de la cour que fait ou qu'est censé faire le fiancé avant le mariage, en vue de se donner l'un à l'autre une idée exacte des qualités du cœur et de l'intelligence qu'on possède. Comme il disparaît vite, le plumage dont on se pare pendant les semaines qui précèdent le jour des noces ! Comme des deux côtés il fait rapidement place à une réalité souvent décevante. « L'ange immatériellement romantique qu'on trouvait toujours un volume de Lamartine à la main n'aime véritablement que Paul de Kock, dit Théophile Gautier ; les jolies dents qui mâchonnaient des feuilles de rose mordent comme un râtelier d'ogresse dans le bifteck saignant ; les lèvres, si dédaigneuses jadis, lampent des verres de porto au lieu de boire la rosée au calice des fleurs ; sa voix, si savamment contenue jusque-là, prend des éclats criards et fait sonner la trompette fêlée des disputes conjugales ; les virginales brumes de gaze se dissipent et font place à des robes de moire antique très chères et à des châles rapportés de Lahore dont la facture dépasse de beaucoup le prix d'une écharpe de sylphide. L'homme se métamorphose également à son désavantage : il est morne, bourru, grognon, s'endort après dîner ; il lâche des crans à sa sous-ventrière et laisse l'obésité empâter à son aise sa taille mince autrefois ; le fer à friser n'approche plus que rarement de sa tête, à moins pourtant qu'il n'ait une maîtresse nouvelle. La draperie est tombée de part et d'autre. Était-ce l'envie de tromper qui avait fait revêtir ce domino de perfections aux futurs ? Nullement. L'espèce humaine est si humble qu'elle croit ne pouvoir plaire qu'en se déguisant. »

Voilà qui, sous des dehors gracieux, offre un vrai et profond sens moral. Ce n'est pas notre future épouse que nous avons devant nous avant le mariage, c'est un ensemble de toutes les perfections, un déguisement très séduisant pour l'œil, un gazouillement charmant pour l'oreille.

Je sais bien que les jeunes gens, s'ils s'aperçoivent plus tard qu'ils se sont trompés, n'ont que ce qu'ils méritent, eux qui dans leur fiancée ne recherchent que la richesse et la beauté : la richesse, par intérêt, paresse ou amour du luxe ; la beauté, par vanité. Mais s'il prenait à l'un d'eux fantaisie de vouloir trouver dans sa femme la douceur, la patience, l'activité, l'intelligence, l'instruction, l'esprit d'ordre, que chacun peut souhaiter de rencontrer chez sa compagne, je ne sais vraiment pas comment il pourrait s'assurer de l'existence de ces qualités chez sa future, étant donnée l'adorable et naïve fausseté de toutes les jeunes filles à marier. On a conseillé d'étudier le caractère de la mère pour se faire une idée à peu près juste de celui de la fille : mauvais moyen, à mon avis, la mère elle-même étant alors sous les armes et la fille ne reflétant pas toujours le moral maternel. Aussi un peu de franchise ferait bien mieux l'affaire de tout le monde : jusqu'ici on est souvent tenté de dire qu'il y a tromperie sur la marchandise vendue.

Allez donc, au milieu de tout cela, chercher « la parfaite entente des âmes entre les époux » d'où résulte le bonheur du mariage, s'il faut en croire Balzac ! Où, quand, comment prendra-t-elle naissance, cette entente entre deux individus qui ne se connaissent pour ainsi dire pas, le jour où ils s'unissent ? Elle viendra plus tard, dit-on, dans quelques mois peut-être, peut-être dans quelques années. Et si elle ne vient jamais, à qui vous en prendrez-vous, parents sans prévoyance, qui jouez comme une vulgaire partie de dés le bonheur de vos enfants ? S'ils sont malheureux, ils auront le droit de vous faire des reproches, et vos regrets en seront doublés. « Je ne vois point, dit Montaigne, de mariages qui faillent plus tôt et se troublent que ceux qui s'acheminent par beauté et désirs amoureux ; il y faut des fondements plus solides ; cette bouillante allégresse n'y vaut rien. » Mais par « fondements solides » l'auteur des *Essais* n'entendait pas des sacs d'écus : il faisait allusion à la durable affection qui repose sur une conformité de goûts et d'idées, et sans laquelle il ne saurait y avoir d'union parfaite. En somme, parents et futurs devraient bien se mettre dans la tête qu'ils gagneraient tous à se montrer, avant le mariage, tels qu'ils sont et seront tous les jours : puisque personne n'est foncièrement mauvais, puisque chacun a son mérite ici-bas, les mariages n'en seraient pas beaucoup plus rares, et l'on verrait moins de ces unions dans lesquelles les parties contractantes regrettent dès le lendemain d'avoir donné un consentement qu'il n'est plus temps de reprendre.

Le mariage célébré, nos jeunes époux s'efforcent-ils de tirer le meilleur parti possible du pacte qu'ils ont si légèrement conclu ? Cherchent-ils à réparer l'imprudence de leurs chers parents, en tâchant de rapprocher, d'assimiler leurs goûts et habitudes ? Pas le moins du monde : ils refont ce qu'ont fait avant eux papa et maman, et il y a bien des chances pour que cela dure jusqu'à la fin des siècles, à cause du manque de raisonnement personnel qui caractérise les présentes générations. Tantôt madame est d'une futilité déplorable qui l'empêche de songer à autre chose qu'à la mode, à ce qui se porte, à ce qui se fait, à ce qui se dit : c'est (pardon de la comparaison !) un charmant petit singe pour le costume et les manières, un aimable petit perroquet pour le langage. Tantôt son horizon se borne aux soins du ménage : la poussière laissée sur les meubles par les domestiques, le prix du beurre, les comptes de cuisine, voilà ses seules préoccupations. Que fera monsieur quand il aura découvert pareille nullité chez sa compagne? S'il est intelligent, il s'ennuiera ferme, se sacrifiera pendant quelque temps, essaiera de cultiver le champ intellectuel de sa femme; puis, lassé d'inutiles tentatives, il s'échappera un beau jour, et négligera complétement celle qu'il n'a pu élever à son niveau : elle restera pour lui une concubine ou une femme de ménage, elle ne sera plus l'épouse dans toute l'acception du mot. S'il est doué de cette honnête moyenne intellectuelle qui forme le fond de l'esprit français, son départ de la maison conjugale sera plus rapide encore: le cercle, le café, les courses, les cartes, l'attireront et le retiendront tellement au dehors qu'il sera chez lui comme un étranger.

Quels jolis ménages ! Et ne croyez pas que j'exagère ; vous n'avez qu'à regarder autour de vous pour vous apercevoir que c'est ainsi que les choses se passent dans les deux tiers des cas. Que faire à cela, dira-t-on ? Mais d'abord, il me paraît très indiqué de s'arranger de façon à ce que les jeunes filles puissent avoir des idées à elles, au lieu de se faire l'écho complaisant, mais assommant, des idées d'autrui. Je ne demande, certes pas qu'elles aient une idée par jour, à la façon d'Émile de Girardin : je le demande d'autant moins qu'à mon avis la politique ne leur convient guère, et que c'est sur ce terrain que l'illustre polémiste voulait installer sa célèbre formule. Mais je désirerais qu'elles reçussent une instruction suffisante pour avoir un cercle assez étendu de notions générales, et pour pouvoir apprécier, sinon créer, une œuvre d'art ou d'esprit. La maîtresse de cours, si vénérée dans un certain monde, est à mon humble avis aussi dangereuse que les bonnes sœurs du couvent: celles-ci, il est vrai, n'apprennent guère à leurs élèves que l'histoire sainte, la façon de se tenir et de saluer correctement, et quelques vagues éléments d'orthographe ; mais leur rivale enseigne-t-elle autre chose que des règles de grammaire, des dates d'histoire, des principes bien secs et immuables d'une littérature à perruque ? Habitue-t-elle les jeunes intelligences qui lui sont confiées à raisonner, à penser par soi-même ? Jamais de la vie : les éloges et les récompenses sont pour celles qui récitent le plus couramment des choses apprises par cœur, qui font des tours de force comme de réciter le catéchisme à rebrousse-poil, en commençant par la fin ; les esprits indépendants, réfléchis, sont au contraire mal vus. Les lycées de jeunes filles valent-ils mieux ? Un peu, pas beaucoup. Car les méthodes d'instruction qui y sont adoptées sont à peu de choses près les mêmes que ceux qui, de temps immémorial, sont en usage dans les lycées de garçons, où jusqu'ici on fait des bacheliers, et non des hommes. « Je pense, donc je suis, » dit Descartes : d'où je conclus que, pour être, pour compter parmi ceux qui méritent le nom d'hommes ou de femmes, il faut penser, et qu'apprendre à penser devrait être le but essentiel de ceux qui forment la jeunesse. Tant que les méthodes d'instruction n'auront pas été changées, tant que la mémoire sera jugée supérieure au raisonnement et pouvant en tenir lieu, tant que nous ferons tout par routine, nos mœurs resteront empreintes de la même hypocrisie ; les époux ne pourront pas se connaître avant d'être unis, ne sauront pas se supporter et s'améliorer réciproquement lorsqu'ils seront unis : par suite, tout ira mal à la maison, les enfants continueront à être élevés dans le respect exclusif des convenances et des usages, leur esprit sera aussi mal cultivé que possible, l'État et les individus ne trouveront pas dans le mariage les avantages collectifs et particuliers qu'ils pourraient en retirer.

Au nombre des connaissances indispensables aux

futurs époux sont celles qui se rapportent aux conditions physiques du mariage. Le Dr Gallard dit à propos des jeunes filles qui sont sur le point de se marier : « C'est le bonheur de toute leur existence, souvent compromis par une entrée maladroite dans la vie, que je voudrais pouvoir assurer. Souvent leur naïveté et leur inexpérience ne sont pas beaucoup plus grandes que celles du jeune homme qui vient en même temps qu'elles d'entrer dans le monde, et pourtant il est indispensable qu'au moment où ils se trouveront réunis tous les deux, de par la loi, les convenances sociales et la volonté de leurs familles, aussi bien que par leur affection mutuelle, l'un des deux au moins soit assez instruit pour pouvoir faire la leçon à l'autre. Personne ne disconvient que le rôle de précepteur ne doive appartenir à l'homme, et cependant, par une conséquence au moins bizarre, c'est à la femme que l'on donne des instructions, tandis qu'on l'abandonne, lui, à des inspirations, qui peuvent être plus ou moins heureuses. Voyez la mère qui entraîne la jeune épouse et lui adresse ses dernières recommandations en l'éclairant sur ce qui va se passer. Pourquoi le père n'en fait-il pas autant de son fils ? C'est qu'on suppose que l'expérience lui est venue sans conseils, ou même en dépit des conseils contraires, et que, comme dans la charmante églogue de Longus si délicieusement traduite par Paul-Louis Courier, il a dû rencontrer sur son chemin au moins une belle Lycénion, qui aurait fait son éducation, non pas seulement au point de vue théorique, mais aussi et surtout d'une façon tout à fait pratique. Mais si cette Lycénion a manqué, qui la remplacera ? qui donnera les conseils dont nul ne saurait se passer en semblable occurrence ? »

Qui ? Mais il me semble que celui auquel ce rôle appartient est tout trouvé : c'est le médecin. Les recommandations de la mère éclairent trop peu la jeune fille, je l'ai déjà dit, et pour celle-ci même quelques enseignements un peu plus précis, donnés avec tout le tact désirable, toute la délicatesse imaginable, seraient utiles. A plus forte raison une leçon serait-elle indispensable au jeune homme, qui, n'ayant eu affaire qu'à des femmes avec lesquelles les ménagements ne paraissent pas seulement inutiles, mais ridicules, ne connaît pas le moins du monde ceux auxquels il est tenu vis-à-vis d'une vierge, d'une épouse aussi digne de son respect que de son amour. Le médecin apprendrait à ce jeune inexpérimenté qu'une attaque trop vive, brutale, n'est pas du tout opportune pendant une première nuit de noces, et qu'une agression à la hussarde peut tuer son bonheur dans l'œuf s'il inspire à celle qui vient de lui être livrée, et qui ne demande qu'à se fier à lui, une répulsion immédiate qui peut-être ne disparaîtra plus. Il lui apprendrait que la nature ne tolère pas qu'on la triche trop souvent, et qu'au jeu de l'amour conjugal il faut être loyal et savoir ne pas se laisser entraîner à certains artifices par trop raffinés : la procréation est le but régulier du rapprochement sexuel, les fraudes se paient tôt ou tard. Le jeune mari, ainsi mis en garde contre lui-même, ne compromettrait pas sa santé, celle de sa femme et de ses enfants, comme il le fait trop souvent, moins par recherche de volupté que par ignorance des inconvénients que peuvent avoir des pratiques en apparence très innocentes.

Le grand malheur des unions contemporaines est précisément celui-ci : la santé présente et future des conjoints ne tient aucune place, ou une place insignifiante, dans leurs préoccupations et dans celles de leurs parents. La veille du mariage, la parole est au notaire ; le jour même, au maire ; le lendemain, à l'indicateur des chemins de fer, qui montre la route à suivre pour le stupide voyage de noces :

elle n'appartient jamais à l'hygiéniste, au médecin. Mais, dira-t-on, c'est bien inutile de l'interroger, le médecin, puisqu'il est entendu qu'en raison de son secret professionnel, il ne répondra pas aux questions qu'on lui posera sur la santé de ceux qu'il a coutume de soigner. C'est vrai ; aussi n'est-ce pas, jeune futur, sur la santé de votre fiancée que je vous invite à le consulter, c'est sur la vôtre propre : je vous engage, avant de songer au mariage, à lui demander si vous êtes apte à en remplir les devoirs, à en supporter les charges ; si votre femme et vos enfants n'auront aucun dommage physique à subir de votre fait; enfin la façon dont vous devrez vous conduire, une fois marié, étant donné le tempérament qui vous a été départi par la divine Providence. C'est la même petite enquête que les parents de la jeune fille devraient faire avant de la marier.

Car il s'en faut de beaucoup que tout le monde soit fait pour le mariage, et, après avoir chanté les louanges de l'union conjugale, nous avons dit qu'il est des individus, en minorité il est vrai, auxquels le célibat convient beaucoup mieux. Tels sont les scrofuleux, les poitrinaires, les bossus, les podagres, les nerveux et autres êtres mal conformés par la nature, qui, si riches qu'ils soient, doivent rester garçons ou filles, de peur de transmettre héréditairement à leur descendance les vices physiques dont eux-mêmes sont affligés. Or nul n'est aussi apte que le médecin à juger de cet état antimatrimonial, ni aussi expérimenté dans l'art des périphrases à employer pour le faire comprendre au patient.

En résumé, le mariage ne doit pas être une bonne affaire, ni même une affaire du tout : il faut que l'amour, ou au moins une sympathie mutuelle, y ait sa place. Il faut des époux assortis, assortis par l'âge, par la santé, aussi bien que par les goûts : les convenances de position sociale ne devraient jamais être que des considérations secondaires. « Il n'y a rien de si beau qu'un mariage bien réglé, bien paisible », a dit Platon; et la même idée se trouve dans ces paroles de Montaigne: « Ce qu'il se voit si peu de bons mariages est signe de son prix et de sa valeur; à le bien façonner et le bien prendre, il n'est point de plus belle pièce en notre société ». Malheureusement, comme le dit le Dr Verga, « le despotisme, la légèreté, la cupidité des parents, la sottise, l'inexpérience, le mauvais caractère des enfants, et finalement le malheur qui ne respecte pas les unions les mieux assorties, font d'une institution bonne et sage en elle une source de chagrins et une série d'attentats à la raison humaine ». Si l'amour et l'esthétique, la conformité physique et intellectuelle, étaient tenus en aussi haute estime que l'économie domestique, on verrait plus d'union et de bonheur dans les ménages, et ces vers de Demoustier, l'auteur des *Lettres à Emilie*, seraient plus fréquemment justifiés qu'ils ne le sont à présent:

> Lorsque les glaces de l'âge
> Ont refroidi les amours,
> Près du feu, dans son ménage,
> En rappelant ses beaux jours,
> Souvent un couple fidèle,
> Malgré ses cheveux grisons,
> Fait jaillir quelqu'étincelle
> En rapprochant ses tisons.

Nous sommes encore bien éloignés de cet idéal de la famille humaine, dans lequel le mariage aura pour point de départ un choix absolument libre et raisonné, sera moins basé sur l'intérêt que sur l'amour, et comptera l'hygiène et la santé au nombre des considérations qui doivent le plus puissamment influencer la conduite des époux. Ce sont ces principes que j'ai tenté d'établir dans les pages qui précèdent : puissé-je avoir su les faire comprendre et admettre par ceux que préoccupent l'avenir de l'humanité, et surtout la prospérité de la société française !

FIN

TABLE DES MATIÈRES

XII

RÔLE DE L'HOMME DANS LE MARIAGE

XIII

HYGIÈNE ET PHYSIOLOGIE DU MARIAGE

XIV

PROCRÉATION DES SEXES A VOLONTÉ — CALLIPÉDIE

XV

IMPUISSANCE ET ANAPHRODISIE

XVI

STÉRILITÉ DANS LES DEUX SEXES

XVII

MYSTÈRES ET MISÈRES DE L'ALCOVE

XVIII

LE MARIAGE TEL QU'IL DEVRAIT ÊTRE

ÉMILE COLIN — IMPRIMERIE DE LAGNY